浙江省王邦才名老中医传承工作室

王邦才医学实践录

王邦才　著

协助整理

王培劼　包科颖　伍竹君　刘丽萍

林琳　丁佳璐　方子燕　张斌

沈洁如　周文伟　周家晖　章恩临

缪萍　魏冬梅　高彦沁　章页

毛天尘

全国百佳图书出版单位

中国中医药出版社

·北京·

图书在版编目（CIP）数据

王邦才医学实践录 / 王邦才著 . —北京：中国中
医药出版社，2021.5
ISBN 978-7-5132-6926-1

Ⅰ . ①王… Ⅱ . ①王… Ⅲ . ①中医临床—经验—中国—
现代 Ⅳ . ① R249.7

中国版本图书馆 CIP 数据核字（2021）第 065118 号

中国中医药出版社出版

北京经济技术开发区科创十三街 31 号院二区 8 号楼
邮政编码 100176
传真 010-64405721
保定市西城胶印有限公司印刷
各地新华书店经销

开本 880×1230 1/32 印张 13 彩插 0.5 字数 304 千字
2021 年 5 月第 1 版 2021 年 5 月第 1 次印刷
书号 ISBN 978-7-5132-6926-1

定价 66.00 元
网址 www.cptcm.com

社 长 热 线 010-64405720
购 书 热 线 010-89535836
维 权 打 假 010-64405753

微信服务号 zgzyycbs
微商城网址 https://kdt.im/LIdUGr
官 方 微 博 http://e.weibo.com/cptcm
天猫旗舰店网址 https://zgzyycbs.tmall.com

如有印装质量问题请与本社出版部联系（010-64405510）
版权专有 侵权必究

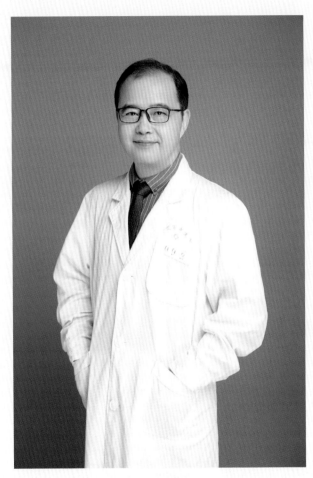

王邦才近照

用經典源活臨床

以臨床拓展經典

郝才敎授雅正

王慶其

王庆其教授题词

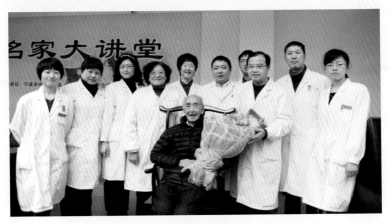

钟一棠工作室成立时拜师仪式

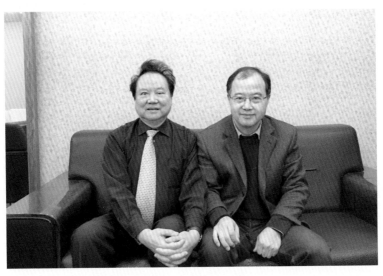

与黄志强老师合影

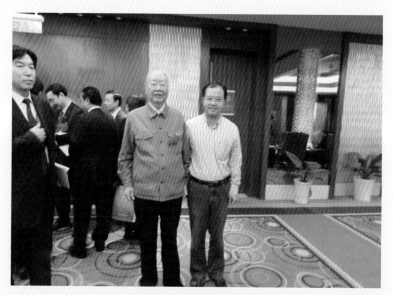

与国医大师朱良春老师合影

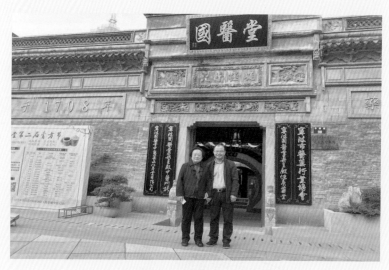

与国医大师葛琳仪老师合影

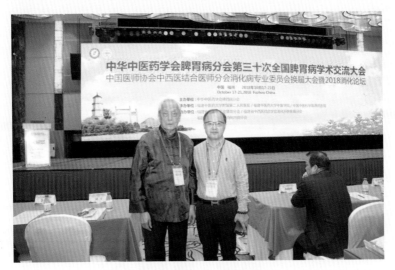

与国医大师杨春波老师合影

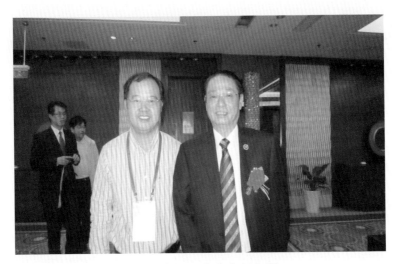

与国医大师孙光荣老师合影

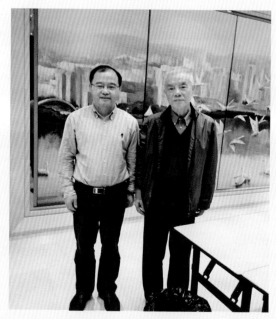

与肝病大家钱英老师合影

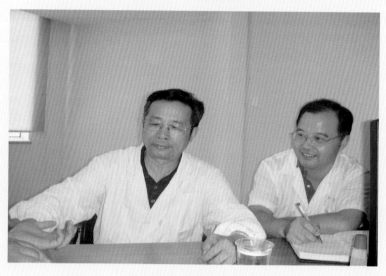

跟王庆其老师门诊抄方

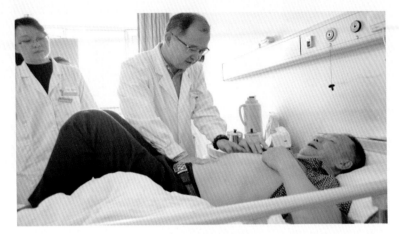

王邦才主任检查病人

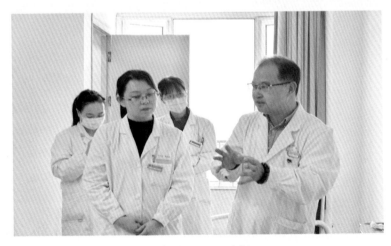

王邦才主任做讲解

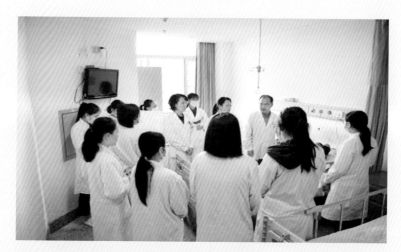

王邦才主任临床教学

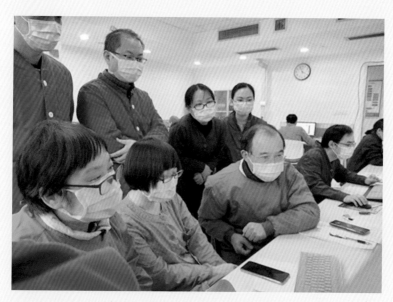

王邦才主任会诊新冠肺炎病人

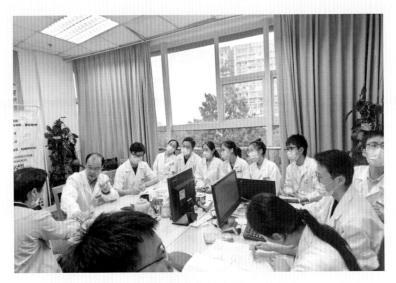

王邦才主任出诊

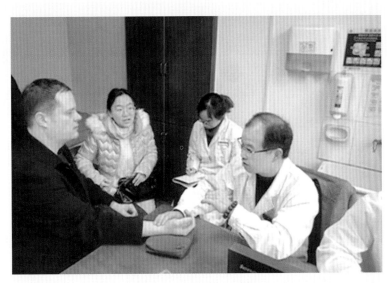

王邦才主任接诊外国友人

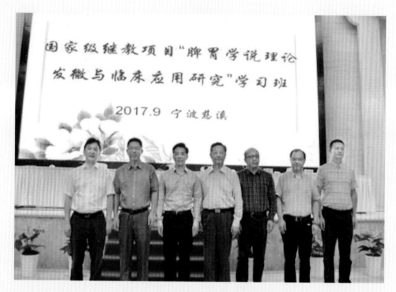

王邦才主任举办学习交流班

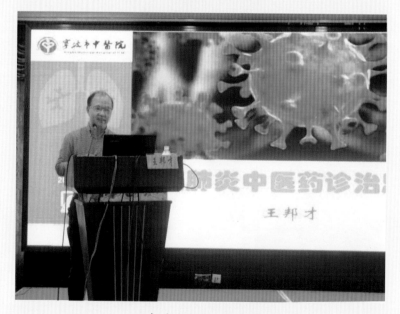

王邦才主任做经验分享

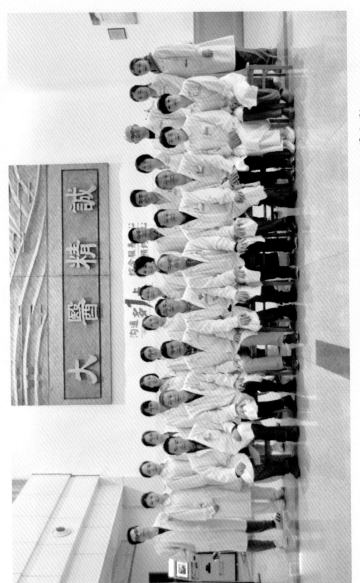

浙江省"十三五"中医药重点专科脾胃病科医护人员合影

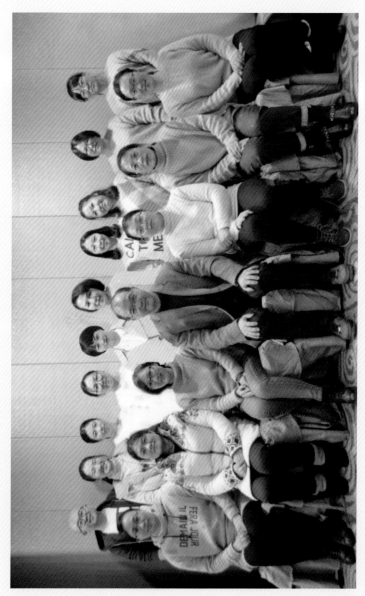

浙江省王邦才名老中医专家传承工作室成员合影

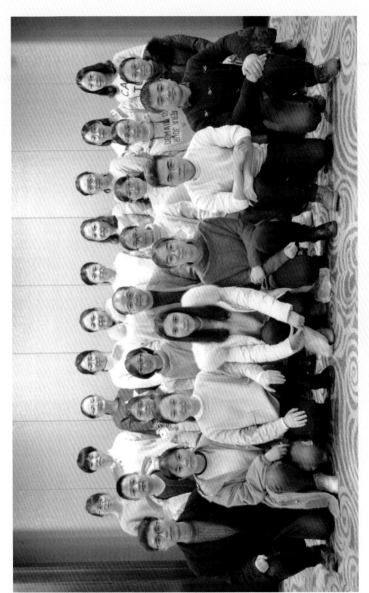

与已毕业及在读研究生合影

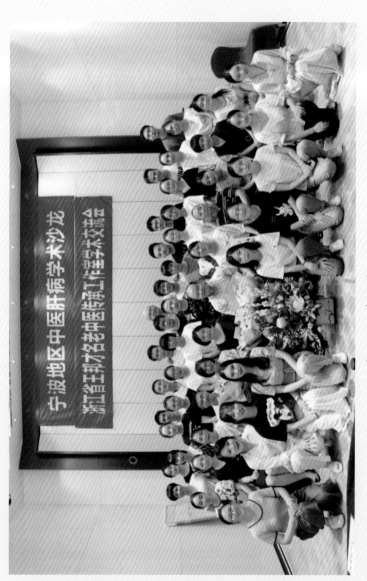

王邦才主任参加学术交流会

王邦才简介

王邦才，男，内科二级主任中医师，浙江中医药大学硕士生导师，创新实验班特聘教授，全国优秀中医临床人才，浙江省名中医，宁波市首批名中医，宁波市领军与拔尖人才，宁波市突出贡献专家，宁波市中医院党委委员、科教科科长。现任世界中医药学会联合会消化病分会常务理事；中华中医药学会脾胃病分会常务委员、肝病分会常务委员、学术流派与传承分会委员；浙江省中医药学会理事，浙江省中医药学会脾胃病分会副主任委员、肝病分会副主任委员、经典与传承分会副主任委员、学术流派与名老中医传承分会副主任委员；宁波市中医药学会常务理事。

王邦才从事中医临床、教学、科研工作近四十年，深爱中医药事业，擅长治疗脾胃、肝胆疾病及内科疑难杂症；熟读中医经典著作，临床治病注重辨证，用药简洁；强调既能熟练正确运用中医辨证施治，又能掌握和使用现代诊断技术，以最优的治疗方案为病人解除病痛；做到西医诊断明确，中医辨证准确，辨证与辨病、辨体结合；学术上提出"凡病宜通，创立通法；病证结合，融通中西；双向调节，反激逆从"等观点。2017年获批成立浙江省王邦才名老中医专家传承工作室。王邦才为浙江省"十三五"中医药重点专科脾胃病科的项目负责人及学术带头人，先后获省市科技成果奖6项，在各级核心期刊上发表近百篇学术论文，出版著作6部。

肖 序

不久前，我的同业好友王邦才，将其近作《王邦才医学实践录》书稿给我，希望我能对书稿提些意见和建议。

他的书，就像他的为人，给人一种特别亲近的感觉。六年前，他曾经将《经典心悟与临证发微》一书赠送于我，阅后，爱不释手。书中涉及的古代医籍达83部，著名历代医家86位。经典心悟、仲景学说读悟、名家探隐、临证发微及医案集萃，充分展示了他孜孜不倦习读悟用中医经典及名家经验的初心、恒心、毅力和临床水平。这部书，作为我的床头书，伴随了我六年，在闲暇或在临床诊疗过程中遇到困顿疑惑之时，经常会去翻阅，与之交流，从中总能得到一些启示和答案。

读完新作《王邦才医学实践录》，一种似曾相识的感觉油然而生。于是静下心来，专注地细细阅读和慢慢咀嚼，回过头再次通读《经典心悟与临证发微》，终于感受到相隔六年的两本书的不同魅力。《经典心悟与临证发微》是韦编三绝，博极医源，重点在于对中医经典典籍的医理学习和感悟，是做好临床的基础;《王邦才医学实践录》则是破茧成蝶展示风采，是经世致用的医案实录，是实践对理论的丰富，是临证水平的升华。两本书犹如姐妹，珠联璧合。一段时间内，此书竟成了我工作之余的伴手，朝夕相处。

王邦才，博学多才，聪颖过人。恢复高考后就读于浙江医科大学宁波分校中医专业，在校期间，夙兴夜寐，晨颂夜读，惜时如金。除了钻研中医学业外，他还利用寒暑假期参加了少林武术培训班和中国文学补习班，毕业后在工作岗位上又先后函授攻读中国人民大学文史哲经专业三年、宁波大学日语专业夜大三年，又以优异成绩完成了浙江中医药大学中西医结合内科专业研究生课程；2008 年以全省第二名的成绩，到南京参加国家考试，以领先的成绩入选国家中医药管理局启动的"全国优秀中医临床人才研修项目"。经过三年的培训和磨炼，完成优才的培养目标；目前就职于宁波市中医院，是全国优秀中医临床人才、浙江省名中医；已出版专著 6 部，发表专业论文百余篇。近几年，即使日平均门诊量达到 165 人次，他也能从容应对，望闻问切，处方遣药，信手拈来，是一位受到患者尊敬的好医生，在业界声誉鹊起。

中医之医案，犹如临证之指南。章太炎对此有过论断："中医之成绩，医案最著。前人之经验心得，医案最有线索可寻，循此钻研，事半功倍。"《王邦才医学实践录》分列了百余个案例，行文流畅，道术精微，古今汇通，细细品味，可思可悟。如何才能成为"让病人放心的好医生"？王邦才以自己成功的实践明示三要：一要广读经典。"研究久则聪明出，阅历多证机智生""徐灵胎目尽五千卷"，只有夯实基础，才能游刃于临床。国医大师裘沛然以"世犹多病愧称医"为座右铭，常怀内疚之心而去钻研医理。从医当心存精诚，勤奋笃志，舍己忘我，苦心研读，方能在临证时，大道不乱。二要多拜名师。《论语·述而》"三人行必有我师"，清·杨照藜"自古无独抱一经之名儒，亦无株守一家之名医"，程门雪以"叶天士学经十七师"告诫世人。虚心师百氏，多师指点是名医成才必由之路。三要用心临诊。医以活人，活学为要。俗语谓"熟读王叔和，不如临证多"。南齐·褚澄《褚氏遗书·辨书》"博涉知病，多诊识脉，屡用达药""苟能勤学，不患无术"，广涉博学，方能笔下有神，方药灵验。只有躬行实践，经世致用，才能达到炉火纯青之境界。

《王邦才医学实践录》朴实无华，尽言无隐，是众多医案类书籍中的佼佼者，后学者如能思其经旨，演其所知，触类旁通，则其功莫大矣。

其书适成，即将授梓，做此读后感言以谢先睹之请。

浙江中医药学会会长

浙江省国医名师　肖鲁伟

时庚子年仲夏于杭州

王 序

时值金秋之际，吾同道好友邦才又一新作《王邦才医学实践录》即将付梓，余有幸先睹，不甚欣喜。该书是其四十载刻苦钻研、朝耕夕悟所立之论，并付诸临证医案，以证其学。邦才学友博学多才、匠心独创、学验俱丰，将理论应用至实践，并推陈致新，不断修正完善，提炼出新的学术观点，是当今"传承精华，守正创新"的辛勤践行者。该书分为医路经历、从医感悟、学术撷英、医案实录四个篇章，前两个篇章详述了他从医的道路、多年的经历，以及在这条漫漫长路上所逐渐形成的理念和信仰，情真意挚，读完让人非常有共鸣共情；后两篇是他的学术观点和具体的医案，议证立方，执以为绳，用词严谨，案例可靠，实能为我们的临床答疑解惑。

我与邦才相识于青年时代，时值"文革"过后，高考恢复，我们一起就读于浙江医科大学宁波分校中医专业。他为人谦虚，敏而好学，求知若渴。《论语》言："君子务本，本立而道生。"中医之本在于对国学的积淀、对经典的体会、对道心的明悟。那时书籍匮乏，购得一两本经典专著已是不易，欣逢老师教导有方，我们学习中医的热情无比高涨，信念也非常坚定，获得一本新书，一有时间便反复诵读，熟记于心。《黄帝内经》《伤寒论》《金匮要略》这些中医经典专著，我们都一起背诵，他的中医基本功特别扎实，我们也是在那时结下了非常深厚的友谊。孔子曰："益者三友……友直、友谅、友多闻。"邦才正是一位正直诚信、多闻广识的益友。这份友谊，弥足珍贵，在以后的工作岗位上我们也一直相互学习和支持。

邦才师承于钟一棠、黄志强、王晖等甬上名家。我是全国第一批优秀中医临床人才，2008年他问询于我，我力主他参加全国考试选拔，结果他以优异的成绩入选第二批全国优秀中医临床人才培养项目，在三年培训期更是得到了路志正、朱良春、陆广莘、郭志光、王琦、孙光荣、王庆其等几十位当今国医大师及中医大家的指点。2012年，他入选了宁波市领军与拔尖人才；2014年被浙江省人民政府授予"浙江省名中医"称号；2019年被宁波市人民政府授予"宁波市有突出贡献专家"称号。多年来，他秉承"读经典、跟名师、多临证"的思想，博观而约取，厚积而薄发，逐渐名播宇内。他的医德和医术，体现在桩桩事迹中，被海内外报纸多次报道。他是一位集学术、临床、教育、科研、管理于一身的全能型中医学者。

医道艰矣，中医学更是涉及了哲学、心理学、人文、历史等各种领域。古代有不少悬壶济世的大家，但著述者甚少，以至医路一途，坎坷辗转。所以立言著说，是经验的薪火相传，是文化的精神继承，被古人称之为"千载大功"。观邦才主任的书，没有浮夸的辞藻，却是一个个真实的医案、真灼的领会；处方用药，寥寥数味，轻重自得；医话方论，穷理致知，阐扬新旨，足以启迪后学，触类引申。曹丕《典论》中云："寄身于翰墨，见意于篇籍，不假史良之辞，不托飞驰之势……"正是此书的写照。我阅读之余，深感此书值得推广，其人值得学习。因以为序。

全国老中医药专家学术经验继承工作指导老师

浙江省名中医　王建康

宁波市人大常委会副主任

二〇二〇年秋月

广济天下慰苍生

——记浙江省名中医、宁波市中医院王邦才教授

《人民日报》海外版 2018 年 12 月 30 日

立济世救人志，钟岐黄大道情

他从事中医临床、教学、科研工作 30 多年，为人谦虚，敏而好学，做事诚恳，行必躬亲，在治病施药上立德立功，却从不自矜。

王邦才，主任中医师，浙江中医药大学硕士生导师，创新实验班特聘教授，全国优秀中医临床人才，浙江省名中医，宁波市首批名中医，宁波市领军与拔尖人才；多项科研成果获省中医药科技成果奖，先后在各级期刊上发表了 80 多篇学术论文，出版专著 6 部。

博涉知病方奇效，平价美誉满杏林

"从 2015 年开始过敏至今，其间只要市面上关于治疗过敏的所有方法，基本全部试过，西药、偏方、打针、吃药，抹的、涂的、拔罐、艾灸……花了七八万不说，身体痛苦真是无以言表。"一位患者坦言，认识王邦才之前，没有一天脸和脖子是好的，已经到了快毁容的程度。今年 6 月她找到了王邦才，治疗了 3 周就基本恢复了原来的样子，而且因为有医保

卡，没有花过一分钱。

"为医者要换位思考，替病人着想，用最精简的处方给患者解决病痛"。王邦才认为中医最大的特点在于扶正祛邪，激发人体的自愈机制，运用自身能量治疗疾病。他一剂药开五六味，至多不超过 12 味，平均每剂药只需花费 20 元左右，价廉而药效强，人称"平价名中医"。

王邦才每周坐诊三四次，每次出门诊总是提前 1 个小时左右上班，延迟 1～2 小时下班，半天门诊一百多号，一天下来常常超过 200 人，医院虽有限号，但从各地慕名前来就诊的患者总是如潮而至，为了尽最大限度满足病人的需求，总是一再加号，以至多年来没有一次能准时就餐，学生常说老师对病人的心最软。

络绎不绝的病患接踵而至，是因为相信王邦才的精湛医术。在行医上，王邦才勤于实践，遇到疑难问题便记录下来，而后广阅书籍，反复揣摩。今年 6 月末，有个孩子得了发作性气喘、心胸剧痛的毛病，一发作便痛苦得倒地打滚，四处求医都无果，最后经人介绍找到了王邦才。为便于观察病情，他同孩子家长建立 24 小时的联系，时刻观察孩子病情，仔细翻阅病案，在反复论证后，王邦才明白孩子得的病症叫"儿童转换型癔症"。原来，孩子的病是因为自身性格敏感，加之父母又生了二胎，觉得父母不关爱自己了，而后一次考试成绩不理想出现情志失调导致疾病的发生。了解、分析完病情后，王邦才细心开导孩子，并使用以中药与针灸相结合的治疗方法，又反复叮嘱孩子父母要注意照顾孩子情绪，身体如遇不适，则要即刻致电。两个月后，孩子痊愈，多次向王邦才表达谢意，并表示自己以后也要学中医，长大也要治病救人。

很多外国友人也常慕名前来请王医生诊治。有个乌克兰姑娘，因为淋巴管堵塞，导致下肢肿胀，如大象腿一般粗壮僵硬，俗称"象皮腿"，既有碍形象又影响正常行动，经多方辗转寻到王邦才处就诊，经其医治后，不过两个月，便肿胀消退，健康如初，愉快地回国，行前一定要求与王医生合影留念，连声赞誉中医太神奇了。

30多年潜心国术，王邦才在宁波有口皆碑，不少外省、港台及外国患者也不辞舟车劳顿，纷至沓来。

韦编三绝夯基石，夙兴夜寐求古训

"辨证到位，方证相印"，几十年的经验积累，令王邦才精通中医内科，尤擅治疗急慢性肝炎、脂肪肝、酒精肝、肝硬化、胃肠病、慢性疲劳综合征、偏头痛等疑难病症。然而，引经据典、各种经典条文信手拈来，药到病除的背后，是常年苦读、累月辛劳得来的深厚积累。

王邦才出身农村，自幼爱好国学，喜读古文。1978年，国家恢复高考不久，进步青年应者云聚，王邦才从农村一家中学中脱颖而出，考上浙江医科大学分校，从此与中医结下不解之缘。

学医之初，有前辈告诉他："你如果能把中医的经典著作背熟领悟，那么临床救人就能事半功倍。"受此启悟，王邦才一头扎进中医经典中，比如《黄帝内经》《伤寒论》《金匮要略》反复诵读，竟能如流背下大半。每晚两小时雷打不动的夜读书籍、做笔记、勤思悟的习惯，也被他保留至今。

学医道路虽然很长、很辛苦，但贵在坚持。在王邦才看来，中医的理论基础起源于《周易》的阴阳五行之说，而医者修德仁爱的行为准则也脱胎于儒学的理念，所以他格外注重国学，时常在去伪存真后，去其糟粕，取其精华并加以吸收应用。在舟山的 5 年里，他把所得工资大多用来购买书籍并潜心苦读。特别是一次从旧书摊上用 1.3 元购得一部叶天士《临证指南医案》，令王邦才如获至宝，并从叶学中汲取诸多养分。除此之外，文、史、哲、经各方面他都有涉猎，其间又曾函授学习中国人民大学文史哲经专业 3 年，为日后医术提升打下坚实基础。

王邦才强调，学中医，对知识要"精""博"并举，志于医道，要有精勤不倦，苦心钻研的治学态度。学医"必须博极医源，精勤不倦；不得道听途说，而言医道已了，深自误哉"（《大医精诚》）。只有严谨、精细而又学识渊博才能医技日进。2008 年，经层层选拔考试，他又被国家中医药管理局确定为全国优秀中医临床人才培养对象，三年的培训使他真正实现了"热爱中医药事业，全心全意为人民服务，医德高尚，理论深厚，医术精湛的新一代名医"的目标。

德行师表多桃李，医海无涯苦作舟

志于兴邦，学以广才。王邦才年轻时研究经典、博览群书，曾随黄志强、钟一棠、王庆其等名师临证学习、积累经验，将一个个疑难病例仔细推敲，探求最简便、更高效的治疗方法。如今王邦才也把眼光放在传承与发展中医上，带出了近百位的学生，其中很多人都已悬壶一方。

现今王邦才名老中医工作室里除他外，还有 15 人，王邦才还是浙江中医药大学硕士研究生导师，在培十多位全日制及在职研究生。每逢他坐诊，便分批到诊室里，一起论方辨证、实践求知。

在教导学生临诊上,王邦才要求学生一定要充分了解病人的籍贯、职业,形体、精神,嗜好、习惯,以此分析病由,依据实情辨证施治。如有义诊、公益讲座等邀约,王邦才必积极前往,一为治病救人,二为给学生多看多学的机会,三为大力推广中医药养生防病的知识,让更多的老百姓受益。作为一名宁波籍中医,王邦才也时常苦恼宁波没有完善的高等中医教学体系,因此他愈发鞭策自己,以此为业,不辞辛劳,引进浙江中医药大学五年制全科班、七年制的学生,来宁波开展临床课的教学,希冀提升宁波中医药教学水平。

2014年,王邦才结集出版《经典心悟与临证发微》一书,内含其30余年从医之心得、体会、感悟,既可同他人切磋交流,也用以启发学生开悟进步。此外,他还立志每年要多发表学术文章,并写一到两本专业书。

作为一名中医,王邦才仰慕前贤"但愿世间人无病,何妨架上药生尘"的风骨,但也深知,只有不断钻研,提升自我,才能广济天下,以慰更多苍生。

前　言

　　中医药学是我国独有的医学科学，以整体观念与辨证论治为核心，注重科学与人文的融合，强调天人合一、身心合一，从整体联系的角度、功能的角度、运动变化的角度来把握人的健康与疾病的规律，体现了中华民族文化的底蕴和思维，几千年来为中华民族生存繁衍与健康做出了巨大的贡献。中国医学，有道有术，基于道法自然而产生，重在实践积累而提升，依靠经典经验而传承，依靠中华文化而传播，每逢重大需求而跨越，必自积极继承而创新。

　　临床是中医之根，疗效是中医之本，中医思维是中医之魂。"熟读王叔和，不如临证多"。中医学是一门应用科学，一个医生的水平高低只有在临床实践中才能体现，而医生水平也只有在不断的临床实践中才能提高。国医大师朱良春说过："中医之精髓在于学术，学术之根源本于临床，临床水平之检测在于疗效。"所以，要成为学有所成的一名好的中医医生，必须多临床，勤实践。

　　岁月匆匆，转瞬间我学医业医已过四秩，其间虽参与医院管理工作，但临床实践从未间断，每周3～4次门诊，每次门诊百余人次，总诊疗近50万人次。诊疗工作虽然艰辛，每次总是提前1小时上班，常常顾不上吃饭，但治愈患者所带来的喜悦，是常人难以体会的。随着声誉的提高，从全国各地慕名而来的各种疑难重病患者越来越多，涉及病种也越来越广，内、外、妇、儿、皮肤……几近全科，这对自己的知识和能力提出了更高的要求。中医的诊疗过程与西医有所不同，一定要有中医临床思维，在临床实践中遇到各种疑难问题，既要广征医籍，博访先知，又要善于探索，反复揣摩，最终才能心领神会，形成独到见解。《褚氏遗书》中的"博涉知病，多诊得脉，屡用达药"，以及国医大师陆广莘的"历多达妙，失多而悟其要"确系经验之谈。我在《经典心悟与临证发微》一书中提出："一个好医生必须品德高尚、真才实学、经验丰富。说得通俗一些就是你既要有技术，又要有良心，要有换位思考的态度，多为病人想一想，千万不要有太多的私欲和名利心。"我想这是为医之本。

本书分医路经历、从医感悟、学术撷英、医案集萃四个部分，前面三个部分是我几十年的从医经历及读经典、做临床的实践心得。医案实录是本书的重点，是我从大量病案中精选出来具有代表性的案例，所有病案资料均为原始记录，处方用药每诊都保持原貌，力求真实，故称医案实录。本书的编写得到了全体工作室成员与研究生团队的大力协助，帮助病案选择与整理，文稿校对，在此表示感谢。特别要感谢的是肖鲁伟会长，去年岁中当我心怀忐忑，将书稿发给他，请他写几句序言，他欣然接纳，但数月之后，适及新冠肺炎暴发，通过各种渠道总看到他忙碌的身影，也不好意思催促。7月底出版社催稿，我发了1条微信给肖会长，不意7月24日早晨他发微信给我："邦才早上好！非常专注地细细阅读和慢慢地品味了您的新作，又回过头细读了《经典心悟与临证发微》，二本书相隔六年，真可谓相得益彰，珠联璧合。韵味无穷，爱不释手，一段时间竟成了我工作之余的伴手，朝夕相处，竟忘了您给的任务。细细品读二书，我对您的学术理论、验方等有了深入的认识，收获很大，并撰写了多篇读书札记……"同时发来74条全书修改意见，不几日又将序言发我。其虚怀若谷，严谨治学，至精至细，提携后学之精神使我肃然起敬，终生难忘。王庆其老师也为本书写来条幅，林邦德老师为本书题写书名，在此一并致谢！

由于学识所限，常有今是而昨非之感，一得之见及所集医案，尚存诸多不足之处，恳请长辈同仁不吝指正。

王邦才

辛丑仲春

目　录

第一章 医路经历

1. 个人简介

王邦才，男，内科二级主任中医师，浙江中医药大学硕士生导师，创新实验班特聘教授，全国优秀中医临床人才，浙江省名中医，宁波市突出贡献专家，宁波市首批名中医，宁波市领军与拔尖人才，宁波市中医院党委委员、科教科科长。现任世界中医药学会联合会消化病分会常务理事；中华中医药学会脾胃病分会常务委员、肝病分会常务委员、学术流派与传承分会委员；浙江省中医药学会理事，浙江省中医药学会脾胃病分会副主任委员、肝病分会副主任委员、经典与传承分会副主任委员、学术流派与名老中医传承分会副主任委员；宁波市中医药学会常务理事；宁波市医学会肝病分会副主任委员。

从事中医临床、教学、科研工作近四十年，深爱中医药事业，擅长治疗脾胃、肝胆疾病及内科疑难杂症。熟读中医经典著作，临床治病，注重辨证，用药简洁。强调既能熟练正确运用中医辨证施治，又能掌握和使用现代诊断技术，以最优的治疗方案为病人解除病痛。做到西医诊断明确，中医辨证准确，辨证与辨病、辨体结合。学术上提出"凡病宜通，创立通法；病证结合，融通中西；双向调节，反激逆从"等观点。特别是病证结合，分期论治肝硬化；采用泄浊化瘀法治疗脂肪肝；清化瘀毒法治疗酒精性肝纤维化；温清并用、补泻合施治疗慢性结肠炎；运用"通法"理论指导胃肠病治疗等在临床上获得较大突破，多篇临床研究论文在国家 1 级杂志发表，引起同行广泛关注。近 5 年平均日门诊量 165 人次，年门诊 2 万余人次，区域外病人超过 30%，影响远及周边省市，乃至港、澳、台地区及国外。中药饮片占药品收入比例超过 90%，剂均费用低廉，《宁波日报》曾专题报道"平价名中医，用药至简"，《人民日报》海外版也以"广济天下慰苍生"为题作专版报道，在群众中有极高声誉。2017 年获批成立浙江省王邦才名老中医专家传承工作室，作为浙江省"十三五"重点专科脾胃病科的项目负责人及学术带头人，科室也快速发展，在消化系统疾病的诊治上多个领域处于市内领先水平。先后获省市科技成果奖 6 项，在各级核心期刊上发表了近百篇学术论文，出版著作 6 部。为浙江中医药大学等 4 所学校兼职教授，硕士研究生导师。已培养毕业全日制硕士研究生 17 名，在培 7 名；培养在职研究生获得硕士学位 12 名，在培 3 名。近 5 年每年主办 1 期国家级中医药继教学习班。邀请国内知名专家教授授课，为推动和提高宁波市中医脾胃病学专业技术进步，推动中医药事业发展，培养中医药人才做出了一定的成绩。

2. 出身农村

我出生在奉化大堰镇万竹村，说起故乡还是会有些许自豪，虽地处偏远山区，但境内峻峦清溪飞瀑，丛林翠竹延绵，民风淳朴慈善，胜迹遍布全镇，且历代人才辈出。大堰镇地处奉化江上游，有两个大村，即大堰村与万竹村，又称大万竹和小万竹。大堰得名于北宋的周因县令主持建造的大堰堪，《光绪奉化县志·名宦传》："周因字遁道……政和七年（1117）任县令，兴利除害，仁爱洽于民……置大堰，紧堰水于县内，导水至方胜碶。"而万竹最早取名何时不可考，宋宝庆《四明志》已有记载，此地多竹，故名万竹。宁海籍南宋诗人刘倓曾写过《横山道中》一诗，其中有"大小万竹望不见，上下牢岩（今楼岩）过若飞"诗句。清代诗人王礼宾曾描写万竹景色《竹屿孤峰》诗："孤悬壁立一峦峰，岩石层层出九重；万个成林凉意满，千竿匝地绿荫浓；高巅枝密因栖风，绝顶芽香自集蜂；暇日昂头乘兴望，冲霄独秀势雍容。"大堰王氏名人辈出，可谓千年望族，前有明代工部尚书王钫，后有现代著名文学家王任叔（巴人）。王钫为嘉靖二年进士，官至南京工部尚书，一生为人正直，为官清廉，据传嘉靖皇帝对王钫恩宠有加，一天皇帝在后殿赐宴，皇帝问王钫家乡有何风物，王钫以"青柴白米岩骨水，嫩笋绿茶石斑鱼"作答，真是精妙绝伦，词意简朴，对仗工整。现存明代古建筑"狮子阊门"是王钫故居，背山面溪，环境幽美，气势不凡，故居存中堂一进，门楼三间，门楼前的石狮子一对，昂首相向而蹲。相比之下巴人故居，则有些破败，但内有一张七弯眠床，床楣有对联"和风致成如意事，细雨润出吉祥花"，沙孟海先生墨书"巴人故居"的木匾，更凸显主人的地位。大堰现今已成为乡村旅游胜地，山高林密人迹少，溪长水清空气好，在这里既可品人文之韵味，又可赏山水之大美。

但我出生之时，则完全是另一番景象，三年自然灾害刚结束，穷乡僻壤一派荒芜之景，村落四周高山光秃少有树竹，因家家户户做饭都用柴草，不仅将树竹砍光，连地下的树根都挖掉当柴烧。我在家中是老三，有两个姐姐，还有一个妹妹，虽是独子，但从我懂事起，就跟着父亲或姐姐一起上山砍柴，割猪草，放学回家就自己上山或到田里干农活，从放牛、种地、割稻到砍柴、挖笋样样精通，并且到高中时在生产队干活已经与拿 10 分的正劳力相当了，能将近二百斤稻谷从田里挑回家。当时农村物质匮乏，肚子经常是处于饥饿状态，以至于干活完回家偷吃冷饭是常有的事，现在最普通的芋艿、番薯也是抢着才能吃到。记得最开心的一次是有个星期天，砍柴回来已经傍晚，正饥肠辘辘，闻到桌子席罩内很香，掀开一看，一大碗红烧肉放着，母亲刚出去，家里没人，就立即拿筷子狼吞虎咽将一大碗红烧肉吃个精光，母亲回来一见此景也呆住了："小鬼，难万关了（奉化方言），两斤多肉，这是大队拿来晚上请客人用的，侬全部吃光，咋办办？"我一看不对就逃了出去，在外婆家躲了一晚上。真像林邦德老师所说的，"饿"是那个年代农村孩子的集体记忆。当然年轻时的辛劳与艰苦也造就了我强健的身体与较强的意志。

3. 初入医门

能学中医，步入中医殿堂则完全是运气好。那时在农村读书小学到初中基本是放任不管，教书多是代课老师，完成基本课本教学就完事，我因自小喜爱文学，语文老师非常喜欢我，常将一些课外读物借我，以至于初中时我已看了不少小说。1976 年上大堰中学读高中，当时农村人口多，我们同学有一百多人，分甲、乙两个班，我生性要强，成熟也比较早，就自告奋勇通过竞争当了乙班班长。1977 年恢复高考消息传来，我们都很兴奋，知道可以通过考试读大学，走出高山，我就暗下决心，真正开始了发奋学习的旅程，1978 年参加高考，满怀信心，无奈农村高中教学质量低，熬过了一个夏天，整个学校只等来了一张录取通知书，甲班的1个同学被宁波师范学校录取。沮丧之余，一心想着读书，到了九月说服父母坚持到奉化中学参加高复班，不料临近春节前收到了浙江医科大学宁波分校的录取通知书，真的喜极而泣，幸福从天而降，扩招一下改变了我的命运。

为了我们这帮学子，原宁波卫生学校挂靠浙江医科大学，招收了两个大专班，中医班和西医班。同学们年龄相差很大，最大的1949年出生，最小的1963年出生，我是应届的也就成了班里的小弟弟。老师都是当时从宁波地区招贤来的，王晖、金中樑、陈英权、徐迎秋、施永金等等。同时开启新的旅程，大家都非常兴奋。对我来说，一接触中医，就喜欢上了这门学科，大家求知若渴的心情现在的学生是难以体会的，每个人都很努力，真的是"两耳不闻窗外事，一心只读圣贤书"，老师也教的非常认真，很多同学都能将中医基础学、中药学、方剂学等整本书背下来。已故的郑有良老师告诉我："你若能将中医的经典著作背熟领悟，则事半功倍"。受此启悟，加上自己原本喜欢文学，有一定的基础，就一头扎进其中，从新华书店购得高士宗著《黄帝素问直解》与《黄帝灵枢直解》二书，朝背晚读，虽不甚解，但凭借年轻记忆力强的优势，居然将大部分都背了下来。后又将刘渡舟主编的《伤寒论》《金匮要略》二书及叶天士《温热论》反复阅读背诵。大专3年，基本都在教室及学校图书馆中度过，连寒暑假也只匆忙回家看望父母一眼就回到学校，放假学校宿舍关闭，陈英权老师回余姚老家，就将他的寝室让给我住，师生情深，真的令我非常感动。在几个假期里我参加了社会上的两个学习班，一个是少林武术培训班，一个是中国文学补习班，让我受益匪浅。三年的学校生活很快过去，时间虽短，但确实打下了较好的中西医理论基础。同时师生、同学之间也结下了非常深厚的情谊，并且历久弥坚，在以后的工作岗位上大家一直相互学习，相互支持。王建康、马伟民已是全国老中医药专家学术继承指导老师，同学们也都各有成就，成了宁波地区的中医技术中坚力量。

我毕业实习在宁波市第一医院，主要跟随黄志强老师门诊，黄老师当时已誉满甬城，就诊者日众。老师承范氏之遗风，胆大心细，融通中西，用药简洁明快，疗效显著，且风趣幽默，深受患者喜爱。老师爱徒如子，见我勤奋好学，诊余互探医理，倾心相授，毫不保留，一年跟师，结下深厚友谊。当时第一医院的西医内、外科名家云集，我曾跟随宋曼英、蒋德清、尤大朴等老师学习，西医病人多、病种杂，疑难危重疾病多，老师们都能耐心传授，使我打下了中西医诊疗疾病的良好基础。

4. 海岛五年

毕业时面临选择，原则上我们是就地分配，哪里来到哪里去，按规定我分到奉化县大堰镇卫生院，因刚从农村出来，又要回去，极为不愿，恰好舟山有分配名额，也不知天高地厚，就积极报了名，为此还被父母骂了一通。第一次离开大陆，坐了5小时船，只身来到舟山，人生地疏，我被分配到普陀县中医院工作，医院里虽然都是本地人，但从领导到职工都非常欢迎我这个外来之客，于是不久就融入了人生第一个工作单位。开始空闲时多，潜心学问，除必要开支外，几乎将工资都买了书，特别是一次从旧书摊中用1.3元购得一部叶天士《临证指南医案》如获至宝，从此与叶学结下不解之缘。我的第一篇论文《〈内经〉色诊学浅探》1983 年在《浙江中医杂志》上发表，1983 年 12 月在《中医杂志》上发表了《叶天士运用柔法经验探讨》一文，这是我第一次在中医最高的期刊上发表文章，刚参加工作 1 年深受鼓励，从此为自己定下目标，即每年要在各级杂志上发表 2 篇以上论文。同时向医院的几位老中医学习，自己门诊空时就跑过去跟他们抄方，见我好学，也不顾虑多能相授。为提高临床实践能力，吃住都在医院，医院职工不多，中西医关系融洽，我就积极参加急诊值班，内外科没有医生时亦常代班。特别是每年冬季四个月，连续四年到渔场为渔民医疗，都是随渔政船到舟山各岛，以至 4 年下来舟山大小岛屿基本都有涉足，虽饱受晕船之苦，但也增进了阅历，特别是渔民出现内、外科各种病痛都由一人解决。所以，静脉注射、肌肉注射、清创缝合等都得自己动手，如果没有相应药物，也用针灸、草药进行治疗，几年下来应对各种疾病的能力大大提高，成了名副其实的全科医生。在孤岛上一到晚上就一个人挑灯夜读，很多小岛没有通电，只能点燃蜡烛，将带去的一些经典著作反复学习背诵。此期间又函授报读中国人民大学文史哲经专业三年，广泛涉猎，为以后的成长打下了坚实的基础，随着知识的积累与临床技能的提高，对中医学的感情与领悟也逐渐加深。1986 年上海中医药大学招收研究生我报考内科专业，分数合格，去学校参加面试，因内科名额少，学校征求我意见调到基础理论专业。我向黄志强老师汇报此事，他认为比起读后毕业为留校当老师，我还是做临床合适，不如想办法调回宁波工作，我听从他的建议就放弃了。第二年老师真的想尽办法将我从舟山调回宁波，使自己有了一个更好的发展平台，此情此意让我没齿难忘。

5. 杏林求索

调到宁波市中医院后，虽被安排在医务科工作，但我不愿放弃专业，就一周两次到中医内科门诊，并非常有幸跟钟老抄方。钟老对中医事业的挚爱与专注，为宁波中医的振兴老而弥坚，不辞艰辛的精神使我深受感动。钟老也非常客观的对我说："以你的个性与才智，在业务上多用心，好好学，将来一定有作为，不要过多在行政上去追求。"这使我对自己的发展有了方向。1988 年甲肝暴发流行，我们医院也成为市里指定定点收住单位，医院立即将原内科两个病区全部改为隔离病房，医务人员紧张，我立即主动报名参加，与几位同事负责一个病区，在这次救治甲肝的过程中充分发挥了中医药的优势，使病势很快得以控制，一些并发淤胆型肝炎的患者接受中医药治疗后也显示了很好的疗效。这次事件也使我以后的临床治疗研究偏向了肝胆脾胃方向。为获得本科学历，又不影响工作，1995年报读了宁波大学日语专业。夜大三年，入读时 87 位同学，1998 年拿到文凭的只有 16 位同学，可见个中艰辛。为了能打开临床局面，提高自己的临床与学术水平，除努力做好门诊外，一方面开始进行临床科研，与儿科董幼祺主任合作的"洁肠合剂治疗小儿霉菌性肠炎临床与实验研究"在 1995 年通过省卫生厅鉴定；与黄志强老师协作的"复肝灵冲剂治疗慢性乙型肝炎临床与实验研究"在 1996 年获省中医药科技进步三等奖；研究论文获浙江省中医药优秀论文一等奖；1997 年获得宁波市委组织部，宁波市人事局颁发的"宁波市第二届青年科技奖"，自此使我养成了临床与科研齐头并进的习惯，深入开展对脂肪肝、酒精性肝病、萎缩性胃炎的临床与实验研究，先后获省市科技成果奖 5 项。另一方面深入社区，对行动不便的老人，建立家庭病床，每周两次上门进行诊疗服务，最多时我一人建了二十多张床位，每周两个下午不论刮风下雨骑着自行车，走街串巷，送医上门，很多老人及家属都非常感动，进而建立了良好的医患关系，《宁波日报》对此曾专门做了报道，同时也扩大了影响。2001 年 9 月至 2002 年 12 月又攻读浙江中医学院中西医结合临床内科专业研究生课程，顺利完成教学课程，但因没有学士学位，也就不能申请硕士学位，只能遗憾作罢。2004 年破格晋升主任中医师，同年被浙江中医学院聘为中医内科学硕士研究生导师。2008 年国家启动第二批全国优秀中医临床人才培养项目，我积极报名参加，这是国家最为严格的一次选拔，先参加省笔试、面试，我以全省第二名成绩，到南京参加国家考试，在南京整整考了两天，结果也以领先的成绩获得优才培养资格。该项目"旨在选拔一批优秀中青年中医临床人才，通过研修使他们尽快成长为热爱中医药事业，全心全意为人民服务，医德高尚，理论深厚，医术精湛的新一代名医"。三年培训期国家给我们创造了一个非常好的平台，系统研读中医经典，认真做好临床实践，跟师熏陶临证思辨，特别是当面聆听路志正、朱良春、陆广莘、郭子光、王琦、孙光荣、王庆其等几十位当今国医大师及中医大家的授课与交流，深感他们都是谙熟经典，学识渊博，融通古今，厚积薄发。他们的成才之道、毕生所悟、临床心得，对我启迪良多。2012 年结业时我写的策论获得优秀策论奖。2009 年被评为"宁波市首批名中医"。2012 年又入选宁波市领军与拔尖人才第一层次培养项目，历经 5 年培养顺利通过考核。2014 年被浙江省人民政府授予"浙江省名中医"称号。2019年获"宁波市突出贡献专家"称号。随着年龄的增长与学识的积累，在自己不断临床与学习的同时，我一直注重中医学术的传承与发扬。成为浙江中医药大学硕士研究生导师后，已培养毕业全日制硕士研究生17名，在培7名；培养在职研究生12名，在培3名。作为第一、二批宁波市名中医药专家学术经验继承指导老师带教学术继承人8名，都已顺利出师，特别是第二批5名学生在出师考核中有4名获得优秀。2017年获批成立浙江省王邦才名老中医专家传承工作室，我积极而为，以工作室为平台，努力做好传帮带工作。与此同时，积极与浙江中医药大学合作，引进浙江中医药大学创新实验班，何任班内科教学，将中医全科班的后期临床课程全部到医院进行，通过几年实践，取得了显著成绩，受到浙江中医药大学的肯定与表扬，多次被评为优秀带教老师与授课教师。泱泱岐黄大道，悠悠未了情缘，吾将上下而求索。

第二章　从医感悟

1. 博学笃志，醉心中医

我步入中医殿堂，已过 40 年。回顾我的学医、行医过程，倍感荣幸。我出生农村，得逢盛世，既上了大学，又获得一个非常适合自己个性与爱好的专业，很珍惜这来之不易的机会，躬身耕读，不敢有丝毫懈怠，随着读书与临证的不断积累，对中医学的感情与认识亦逐步加深。中医学是一门专业性非常强的学科，从事的职业既崇高又严谨，每天面对的是活生生患着各种各样疾病的人，所以要求医者既要有高超的技术，又必须具备良好的素质（品德），古人叫"仁心仁术"。记得《论语·子张》子夏曰："博学而笃志，切问而近思，仁在其中矣。"顺着博学、笃志、切问、近思的路子一路走来，终有所获。学医之初，适值"文革"之后，百废待兴，中医教材匮乏，有师谓我："你若能将中医的经典著作背熟领悟，则事半功倍。"受此启悟，我一头扎进其中，将高士宗著《黄帝素问直解》与《黄帝灵枢直解》二书，朝背晚读，凭借年轻记忆力强的优势，居然将大部分都背了下来。后又将刘渡舟主编的《伤寒论》《金匮要略》二书，及叶天士《温热论》反复阅读背诵。熟读背诵中医经典著作可以终身受益，《内经》是医家之准绳，既是中医理论的奠基之作，又是一部治病之法书，养生之宝典，必须学深学透；临床医生要提高疗效，《伤寒》《金匮》必须谙熟于心，临床才能信手拈来，为己所用。金元四大家各有所长，但亦各有所偏，刘完素业医之时金兵大举进攻中原，热病流行，认为"六气皆从火化"，以"火热"立论，发明"亢害承制"的治则，主张寒凉清热泻火，定通圣、凉膈、双解、益元诸方，开清代温病学之先河。张子和接受刘完素学术思想，提出"邪去正自安"的论点，主张治病用汗、吐、下三法以驱邪。李东垣处中原扰攘，战乱频仍，饥饱失节，民不聊生之时，创脾胃内伤学说，制补中益气诸方。朱震亨提出"阳常有余，阴常不足"和"湿热相火""六郁"为病的论据，畅言滋阴、降火、开郁、化痰、祛瘀、导滞的治疗法则。临床当择善而从，不可执一而偏颇。张景岳医之儒者，《景岳全书》洋洋洒洒，数百万言，读之对经典之领悟，医理之贯通，学术之提高，大有裨益；叶天士《临证指南医案》是一部临床非常实用的医案专著，整部医案文字简洁秀美，说理透彻，理论上从实践出发多有发挥，阳化内风说、络病学说、胃阴学说等。而其用药宗经方之法度，合时病之宜忌，实在高明，程门雪曾评价云："选药味致精湛，一味之换，深意存焉。六味之中，涵咏不尽，每合古昔名方数种为一炉治。加减变幻之美，从来所无。清真灵活，如思翁书法，渔洋绝句，令人意远。……天士用方，遍采诸家之长，不偏不倚，而于仲师圣法，用之尤熟。案中所载，历历可证。"诚为肯綮之言。后之温病学家之著，王清任的《医林改错》，张锡纯的《医学衷中参西录》，曹颖甫的《经方实践录》《岳美中医案集》及《蒲辅周医案集》皆临床实用之书，可借鉴应用。读古代医书及各家之言，要深入了解作者所处的时代背景，所处地域，师承脉络，治病对象，这样才能扬长避短，不为所惑。如近之有人力倡的"火神派""扶阳论"，过分强调阳气的重要，给人一种"罢黜八法，独尊扶阳"的感觉，这其实是标新立异，哗众取宠，也是违背火神派鼻祖郑钦安的初衷。且当今之世，物质丰盛，竞争激烈，饮食所伤，湿热浊瘀内积，情志所伤，气机郁滞者日众，诚非扶阳可疗，桂、姜、附子对证用之则功专力宏，若妄用滥用则祸不旋踵。何绍奇先生在《王道与霸道》一文中说："有其长即有其偏，何况著书立说，无非各明一义而异。学者当于此用心领会，用其长，弃其偏。"斯言诚真。学好中医，对知识要"精""博"并举，志于医道，要有精勤不倦，苦心钻研的治学态度。学医"必须博极医源，精勤不倦；不得道听途说，而言医道已了，深自误哉"（《大医精诚》）。只有严谨、精细而又学识渊博才能医技日进。所以我认为要做一个好医生，至少是能让病人放心的医生，你就得努力学习，树立终生学习的观念，不断更新知识，既要精又要博，对中医专业知识要读得精，知晓本学科中西医学最新进展，同时要泛读一些文、史、哲方面的知识，包括心理学、时事政治等。特别是国学知识，中医是中国传统文化的一部分，没有中华传统文化就没有中医，不学中华传统文化就学不到真正的中医。裘沛然先生说过："医是小道，文化是大道，大道通，小道易通。"中国有句话叫"文以载道"，中医这个"道"就载于中华传统文化中，儒、道、释构成中国文化的三大知识体系，都和中医有着密不可分的联系。儒家有关人与人、人与社会关系的正确认识与论述，佛家关于人心性的认识与论述，道家有关人与自然关系的自然规律的认识与论述，都对中医理论构架的形成与发展起着核心的奠基作用。《内经》要求医生"上知天文，下知地理，中知人事"

非常有道理。同时在实践中要勤于思考，长于总结，善于积累，持之以恒，滴水成河，聚沙成塔，厚积才能薄发。

2. 切问近思，虚心求教

虚心求教拜名师，叶天士一生从师十七终成一代大家，学无师无以得高明，术无承无以得传薪。我从医之初，跟随黄志强老师抄方学习，黄老师为人豁达乐观，胆大心细，承范氏之遗风，中西医融通，辨病与辨证结合，善于团结中西医，取长补短，处方用药简洁明快。他喜用重剂取胜，如用大剂竹茹止呕吐、用重剂石膏退热、用大剂黄芪治疗痿证、重用蜈蚣治疗顽固性头痛等，给我启迪良多，且老师通达人情世故，临床风趣幽默，跟病人交流极有艺术，医患关系特别融洽，我的临床风格多师承于他。后师事钟一棠老师，钟老师对中医事业的挚爱与专注，为宁波中医的振兴老而弥坚、不辞艰辛的精神使我深受感动。而钟老临床风格独树一帜，他态度和蔼，从容不迫，不紧不慢，临证仔细，辨证准确，细述医理，缓缓道来，让人茅塞顿开。而处方用药，平和轻灵，有似王道之法，不偏不倚。对两位老师的学术观点与临床经验我多有总结。后来随着阅历的增加，古今名医的人生观与价值观对我影响很大。我崇尚宁波民国时期医家范文甫自书春联"但愿人皆健，何妨我独贫"的情怀。到上海中医药大学短期学习时，看到老院长程门雪的名联"徐灵胎目尽五千卷，叶天士学经十七师"让我懂得饱学与多师是名医成才的必由之路。早年随学兄董幼祺到上海拜访董廷瑶、裘沛然两位前辈，使我领略到名医大家的风采。优才培训期间隔周往返上海整整一年跟随王庆其老师临证抄方，其深厚的国学功夫，对经典的慧然独悟，临证时援引群书之精义，选集列古之良方，屡起沉疴，让我终生受用，他的博学、精技、仁爱是我追求的目标。其间又聆听多位国医大师及全国名老中医的授课，收获匪浅。临证之余，喜与同道交流学习，参加多个学术团体活动，吸收他人之长，对民间有一技之长者，亦常虚心求教，务求学业日进。

俗话说"师父领进门，修行在个人"，要学好中医，在跟师学习过程中我认为对自己的悟性思考力培养很重要。所谓的悟性思考力，是指人凭借悟性随机地捕捉意会知识的思考能力。战国时哲学家子华子谓："医者，理也，意也。盖理明则意得，意得则审脉处方，无所使而不中。"中医领域中很多名医所知道和积累的知识往往多于他们所言说的，特别是有的医家很会看病，但不善说教，他们在带徒过程中讲出来的只是一部分言传性的知识，若做出清晰表述的意会性知识则一定更加丰富。我们在跟师过程中，不但要学习老师一方一药的用法，更要思悟出其在行医过程中的思维之道、学习之道、创新之道。在学习过程中时刻保持对意会性知识的警觉性、敏感性，通过诚心讨教，细心实践，"进与病谋，退与心谋"（吴瑭语），在老师的言传身教下，悟懂医理，悟透医道，传承和创新名师经验。

3. 躬身实践，细悟明辨

民谚"熟读王叔和，不如临证多"，中医学是一门应用科学，一个医生的水平高低只有在临床实践中才能体现，而医生水平的提高也只有在不断的临床实践中获得进步，国医大师朱良春曾说过："中医之精髓在于学术，学术之根源本于临床，临床水平之检测在于疗效。"所以要成为学有所成的一名好的中医医生，我认为必须多临床，勤实践。几十年来我虽参与医院管理工作，但临床实践从未间断，每周 3 至 4 次门诊，每次门诊百余人次，积累了一些经验。我认为中医的诊疗过程与西医有所不同，要学好中医必须学会思考，做有心人，要重视悟性与中医临床思维的培养，在临床实践中遇到各种疑难问题，既要广征医籍，博访先知，又要善于探索，反复揣摩，最终才能心领神会，获得独到见解。我将《褚氏遗书》"博涉知病，多诊得脉，屡用达药"，及国医大师陆广莘的"历多达妙，失多而悟其要"作为临证的座右铭。做一个好的中医医生我认为先要立德，医术乃仁术，济世活人为医业宗旨。行医的目的是为"普救含灵之苦"（《大医精诚》），学医的人，首先要有仁爱救人的"大慈恻隐"之心，要具备赤诚的好生之德。而在专业技术上要"三能"具备。其一"能治"：在临床上能治病，即能熟练而正确地运用中医辨证施治，能掌握和使用现代诊断技术与抢救技能，以最优的治疗方案为病人解除病痛。做到西医诊断明确，中医辨证准确，辨证与辨病结合，搞清疾病的病因、病位、病性、病势，再立法、选方、用药，同时将现代医学对中医药的研究成果有机结合，这样自能提高临床疗效。其二"能讲"：具有较强的同病人沟通的语言能力，举止端庄，仪表整洁，平等待人，耐心倾听，善于交流，医疗是一项有艺术的服务，医生面对的不单纯是疾病，更重要的是患者，他们是活生生的人，有时感情上的需求往往大于疾病的本身，这就要求医生要懂得患者的心理和需求，及时交流沟通，从实际出发采取有针对性的诊疗措施；同时要擅长讲课、做学术报告及科普讲座，特别是科普，非常重要，多宣传中医，让老百姓知晓中医特色与优势，也能提高百姓的自我养生意识。其三"能写"：要善于总结临床经验，要不断积累临床资料，养成写读书心得、做临床笔记的习惯，争取写出高水平的专业著作或科研论文。所以一个好医生必须品德高尚、真才实学、经验丰富。说得通俗一些就是你既要有技术，又要有良心，要有换位思考的态度，多为病人想一想，千万不要有太多的私欲和名利心。章太炎有云"道不远人，以病者之身为宗师；名非苟得，以瘳者之口为依据"，当对我们有所启迪。

在临床实践中要细悟明辨，胆大心细，善于吸收各家之长。我提出：临床治病，注重辨证，用药简洁，强调既能熟练正确运用中医辨证施治，又能掌握和使用现代诊断技术，以最优的治疗方案为病人解除病痛。做到西医诊断明确，中医辨证准确，辨证与辨病、辨体结合。或许是对经方情有独钟及受宁波范文甫的影响，我在临床中非常强调辨证要准确，用药要简洁，每六至八味，多亦不过十味，除一些疑难复杂疾病外，非常反对开大处方，现在有的医生开方动辄二三十味，即使是普通外感、胃痛，亦不下十几味，药价又贵，几百上千，既加重患者负担，增加医保开支，又浪费医疗资源，且对病患何益？对中医的发展何益？有人说中医现在根本体现不出简、便、廉、验的优势，已经成为富贵医学，我想值得我们深思。张景岳云："凡看病施治，贵乎精一……是以凡诊病者，必须先探病本，然后用药；若见有未的，宁为少侍，再加详察。既得其要，但用一味二味，便可拨之；即或深固，则五六味、七八味，亦已多矣。然虽用至七八味，亦不过帮助之，导引之，而其意则一也，方为高手。"历代知名医家都提出药贵精而不在多，《洛医汇讲》有句精彩之语："用方简者，其术日精；用方繁者，其术日粗。世医动辄以简为粗，以繁为精，衰矣哉。"经方是用药精简的典范，自不必说，叶天士用方亦精简质朴，而甬上名医范文甫更为我们树立榜样，相传军阀张宗昌某年夏月，因事路过宁波，适值天气酷热，暑湿内陷，遂延范文甫诊视。先生持脉察舌后，即挥笔书清震汤一方（升麻、苍术、荷叶3味），张接阅后，嫌范氏按语简短，药味太少，颇为不悦，出言不逊，先生闻后毫不畏惧，直言讥笑之："用药如用兵，将在谋而不在勇，兵贵精而不在多，乌合之众，虽多何用？治病亦然，贵在辨证明，用药精耳！"四座皆惊，先生则旁若无人，谈笑自若。历代名医对用方繁者，都提出尖锐的批评与讥讽，称为"混沌汤""糊涂汤"。唐代许胤宗说："今人不能别脉，莫识病原，以情臆度，多安药味，譬之于猎，多发人马，空地遮围，或冀一人偶然逢也，如此疗疾，不亦疏乎？"朱丹溪讥为"广络原野，冀获一兔"。叶天士则云："近之医者，茫无定识，假兼备以幸中，借和平以藏拙。"指责医家不能精审病情，只知多开药味，靠包打围攻，侥幸取胜，认为这不是以药治人，实以人试药。药贵精而不在多，衡量一个医家的水平与道德，从其处方即可获得。我多年来，精研经方，崇尚范氏"但愿人皆健，何妨我独贫"的情怀，临床治病，务求辨证准确，用药精简明快。如治疗一伤寒反复寒战高热五十余天，用多重抗生素高热不退，出现耐药及菌群失调，出现腹泻无度，西医邀我会诊，经仔细诊断，准确辨证，扬长避短，停用所有抗生素，保留支持疗法，先用大剂葛根芩连汤加味，葛根30g，黄连15g，黄芩20g，西洋参6g，粳米30g，生甘草3g。3剂而泻止，继用葛根芩连汤合白虎加人参汤，终使多日高热得以消退，后用益气养阴之剂调理而获愈。又如治一老年女性，反复腹泻，数次住院，形消神疲，苦不堪言，我用连柏姜附汤加减，泻止体复，病人康复后感动万分，嘱其先生亲自撰写一条幅相赠："中华医药，千年丰碑，西医不可取代，术震环宇，黎民受益，百姓共享中医药；神医把脉，久病不愈，一朝解除痛苦，身心俱爽，生活快乐，感谢名医王邦才。"又如治一顽固性妊娠呕吐，孕4月，呕吐2月余，经中西治疗不止，住院靠静脉营养，口中不停吐痰涎，饮食难进，进食即吐，大便坚涩，精神疲惫，舌红苔薄黄，脉滑数。用大黄甘草汤加竹茹、苏梗、黄芩。3剂而吐止，调治2周而康复。另治王姓硬化性胆管炎患者，老年女性，因皮肤瘙痒难忍，黄疸日渐加重，曾在宁波多家医院诊治，原因不明而转上海诊治，上海瑞金医院确诊为硬化性胆管炎。因无有效治疗方法及预后较差，嘱回宁波。病人家属经多方打听后将病人送到我处治疗，我经仔细辨证，认为系瘀热内结，胆腑不通，肝失疏泄，用清化瘀热、通腑利胆法，治疗后黄疸逐渐消退，皮肤痒止，病情得以控制。使本不大信中医的患者及家属交口称誉，原来中医有这么好的效果，倍感神奇。另如用大剂附子与生地黄配伍治疗神经性烦渴、饮水无度，用温柔通补下焦合凉血散血法治疗免疫性血小板减少性紫癜等等，常使一些疑难疾病转危为安。

4. 坚守"仁和"，医患相得

自从进入医生这个行业，应该说几十年来我都是在忙碌中度过的，没有完整的休息日，几乎把所有的时间都用在工作上，临床看病、科研、带教、学术交流，每天时间都排得满满的，特别是小有名气后。除了门诊，平时找我看病的人也是从不间断，只要有时间总是给予满足。同时，为了更好地传承发扬中医事业，我现在既带研究生，又带年轻住院医师，还要培养基层医生，许多年轻医生都想方设法成为我的学生，以致我们门诊时学生多到无处插足，对学生我总是耐心施教，循循善诱，分析病情，指导用药，关爱病人，细心耐心，以身作则。作为医生我认为在情绪上要乐观向上，要富有亲和力，工作上要有条不紊，不慌不忙。常告诫学生："作为医生我觉得自己的心态很重要，你不能把不良的情绪带到工作中去，只要你真的热爱自己的事业，用真情去面对你的每一个病人，我想工作是一件非常愉快的事。这么多年来从来没有一个病人影响到我的情绪，也从来没跟病人发生过面红目赤的争执。"学生也常常问我"老师为什么病人对你的依从性这么好？"我跟年轻医生讲："病人实际是弱势群体，他来看病，是来获得医生的治疗与帮助，对于他们的倾诉、他们的烦躁、他们的不安，医生需要耐心倾听，仔细分析，富有同情心，要换位思考，要明确告诉病人治疗方法，注意的事项，疾病本身对身体的影响程度，这样才能获得病人的信任，才能医患和谐。只会开化验单或处方的医生不是好医生。"我非常认同中国文化中"和"的理念。先哲云"和为贵""和实生物"。"和"是宇宙万物生化运行的根本状态和最佳状态。西方哲学家罗素说过："中国至高无上的伦理品质中的一些东西，现代世界极其需要。这些品质中，我认为'和'是第一位的。"平时保持平和的心态，作为一个医生是至为重要的。现在出现的一些医疗纠纷和医患矛盾，除了有一部分是患者的因素外，作为医生也应该反思，可能是因为医生的冷漠、不负责任、一己私欲造成了病人不可挽回的损失乃至生命。正是因为我的心中有"和"的理念，才构筑起医患之间和谐的关系，为病人解除病痛的同时也愉悦了自己的身心。我最喜欢的人生格言是：致中和，道生于静逸，德生于博爱，善生于感恩，福生于淡泊，命生于健康。

第三章　学术撷英

1. 熟读经典，继承创新

中医经典是中医之本，《内经》是先人们临床医疗经验的结晶，是中医理论之渊薮。多年来我对《素问》《灵枢》的研读从未间断，并渐有所悟，我认为学经典必须"知行合一"，立足现代临床需要去研究经典，在经典中寻找智慧和启迪，借以提高临床疗效。读后关键还在于一个"做"字，做临床，将经典之学，实实在在运用于临床，才能把经典理论真正变成自己的知识，才能充分体现经典的生命活力。早年我因为临床需要对《内经》色诊学做了分析，撰写的《〈内经〉色诊学探述》一文获省自然科学优秀论文奖。根据《内经》"邪在胆，逆在胃"的经文，诠释现代胆汁反流性胃炎的发病机制，从而采用疏肝利胆，降逆和胃，方用小柴胡汤、半夏泻心汤、旋覆代赭汤诸方加减化裁，收效明显。根据《素问·咳论》"此皆聚于胃，关于肺"的理论治疗咳嗽经年，时时咳痰，经用中西药未见明显好转，胃镜检查示慢性胃炎伴糜烂，反流性食管炎。运用理气化痰，降逆和胃而咳嗽得愈。运用《内经》"脾瘅"理论指导糖尿病的治疗。而《内经》的养生观与治未病理念，对当今人们的养生保健，促进人类健康具有非常重要的指导意义。

临床医生要提高疗效，《伤寒论》《金匮要略》必须谙熟于心，临床才能信手拈来，为己所用。仲景组方以其配伍严谨，用药精湛，疗效卓著，被后世誉为"经方"。仲景用方讲究方证对应，除主方外，其方后加减，亦不可忽略，张仲景每首方剂，根据药证相应之则，加减变化，都有严格指征，研读原文，都要反复体悟，才能起难救急。临证之际我喜用经方，只要方证相应，常能取得良好的效果，如大剂葛根芩连汤治疗伤寒高热不退；小青龙汤合葶苈大枣泻肺汤治疗肺结节病；薏苡附子败酱散加味治疗溃疡性结肠炎等。"经方治疗疑难重症病案举隅"在《中华中医药杂志》上发表。又如仲景对黄疸病的论治，在分类上循名责实，揭示了黄疸病的演变规律；病因以湿为主，兼夹它邪；病变部位重在脾胃中焦，兼涉肝胆、心肾；病机特点为瘀而不通，邪无出路，深入血分；治疗原则为通利立法，给邪以出路，贯穿祛瘀；所立之方，仍是当今治疗黄疸最有效可靠之剂。我受其"伤寒，瘀热在里，身必发黄"的启示，从"瘀热"入手治疗硬化性胆管炎、淤胆型肝炎常能获效。

在学习经典的同时，对历代名家医著也应广采博涉。学好中医，对知识要"精""博"并举，树立终生学习的观念，不断更新知识，既要精又要博。几十年来我对叶天士学说做了较为深入的研读，先后发表了《叶天士运用柔法经验探讨》《叶天士通补阳明法初探》《叶天士凡病宜通治疗学思想探述》《叶天士双向调节治法探析》等多篇论文，为研究和应用叶天士学术思想和临床经验提供了资料。同时通过对叶天士与仲景学说的对比研究，不难发现叶桂的温病学说是继承仲景伤寒学说发展而来。于杂病证治方面，叶天士也创立许多新的学说，如养胃阴学说、肝阳化风学说、理虚大法、络病学说、奇经论治学说等等，这些学说几乎都是在研究经方变通应用的过程中提炼出来的，可谓是遥承仲景圣法而独得精髓。叶氏方药，自成一派，影响深远，研究者历来不绝。然叶氏用药法度，长期以来被人误解为轻清平淡，与经方大相径庭。究系如何？深研叶氏医案不难发现，其遣方用药，大多简洁精纯，结构严谨，变化灵活，大有经方法度，且其对经方运用精到纯熟，不但熟谙仲景原文理法，且辨方证，拓方用，创新说，应今病，实为后世研究与运用经方之楷模。我撰写的《论叶天士对仲景学说的继承与创新》一文在《中华中医药杂志》上发表。同期对李东恒、张景岳、洪炜、王清任、柳宝诒、张锡纯等医学大家的学说多有研读与应用，《王清任方药临床应用》《张锡纯方药临床应用》等论文先后在各级杂志上发表。为便于当今医生阅读领会中医经典的原意，1991年参与编写出版了《历代中医学术论语通释》一书，对历代医家的重要学术观点做了详细的阐述。

　　学习历代医家临床经验与学术成就，我认为要有自己的主见，要深入了解医家所处的时代背景与地域环境，更应重视医家所诊疗对象的层次。这样才能掌握该医家临床特色与学术思想形成的基础，才能取其所长，而避其所短。同时对他人的经验要在实践中运用，要切合自己诊疗的病人的病机，这样才能在继承中有所创新。

2. 凡病宜通，拓展"通法"

　　随着生活水平的提高，疾病谱发生了很大的改变，肥胖、脂肪肝、糖尿病、代谢综合征、心脑血管病、肿瘤等发病率不断上升。而这些疾病的产生其共同特征是营养过剩，气血凝滞，阴阳失调，脏腑功能紊乱。正如朱丹溪所说："气血冲和，百病不生，一有怫郁，诸疾生矣。故人身诸病，多生于郁。"
丹溪六郁，气、血、痰、火、湿、食几乎涵盖了临床疾病致病
因素的全部，是以人体脏腑经络，气血津液遇病邪侵袭，导
致"瘀滞不通"是疾病产生的根本所在。我在《内经》"谨守
病机，各司其属……必先五胜，疏其气血，令其调达，而致和
平"及张仲景"五脏元真通畅，人而即安和"思想的启迪下，
通过考查历代医家立论及临床实践总结，提出"通法"是中医
八法之外的又一治疗大法，并对"通法"概念做了界定，首次
提出"通法"有广义、狭义之分。狭义之通法，乃指宣通瘀
滞、通利二便之法。张从正指出："所谓通剂者，流通之谓也。
通因通用。虽通与泻相类，大率通为轻而泻为重也。凡麻痹郁
满，经隧不流，非通利莫能愈也。"广义的"通法"，凡能祛除
病邪，消除气血津液运行阻滞，协调脏腑功能的方法都属通法
范畴。《灵枢·终始》云："和气之方，必通阴阳。"《灵枢·邪
客》指出"补其不足，泻其有余，调其虚实，以通其道而去其
邪"，以"决渎壅塞，经络大通，阴阳和得"。《内经》在提出
五郁说的同时，并提出了五郁的治法："郁之甚者，治之奈何？
岐伯曰：木郁达之，火郁发之，土郁夺之，金郁泄之，水郁折
之。"（《素问·六元正纪大论》）归纳这五种治法的实质，不外
一个"通"字。无怪乎张从正指出《内经》一书，唯以气血
流通为贵"。后张仲景提出了"五脏元真通畅，人即安和"的
观点，其所创旋覆花汤以散结通络治疗肝着，实开"通法"之
先河。《备急千金要方》云："凡疗诸病，当先以汤荡涤五脏六
腑，开通诸脉。"张子和治病力主"陈莝去而肠胃洁，癥瘕尽
而荣卫昌""使上下无碍，气血流通，并无壅滞"。叶天士在这
些观点的启发下，演绎推广前贤"通法"之义，在临床实践中

提出了"凡病宜通"的治疗学思想。叶氏认为百病之生，皆因瘀滞痞塞、凝结不通而成。因此治疗必须突出一个"通"字，指出"大凡经脉六腑之病，总以宣通为是""六气客邪，可通可泄"。而高士宗则对前人通法运用经验做了总结，在其《医学真传》中云："夫通则不痛，理也，但通之之法各有不同。调气以和血，调血以和气，通也；下逆者使之上行，中结者使之旁达，亦通也；虚者助之使通，无非通之之法也，若必以下泄为通，则妄矣。"可见广义的"通法"其外延概念较广。它是针对"瘀滞不通"病机而设的。凡具祛除病邪、协调脏腑关系、疏通气血、疏布津液、通经活络之功的方法都属通法范畴。正如《医学心悟》中所说："一法之中，八法备焉；八法之中，百法备焉。"我在临床实践中又将"通法"演变出二十法，并将"通法"思想贯穿于对疾病治疗的整个过程，如通降立法治胃病、通利立法治黄疸、清通膏浊治脾瘅获效明显。因此，从某种意义上说，通法是中医的治疗原则，它比"十剂"以及程钟龄提出的"八法"具有更为深层的含义和更为广泛的涵盖力，对中医理论与临床的发展和创新有重大的研究价值。通法的理论与方法对指导我们临床实践具有重要意义。我曾在《中国医药学报》上发表了"通法发微"一文。3万多字的《通法发微与临床应用》优才结业论文获得好评。

3. 三辨结合，融通中西

现代医学飞速发展，新技术、新方法不断涌现，不但疾病谱发生了很大的变化，各种疾病的诊疗标准也日新月异，作为现代的中医，不能故步自封，在学好用好中医的同时，应该不断更新知识，把握医学发展的新动向，掌握本学科的最新研究进展。临床治病，我主张辨体、辨病、辨证结合，先察患者之体，因体质在疾病的发生、发展、转归中起着重要作用，制约和影响证候的形成与演变。张景岳曾说："当识因人因症之辨。盖人者，本也，症者，标也。症随人见，成败所由。故当以因人为先，因症次之。若形气本实，则始终皆可治标；若形质原虚，则开手便当顾本。"对辨体论治，国医大师王琦有深入的论述，他提出的体质辨识与"体质为本，心身构成，体病相关，可分可调"学说，对指导辨体论治有非常重要的指导意义。在辨体基础上再进行辨病，病有中医的病与西医的病，两者都要研究，中医的疾病名称有的虽比较含糊，诊断标准不够严格，但对很多疾病的认识还是非常到位的，如脏躁病、肺痈、胸痹、百合病、疟疾等，对其病因病机治法方药都有详细的记述。但现今我们在掌握中医病的同时，对西医的病也要有明确的认识与诊断，特别是一些器质性疾病，如肿瘤、各种综合征、现代难治病等，这样才不会误诊漏诊。在辨体、辨病基础上再进行辨证论治。辨证论治的方法内伤杂病以八纲、脏腑经络、气血津液辨证为主；外感病则以六经、卫气营血、三焦辨证为主。而辨证的关键与要点在于分清表里、寒热、虚实。我强调临床既要熟练正确运用中医辨证施治，又要掌握和使用现代诊断技术与抢救技能，以最优的治疗方案为病人解除病痛。做到西医诊断明确，中医辨证准确，辨证与辨病、辨体结合，搞清疾病的病因、病位、病性、病势，再立法、选方、用药，同时将现代医学对中医药的研究成果有机结合，不断提高临床疗效。如酒精性肝病近年发病率急速上升，成为继病毒引起肝损伤外的第二大病因，我多年来致力于酒精性肝纤维化的中医药治疗研究，认为酒精性肝纤维化可归属中医"酒疸、酒癣、积聚"等范畴，有着明确的致病因素，即酒热邪毒入侵所致。其基本病机缘由纵酒日久，酒湿浊毒，蕴而不化，聚而成瘀，酒湿毒瘀相互搏结，积而成块，损害肝脏而成酒癣。酒性刚烈，蕴积日久，易化热伤阴；肝为刚脏，体阴用阳，喜柔恶刚，酒性刚烈最易耗劫肝阴，使肝失柔和之体而为病。故酒精性肝纤维化其病位主要在肝，可涉及脾胃。病机特点是酒毒、湿热、瘀血互结，耗损肝阴。针对其病机特点，着眼于祛除病理因素，治疗以清化瘀毒、养阴柔肝为法。经多年临床应用，总结出以清化瘀毒方（由桃仁、大黄、地鳖虫、炙鳖甲、赤小豆、生山栀、生地黄七味药组成）为主的治疗方法，取得良好的效果。该方具有清化瘀毒、活血消瘀、养阴柔肝、软坚散结的作用，本方消补兼施，祛邪而不伤正，切中病机而收良效。实验研究证实：酒精性肝纤维化时清化瘀毒方能改善肝功能，下调血清中的肝纤维化指标，降低 TGF-β_1 和 TIMP-1 的表达，具有抗炎保肝、抗肝纤维化作用。又如用泄浊化瘀法治疗非酒精性脂肪性肝炎，我经临床病例观察，认为非酒精性脂肪性肝炎其中医病机多为气滞湿浊蕴聚中焦，清浊相混，壅阻气机，肝为浊滞而失调达，脾为浊阻而失健运，气血浊瘀相互搏结，停于肝脏而成，其浊瘀为本病的关键，为病多实。治疗以"通"为主，采用泄浊化瘀法，浊祛瘀化，气血自复通畅，在这一理论的指导下，组成泽泻、苍术、制大黄、郁金、生山楂、茜草、绞股蓝、决明子等药为主的泄浊化瘀方，经临床验证，具有良好的治疗效果。慢性乙型肝炎中医辨证属本虚标实为主，标实以湿热疫毒为主，又可见瘀血、痰凝、肝郁、气滞等证；本虚则以脾虚、肾虚、气虚、阴虚为主。所以我治疗主张剿扶并用，处方用药必须顺应脏腑之性，肝喜疏畅条达恶郁滞，体阴用阳，脾喜燥恶湿。用药要疏而不燥、化而不热、养而不敛，要顺应脏腑特性用药，避免应用助邪的药物。处方过程中可以参考现代药理研究成果，适当运用保肝降酶的中药，但不能脱离病情用药。对乙肝引起肝硬化实行三期六型分证论治，即肝纤维化期、肝硬化期、肝硬化腹水期。在肝纤维化期做到早诊断、早治疗。在祛除病因前提下，积极发挥中医药抗肝纤维化的优势，运用益气健脾、活血软坚法。自拟益气消癥方（由炒白术、丹参、茜草、泽兰、桃仁、绞股蓝、炙鳖甲等组成）。配合西药核苷类抗病毒药治疗数百例乙肝肝纤维化患者获得显著效果。对肝硬化及出现腹水的患者，根据病情发展的不同阶段，以养正消瘀解毒为治疗大法，重点突出治肝、治脾、治肾，分别使用养肝和营、健脾运中、补肾利水等法，佐以解毒、化瘀、分消、行气、利水之品，常能缓收其效。对一些无证可辨之疾，则采用辨体与辨病为主，从体论治，或从病论治。如乙肝病毒携带者，慢性肾炎等往往无症可辨，就要从病论治。

4. 反激逆从，难病可疗

疑难杂症，病机错杂，大多寒热互见，虚实并呈，邪正混乱，升降失常，治疗颇为棘手。若能善于运用"反激逆从，理偏求和，相反相成"的治则，常可拓展思路，以起沉疴。《荀子·礼论》曰："天地和而万物生，阴阳接而变化起，性伪合而天下治。"指出万物的化生源于阴阳之间的相互作用，药物阴阳配伍的实质是阴阳相需，药物反佐用之得法，可益阴和阳，阴平阳秘，其病自愈。如寒热并用，攻补兼施，刚柔相兼，升降相因之运用，实是适应病机，贯通诸法，杂而不乱，具有双向调节，反激逆从之效果。《灵枢·官能》指出："寒与热争，能合而调；虚与实邻，知决而通之；左右不调，把而行之；明于顺逆，乃知可治。"张仲景组方的最大特色就是相反相成，有人总结仲景反佐规律运用有九条：和阴阳寒热相佐；兼表里敛散并用；衡上下升降相因；省轻重缓急同用；全虚实补泻相施；调燥湿润燥相投；辨全局阴阳相继；和病势动静结合；服药反佐。如治邪在半表半里，寒热往来，用小柴胡汤宣通内外，通利三焦，和解枢机；上热下寒，胃肠道症状明显，心下痞，呕而肠鸣，下利，用半夏泻心汤；寒热相格，用干姜黄芩黄连人参汤；对阴阳紊乱，寒热错杂，虚实互见的厥阴蛔厥证用乌梅丸滋阴泄热，温阳通降，安蛔止痛。叶天士、吴鞠通等医家在仲景方基础上，灵活化裁，用治外感温病与内伤杂病等多种病症，宋·钱乙也在此理论的启迪下创制了泻青丸、泻脾散等名方。我于临床之际，常效古法出入，屡愈疑难重证，如取乌梅丸中黄连、黄柏、干姜、制附子四味合方治疗慢性结肠炎，久泻不止；用薏苡附子败酱散加黄芪、广木香取补托消痈法治溃疡性结肠炎；用攻补兼施法治疗恶性肿瘤，如五参清肺饮加味治晚期肺癌；用六君子汤加黄芪、薏苡仁、藤梨根、蜈蚣、麦芽治疗胃癌；用鳖甲软肝散治疗肝癌等。对于病久阴液既亏，又有湿痰留伏之证，常滋化相协，滋即滋阴养液生津，化即化痰燥湿祛浊，如曾用百合、麦冬、五味子、南北沙参、象贝、杏仁、葶苈子、桃仁、桑白皮等加减出入治愈一例多发性肺结节病。升降同用法治疗脾胃、肝肺、心肾升降失常病证，以升补与降泄并用，斡旋其机。刚柔并济法治疗肝阴不足，肝阳上亢或阴虚风动之证。用大剂附子与生地黄配伍治疗神经性烦渴，饮水无度；用温柔通补下焦合凉血散血法治疗免疫性血小板减少性紫癜等等，常使一些疑难疾病转危为安。总之双向调节法如运用得宜，每能起沉疴、愈难疾。正如《医碥》中认为，双向调节法"古人每多如此，昧者訾为杂乱，乃无识也"。

5. 调理脾胃，医中王道

明代医家龚信在《古今医鉴·病机赋》中说："胃乃六腑之本，脾为五脏之源。胃气弱则百病生，脾阴足而万邪息。调理脾胃，为医中之王道，节戒饮食，乃却病之良方。"脾胃属土，居于中州，为后天之本，气血生化之源，五脏六腑之本，气机升降之枢，《灵枢·五味》说："胃者，五脏六腑之海也，水谷皆入于胃，五脏六腑皆禀气于胃。"《素问·经脉别论》亦云："饮入于胃，游溢精气，上输于脾，脾气散精，上归于肺，通调水道，下输膀胱。水精四布，五经并行，合于四时五藏阴阳，揆度以为常也。"对脾胃的生理特点，叶天士曾总结云："盖胃属戊土，脾属己土，戊阳己阴，阴阳之性有别也；脏宜藏，腑宜通，脏腑之体用各殊也……纳食主胃，运化主脾，脾宜升则健，胃宜降则和。""太阴湿土，得阳始运；阳明阳土，得阴自安。以脾喜刚燥，胃喜柔润也。"纳与运、升与降、润与燥是脾胃特性的高度概括。

对脾胃的病因病机。东垣创脾胃内伤学说，指出："脾胃之气既伤，而元气不能充，而诸病之所由生也""内伤脾胃，百病由生"。举凡饮食失调，劳倦过度，或七情内伤，或六淫外袭，或误治失治，损伤脾胃升降、运化、受纳之功能，使脏腑气血阴阳失衡，则酿成疾病。故治疗上重视补脾，主要有补脾益胃，以升元气；甘温之剂，以除大热；升阳散火，以泻阴火。创制补中益气汤、升阳益胃汤、升阳散火汤，活人无数。叶氏深受上述思想的影响，在学术上重视脾胃的生理作用，擅于脾胃病证的辨治，认为东垣之法，详于治脾而略于治胃，创立胃阴学说，提出温通胃阳，以升降为契机，燮理阴阳，阐述脾胃分治之理，同时对一切杂病亦多从脾胃立论。

脾胃实证，治宜运化通降。脾胃病证，虚者自当补之，而实者则应泻之、通之。因受时代背景影响，东垣、天士多用补脾益胃之法。但当今之世，天下太平，社会和谐，科技发达，竞争激烈，物质丰盛，人民生活水平大幅提高，膏粱美食，醇酒厚味，终日不乏，胃纳呆滞，且人们养尊处优，安逸有加，远离劳作，以致形体丰腴，大腹便便，代谢失调，肉多臃实，肢体困顿。营养过剩，最好的食物，不被人体消化吸收，都会变成痰湿浊毒，壅滞脾胃，危害四脏。《素问·奇病论》中："帝曰：有病口甘者，病名为何？何以得之？岐伯曰：此五气之溢也，名曰脾瘅，夫五味入口，藏于胃，脾为之行其精气，津液在脾，故令口甘也，此肥美之所发也。此人必数食甘美而多肥，肥者令人内热，甘者令人中满，故其气上溢，转为消渴，治之以兰，除陈气也。"故对脾胃饮食积滞，痰湿浊瘀内积，危害他脏，诸病由生，我多以通降立法，消积导滞，化痰泄浊。具体言之，一者理气通降法，适用于气滞中脘，胃失和降，运化失司，胃脘胀痛，纳少嗳气，胸闷心烦，用自拟四逆八味，药用柴胡、炒白芍、枳壳、八月扎、陈皮、苏梗、炒麦芽、生甘草。二者泄肝通胃法，适用于肝失疏泄，横侮胃土，"肝为起病之源，胃为传病之所"，症见呕吐、脘胀胁痛，嗳气吞酸，口苦纳呆，仿用叶天士泄肝通胃法，泄肝用黄芩、黄连、川楝子、青皮、吴茱萸；若肝气升发太过，呕逆眩晕者，加桑叶、牡丹皮、钩藤以平肝；通胃用半夏、茯苓、陈皮、厚朴。三者降胃导滞法，适用于湿热蕴结，食积阻滞，症见胃脘胀满，嗳腐吞酸，口黏而苦，舌苔黄腻或厚腻，用越鞠导滞饮，药用苍术、生山栀、香附、川芎、六曲、瓜蒌皮、黄芩、莱菔子。四者通腑泄热法，适用于热积胃脘，腑气不通，胃脘灼热，胀痛，大便秘结，用蒲公英清胃汤，药用蒲公英、黄芩、生大黄、枳实、全瓜蒌、大腹皮、竹茹。五者辛开苦降法，适用于寒热错杂，胃脘痞、满、呕、泄并见，用半夏泻心汤加减。六者化瘀通络法，适用于胃脘久痛，病久入络，瘀血内结，用丹香通瘀汤，药用丹参、香附、炒白芍、九香虫、生蒲黄、元胡、鸡内金。七者甘寒通降和胃法，适用于胃阴不足，胃失濡润，胃脘隐痛，易饥嘈杂，大便不畅，舌红少苔，用石斛养胃汤，药用石斛、北沙参、竹茹、炒白芍、炙甘草、瓜蒌皮、麦冬、炒麦芽。八者通补阳明法，用于胃气不足，中阳不振，消磨无力，胃脘隐痛，喜按喜暖，或脘痞纳少，食入即胀，呕吐清水痰涎，形寒神疲，尊叶天士之意，参仲景方化裁，或用大半夏汤加味，或用大小建中汤出入，或予桂枝人参汤。

　　肠腑是机体消化食物，吸收养分，排泄糟粕的器官，是传导之官，大、小肠的生理特性是泻而不藏，动而不静，降而不升，实而不能满，若寒、热、湿、食、痰饮、瘀血等邪阻滞于肠道，则可使大、小肠升清降浊的功能失常而出现多种肠道病证，如腹痛、腹泻、便秘、痢疾、积聚等。治疗总以通降洁净肠腑为总则，我于临床归纳为治腑六法：一者通泻肠腑法，用于肠热腑实，大便秘结，可参仲景大、小承气辈出入。二者消导积滞法，用于邪滞肠腑，腹胀便结，可予枳实导滞汤加减。

三者清肠化湿法，用于湿热壅滞肠道，便泻聚起或痢下不爽，腹胀或痛，用葛根芩连汤，或自拟黄芩秦皮汤（方由黄芩、黄连、黄柏、秦皮、生白芍、炒山楂、木香组成）。四者化瘀清肠法，用于瘀热壅结肠腑而成肠痈者，用大黄牡丹皮汤加味。五者温清并用法，用于利下日久，泻而不爽，或夹黏液，诊为溃疡性结肠炎者，仿仲景薏苡附子败酱散加味。六者辛苦甘并用法，用于泻利日久，常法无效，用自拟连柏姜附汤加减，取意仲景乌梅丸，该方"辛酸两和，苦寒直降，辛热宣通"，常能起肠道沉疴。

调脾胃以治五脏，调五脏以理脾胃。在探讨脾胃与其他脏腑关系上，李东垣曾提出"肺之脾胃"和"肾之脾胃"，而叶氏认为脾胃与其他脏腑关系亦同样密切，其在《景岳全书发挥·论脾胃》中明确指出："土旺四季之末，寒热温凉随时可用，故脾胃有心之脾胃，肺之脾胃，肝之脾胃及肾之脾胃。"心血的运行，肺气的输布，肝血的生成，肾精的化生，皆有赖于脾胃的功能。故从调理脾胃入手以治五脏病变。《素问·刺禁论》云："藏有要害，不可不察。肝生于左，肺藏于右，心部于表，肾治于里，脾为之使，胃为之市……""脾为之使"是《内经》对脾的重要生理功能及其在脏腑中的重要作用的高度概括。"使"即执行传输的使者，人体生命运动的形式体现为气的升降出入。《素问·六微旨大论》云："出入废，则神机化灭；升降息，则气立孤危。故非出入，则无以生长壮老已；非升降，则无以生长化收藏。是以升降出入，无器不有。"而升降出入的传输中心在于脾胃，胃主受纳水谷，脾主运化精气，脾胃纳化升降于中央，使气机运转，精气津液通达，生化有源，即《素问·玉机真藏论》所说："脾脉者土也，孤藏以灌四旁也。"《素问·太阴阳明论》亦云:"脾者土也,治中央……
生万物而法天地,故上下至头足。"所以脾胃不仅因其生长滋
养作用为"后天之本"而攸关于人体,也由于其所具有的中央
枢机功能而成为气机升降,水液代谢,脏腑活动的肯綮。朱丹
溪在《丹溪心法》中云:"脾具坤静之体,而有乾健之运,故
能使心肺之阳降,肝肾之阴升,而成天地交之泰。"脾居五脏
之中,脾与五脏之间的关系,具体体现在以下几个方面:①脾
与肺,培土生金:《素问·经脉别论》云:"饮入于胃,游溢精
气,上输于脾,脾气散精,上归于肺,通调水道,下输膀胱。"
肺得脾土,输送之精气以长养而金生,使肺能朝百脉,司呼
吸,主宣降。若脾胃虚弱,生化乏源,不能输精,必上焦之气
不足,肺失所养,卫表不固,不耐寒热,既能使肺失宣肃而短
气乏力,又易受外邪之侵而体虚易感,治病必求于本,欲生金
固表,必先培土,土健则生化有源,则金自生。同时"脾为生
痰之源""肺为贮痰之器"。脾虚失运,痰饮内生,易上干于
肺,故痰饮喘嗽之痰,当健脾助运,通阳化饮以治。②脾与
心,健脾以养心:《灵枢·经脉》云:"脾足太阴之脉……其支
者,复从胃,别上膈,注心中。"可见心脾相通,脾为气血生
化之源,心受脾气以养,才能成君主之官,主血脉而司神明,
若心神失养,当求其源,健脾以养心,归脾汤实健脾养心之典
范,治心脾两虚之失眠,古今皆用之。③脾与肝,肝病当先实
脾:脾之与肝,一膜相连,关系密切,肝主疏泄,助脾运化。
张仲景有"见肝之病,知肝传脾,当先实脾"之论。肝木易犯
脾土,众所周知。然肝之疏泄条达,亦赖脾之运化升降正常,
若土壅则木郁。正如张锡纯所云:"脾气上行,则肝气自随之
上升。"若脾病,则肝亦应之,如脾土壅实,亦常引起肝木瘀

滞。《素问·气交变大论》云："脾气热，下流肝肾，肝主条达，热侵于肝，迫使气逆筋急，病多为厥。"故善治肝者，"原当补脾降胃，培养中宫，使中宫气化敦厚"。又脾土衰亏，肝木乘之，许叔微有惊病抑肝补脾论，抑肝培土，治风之惊悸，此肝风惊悸指脾虚肝强之慢惊风而言，所谓"土虚木摇"，治用抑肝培土，宁心甘缓之方，用人参、茯神、枣仁、龙骨、炙甘草、南枣、小麦，以实脾抑肝，此脾胃虚弱而致肝木顺乘，故培土抑木，培土为先，王旭高有培土泄木、培土宁风等治肝病之法，叶天士更云："治肝不应，当取阳明。"脾胃之气相通，缓中，则病自已。④脾与肾，先天不足重调后天：肾主藏精，为先天之本，肾精易亏难生，先天不足或年老肾精亏虚，唯以调补后天，以滋化源。若脾虚不运，则肾精更无所藏；肾主水液，若土不制水则泛溢；肾为作强之官，若无脾输精气以灌注则必痿软无力，此皆脾为肾使之义也。故脾病常累及于肾，而成脾肾两伤的病变，故善治先天者，必调补后天，曹仁伯《继志堂医案》有云："精生于谷，肾之精气皆赖谷食以生之，而谷食之化，又赖脾土以运之。"许叔微常用补脾健胃之法治愈肾亏之证，其在《本事方续集》中说："凡下部肾经虚者，不必补之，但补脾护胃，俾谷气全而精髓自生，此乃至妙之法。"故先人有欲补肾者当从脾胃中求之，补肾莫如补脾之说。

　　五脏之邪，皆通脾胃，心与情志对脾胃升降机能的影响非常明显，《素问·灵兰秘典论》说"心者君主之官，神明出焉"。说明心主宰全身精神活动的作用，"五志"所伤，"七情"致病，都能影响脾胃气机，导致升降悖逆，脾胃疾病乃生。所以进行脾胃疾病的治疗时，安养心神，疏肝理气，肃肺降逆，补肾通阳是为常用之法。李杲提出安养心神调治脾胃，能使脾胃气机和调，升降有序。在治疗方面，李杲既注意药物治疗，首制补中益气汤配合朱砂安神丸治之。李杲在"立方本旨"中指出："如气浮心乱，以朱砂安神丸镇固之则愈。"当心乱而烦、愦愦不安的时候，把益元气与泻阴火、安养心神与调治脾胃的治疗统一起来，是富于临床经验的有效方法。与此同时，李杲又注意精神治疗。他说："或生欢欣，或逢喜事，或天气暄和居温之处，或食滋味，或眼前见欲爱事，则慧然如无病矣。"这就是说，要精神安定，气候温暖，增进肌体抗病力，启发病人产生乐观情绪，诱使病人经常心情愉快，居住在清洁的环境下，选择适合口味较有营养的食品以促进食欲，有意识地引导病人接触一些喜闻乐见的景物等等。这样使病人感到心情开朗、舒畅，属于安养心神的方法，也是调和脾胃的方法。"心之官则思""思伤脾"，因为思虑太过，则流荡失节，必至伤神，而致百病起。精神治疗，使脾胃中的元气得到舒伸，升降和顺，自然无病了。

上下交损治其中。脾胃为人体气机升降之枢纽，《内经》谓"升降出入，无器不有"。升降失常是内伤病机的重要方面，黄坤载在《四圣心源》中云："脾升则肝肾亦升，故水木不郁；胃降则心肺亦降，故金水不滞……中气者，和济水火之机，升降金木之枢。"故临证时如遇气机转输不畅，上下交通不能或上下交损时，调脾胃当不失为治疗的有效方法，李东垣说："善治脾者，能调五脏。"叶天士明确指出"上下交损，当治其中"。如治心肾不交证，《千金要方》有磁朱丸，该方在用磁石与朱砂重镇安神，交通心肾的同时运用大量神曲，消谷健脾，斡旋中焦，既有助于心肾相交，水火既济，又可防金石之品质重碍脾。对于心肾不交之遗精证，《辨证录》中有心肾两资汤，以人参、芡实、山药补中健脾，运调枢机，疏通上下，使熟地、山茱萸、菟丝子、茯神、酸枣仁等药得以水火相生。叶天士治神伤精败，心肾不交，上下交损，当治其中，用参术膏米饮汤调送，可谓治虚损之高手。我运用上下交损治其中的治疗原则用于肿瘤术后，放化疗后病人取得明显成效。

6. 以情胜情，注重人文

社会的进步，竞争的激烈，心因性疾病不断增加，现代难治病不断涌现，让即便如裘沛然那样的医学大家都发出"世犹多病愧称医"的感叹。以心理因素或由心理因素与生物因素共同作用引发的疾病几乎占了 80% 左右。我在长期临床实践中发现，几乎所有的疾病在其发生或演变过程中，均与心理行为因素有关，或因心理因素而引发疾病，或因病变而产生种种心理问题。因此一个不了解病人心理的医生，或者不善于运用心理治疗的医生，是一个不完整的医生，更不能取得预期的治疗效果。心身相关的理论本质是形神合一，善治病者先治其心，七情所伤易损伤气机，使气血失和，故调节情志是治神的关键。现代人因为社会节奏增快、工作压力增大等一系列问题，导致精神疾病及心理相关性疾病的发病率逐年上升。人体处于社会之中，是微小的一个个体，容易受环境所影响，而人的心理活动则主导了人的整体，贯穿疾病的始终，所以针对患者的情志因素，除了通过药物治疗，还应该通过整体情志调节来治疗。《圣济总录·治神》曰："凡以形体之乖和，神先受之，则凡治病之术，不先致其所欲，正其所念，去其所恶，损其所恐，未有能愈者也。"《医方考·情志门》云："情志过极，非药可愈，须以情胜。"我总结了历代中医情志疗法，创建了气机互调法、阴阳相胜法、五行情志相胜法、祝由疏导法、移情易性法、内调自省法、暗示解惑法等心理疗法。在治疗过程中辅以顺应自然、移情易性、突然刺激以及针灸等调神法，针对不同工作背景、不同文化程度、不同经济条件的患者采用不同的沟通和交流方式，减少患者痛苦，提高生活质量。

但治神不仅仅是调节情志，中医学对人心、神、形的认识远比现代心理学所涵盖的内容更加丰富。中医学认为神包括两个层次：广义的神是指一切生理、心理活动的主宰，又包括生命活动外在的体现，狭义的神是指精神、意识、思维活动。北京中医药大学国学院副院长李良松教授等提出了中医心质学说，认为"心质"的概念最接近"神"的概念，中医心质学包括西方心理学的内涵之外，还包括人的道德层面、气质层面、品格层面和灵性层面。广义的神内涵更为广阔，所以中医治神除了调节心理情志、提升道德修养、培养气质品格、发展灵性智慧，还包括生命在时间和空间上的协调，而神则是内外联系的纽带。《黄帝内经》提出了养生的法则是"法于阴阳，和于术数。"在时间上，应"春夏养阳，秋冬养阴""先立其年以明其气，金木水火土运行之数"；在空间上，应"处天地之和，从八风之理"；在饮食上，应"谨和五味，食饮有节"；在精神上，应"内无眷慕之累，外无伸宦之形"；在心性上，应"恬淡虚无，真气从之"。所以我经常和患者强调要适度运动，调畅情志，修养心性，树立健康的生命观。

7. 抗击新冠，治疫有方

新型冠状病毒肺炎（corona virus disease 2019，COVID-19），是一个新发突发传染病，自 2019 年 12 月以武汉地区为主的疫情暴发以来，已经波及全球许多国家和地区，成为国际关注的突发公共卫生事件。国家卫生健康委员会连续发布了7版《新型冠状病毒肺炎诊疗方案》，自始至终强调要发挥中西医结合在防治COVID-19方面的优势，全国各地也制定和出台了符合各地实际的中医诊疗方案。中医第一时间参与救治新冠肺炎的临床实践之中。我们通过对宁波156例新冠肺炎确诊病例的治疗与观察，对普通型和重型COVID-19的发病特点、疾病演变规律和中医药的诊治思路做一探述。

　　病名及病邪特点：新型冠状病毒肺炎是由新型冠状病毒感染引起的具有强烈传染性和流行性的一种疾病，属于中医学"疫病""瘟疫"的范畴。中医对疫病的认识最早可追溯到殷商时期的甲骨文，而《黄帝内经》更有明确记载，不仅提出了"瘟疠""五疫"等病名，而且指出了"皆相染易"和"病状相似"等现象。自汉代以后，历代医家均沿用"瘟疠""疫疠"这一概念，直到明代吴又可著《温疫论》后，"瘟疫"被认为是中医学对疫病的统称。清代以后，根据每次疫病发生的不同特点，有了更为具体的疫病病名。比如鼠疫、霍乱、疟疾、烂喉痧等；也有按病证性质命名，如湿热疫、寒湿疫、暑燥疫、杂疫等；更有按临床特征命名，如大头瘟、蛤蟆瘟、瓜瓤瘟等。本次新型冠状病毒肺炎具有中医疫病的共同特征，但又有其特异性，是由特异病原引起，具有强烈传染性、流行性，以及起病急、病情重、传变快的特点，病变始终以肺为中心。所以，我认为病名以"肺疫"更为准确。因所受疫疠之邪，本无寒热属性，故不应称为寒湿疫或瘟疫。新型冠状病毒的病邪特点，我们认为是特异病原，属疫疠之气。明代传染病家吴又可说："瘟疫之为病，非风、非寒、非暑、非湿，乃天地间别有一种异气所感。"疫气不同，致病毒性强弱不同，中医对瘟疫之邪有"疫气""疠气""戾气""杂气"之称。新型冠状病毒是一种来势凶猛、变化迅速、病死率高、毒性强的疫疠之气。这种病邪本身没有风、寒、暑、湿、燥、火六淫属性。

传播途径与传变规律：疫疠之气通过空气与接触传染。《素问·刺法论》云："五疫之至，皆相染易，无问大小，病状相似，不施救疗，如何可得不相移易者……避其毒气，天牝（鼻）从来。"《温疫论》指出，"邪自口鼻而入"，"邪之所着，有天受，有传染，所感虽殊，其病则一"。"天受"是指通过自然界空气传播；传染则指通过患者接触传播。而能不能使人发病主要取决于体质和正气的强弱。《内经》云："正气存内，邪不可干。"亦云："邪之所凑，其气必虚。"吴又可指出："本气充满，邪不易入，本气适逢亏欠，呼吸之间外邪因而乘之。"他还说"正气稍衰者，触之即病"，说明自身的抗病能力对是否发病有重要影响。"瘟疫"可有潜伏期，吴又可指出"感之深者，中而即发，感之浅者，邪不胜正，未能顿发"，可稍缓时间而发。新型冠状病毒有嗜肺性，其传变规律为疫毒上受，肺经受邪，顺传胃肠（脾），逆传肝、肾、心。病变中心在肺（上、下呼吸道）。疫疠之气从口鼻而入，直犯肺经，肺与大肠相表里，肺手太阴之脉，起于中焦，下络大肠，环循胃口，上膈属肺，故邪犯肺经，可顺传胃肠（脾）；若感邪较重，不及时治疗，或患者体质较弱、老年，有糖尿病、高血压、冠心病等基础疾病者，则可逆传肝、肾、心，引起多脏损害，最终危及生命。本病中医辨证我认为适宜用卫气营血辨证与三焦辨证，不适合六经辨证，但可以用经方。

临床特征与病性：新型冠状病毒肺炎临床特征为疾病初

起，可有发热或未发热、咽痛、咳嗽、乏力、纳差等症状，肺部影像学改变不明显，核酸检测呈阳性。疾病中期，肺炎普通型或重型，肺部影像学改变明显，可见磨玻璃样改变或斑片状阴影。此时病人临床症状表现不一，可高热、低热或不发热，气促，咳嗽，咳痰或少痰，口干、口苦，神疲乏力，无汗或自汗、盗汗，纳差，恶心，脘痞，大便或溏或干。舌象表现不一，舌淡或淡紫，或舌淡红，或舌红或深红，舌体胖大，苔白、薄白、白腻、白滑，舌苔黄、黄腻、黄厚而干，舌面可干或润，舌苔可少、花剥、无苔、光剥等。热病重舌，当仔细辨别舌象，以判断疾病的寒热属性与虚实。为什么感受相同的病邪，不同地区、不同人之间所表现的临床症状与病理变化完全不同，证型不一，治疗方法差异很大。我们通过仔细观察宁波的病例，结合各地经验深入分析，认为证候表现的不一致，跟季节、地域、人的体质特性等有关，特别是跟人的体质关系更为紧密，也就是病邪随体质变化。新型冠状病毒是非常强烈的疫疠之气，进入人体后与正气急剧交争，正气快速耗损，特别是体质有偏颇之人，病邪亦非常狡猾，往往乘虚而攻之，疫疠之邪不伤气阴，必耗阳气，造成急性虚证。如果患者本来阳气不足，偏寒体质，或阴盛之体，病邪就乘虚而入，进一步损伤阳气，疫疠之气就变化成寒、湿、浊、毒，形成寒湿疫；如果阳旺之体或湿热体质，正邪剧烈交争，就变化成湿热痰毒蕴盛，形成温热疫；如果阴虚之质，则进一步损耗津液，形成阴虚疫毒内积之证。正如叶天士所说："外邪入里，里湿为合。在阳旺之躯，胃湿恒多；在阴盛之体，脾湿亦不少。"所以，体质是决定病变属性的主要因素。当然，不同的地理环境，气候变化不同，疫疠之气也可夹风、寒、湿、热等六淫之气一起侵犯人体，况且人体受疫疠之气后正气耗损，其他病邪也会乘虚而入。再一点就是药物的毒副作用，也为改变中医的证型因素之一。

辨治思路与方法：《温疫论》对疫病的治则提出"大凡客邪贵乎早逐""邪不去则病不愈"，强调"有邪必逐，除寇务尽"为其指导思想。但必须重视正气，以祛邪扶正或扶正祛邪为基本治则，临床上应把握病机，把握正气与病邪斗争的动态演变，从而做出策应。COVID-19 早中期诊治是关乎疾病转归的重要阶段，中医药要及早介入治疗。

分期分型辨治 COVID-19，中医可按卫气营血与三焦辨治。

本病初起（早期）：病邪从口鼻而入，肺卫受邪，疫毒袭肺，肺失宣降，表气郁闭。其临床表现与普通流感相似，表现为发热或未发热，咽干咽痛，轻咳少痰，无汗，倦怠乏力，脘痞，便溏，舌淡红，苔薄白腻，脉濡。治疗以疏表透邪，宣肺解毒为主。因病发冬春之季，宁波又处沿海之地，寒湿偏重，初起疫疠之气可夹风、寒、湿、热、浊等，但治疗总以宣透达表，逐邪外出为第一要务。处方可用荆防败毒散加减，或人参败毒散加减。基本处方：荆芥 10g，防风 10g，羌活 10g，苏叶 10g，苍术 12g，陈皮 10g，白僵蚕 10g，蝉蜕 10g，草果 6g，杏仁 10g，连翘 15g，贯众 10g，藿香 10g。加减：发热重加生石膏、金银花；苔厚腻加佩兰、陈皮；咳嗽重加桔梗、桑白皮；腹泻加黄连；恶心者加半夏、姜竹茹；胃肠不适，纳差者加炒谷芽、神曲；疲劳，乏力明显，加生黄芪、人参。

发病中期，肺炎普通型与重型（中期）：肺部影像学改变明显，局部磨玻璃样影、白肺或斑片状阴影。根据患者临床症状及体质可分为以下几型辨治：①疫毒闭肺，阴寒之体或阳虚体质，邪从寒湿而化者。症见：咳嗽，气急，发热不明显，纳差，便稀或黏、次多，神疲，舌淡或淡紫，淡胖苔白腻或厚腻。治宜宣肺解毒，通阳化湿泄浊。方用麻杏苡甘汤合加减正气散。基本处方：麻黄 6～10g，杏仁 10g，薏苡仁 30g，苍术 15g，藿香 10g，陈皮 10g，茯苓 15g，炙苏子 15g，葶苈子 10g，厚朴 10g，蝉蜕 10g，生甘草 3g。加减：有发热者，加草果、青蒿；有口苦，气喘者，加黄芩、桑白皮；便溏次多者，加黄连、干姜；神疲乏力明显者，加生黄芪、仙鹤草。②疫毒闭肺，阳旺之质，或湿热体质，邪从热化，痰热壅肺者。症见：发热或不发热，咳嗽痰少，或有黄痰，倦怠乏力，胸闷气促，口干口苦，大便不畅或干结，或黏溏不爽，面赤，舌质红，苔薄黄或黄腻或黄燥，脉滑数。治宜宣肺清热，解毒通腑。方用麻杏石甘汤合千金苇茎汤、升降散、小陷胸汤加减。基本处方：炙麻黄 9g，杏仁 10g，生石膏 30g（先煎），瓜蒌皮 10g，黄连 10g，芦根 30g（鲜芦根尤佳），生薏苡仁 30g，蝉蜕 6g，生甘草 3g，炒黄芩 15g，桔梗 9g，白僵蚕 10g，姜黄 10g，生大黄 6～10g（后下）。加减：伤阴明显者，去薏苡仁，加南北沙参、西洋参；汗出明显者，去麻黄，加桑叶。③疫毒闭肺，气阴两伤者。症见：咳嗽，气急，痰少，神疲乏力，口干口苦，纳谷不香，大便干，舌红苔少而干者。治宜益气养阴，清肺解毒。方用黄芪生脉饮合千金苇茎汤、桑贝散加减。基本处方：生黄芪 20g，西洋参 6g（或生晒参），麦冬 15g，南北沙参各 20g，芦根 30g，冬瓜仁 30g，瓜蒌皮 15g，桑白皮 15g，象贝 10g，金银花 20g，黄芩 15g，鱼腥草 30g，桃仁 10g。加减：气急明显，加炙苏子、葶苈子；纳谷不香，恶心者，去鱼腥草、桃仁，加炒麦芽、竹茹。

新冠肺炎恢复期：治疗以扶助正气，祛邪务尽为要，以防"炉烟虽熄，灰中有火也"（叶天士语）。临证可分为以下几型：①肺脾气虚，余邪未净证。症见：神疲乏力，气短，纳谷欠佳，时有咳痰，大便不调，舌淡红或淡胖，苔白或薄腻。治宜补益肺脾，兼祛余邪。方用六君子汤、补中益气汤加减。基本处方：党参20g，炒白术15g，茯苓15g，生黄芪20g，陈皮10g，升麻10g，柴胡10g，半夏10g，仙鹤草20g，炙苏子10g，炙甘草6g。②气阴两虚，余邪未净证。症见：气短乏力，动则加重，稍有咳嗽，痰少，口干口渴，手足心热，自汗或盗汗，纳谷不香，大便干，舌红苔少或剥，脉细数。治宜益气养阴，佐以清化。方用沙参麦冬汤加减。基本处方：南北沙参各20g，西洋参6g，麦冬15g，玉竹15g，炒扁豆20g，天花粉20g，芦根30g，瓜蒌皮15，桑叶10g，桑白皮15g，炒麦芽30g，清甘草6g。

辨治要点：逐邪贵速，给邪以出路。吴鞠通云："治外感如将，兵贵神速，机圆法活，去邪务尽，善后务细，盖早平一日，则人少受一日之害。"新型冠状病毒是一种来势凶猛、传变迅速、病死率高、毒性强的疫疠之气，且其病发于冬春之交，风寒湿气盛行，初起常兼夹而入，故治疗趁其正气未伤，邪气未传之际，或祛风解毒从表而透，或芳化透达，或分消三焦，宣上畅中渗下，因其有异于六淫之邪，故选方用药需以峻猛祛邪，用荆防败毒散、升降散、达原饮、加减正气散、麻杏苡甘汤、三仁汤等方，随证加减，灵活运用，务在早祛其邪。

解毒化痰，恢复肺之宣降。新型冠状病毒有嗜肺性，易袭肺、闭肺、伤肺，其病变部位始终以肺为中心，虽然有的患者症状不明显，但大多肺部影像学改变明显，所以治疗亦要以肺为重点，宣肺开闭，解毒祛邪，清化痰热，务必恢复肺之宣发肃降之职，以防传变。病之早期，常用麻黄、杏仁、蝉蜕开宣肺气；若痰湿郁肺，可用半夏、杏仁、茯苓燥湿化痰；若痰热蕴肺，则用瓜蒌皮、象贝、黄芩、黄连、生石膏、鱼腥草等清化痰热；若痰滞阻肺，肺失肃降，胸闷气促者，用炙苏子、桑白皮、葶苈子泻肺平喘；若肺阴受损，干咳无痰，可用大剂新鲜芦根、南北沙参、西洋参滋阴润肺，以复宣降。解疫疠之毒，夹寒湿者，可用藿香、苍术、土茯苓、草果、升麻芳香解毒辟秽；夹风热者，可用蝉蜕、白僵蚕、金银花、贯众、三叶青；夹湿热者，可用黄芩、黄连、生栀子；若疫毒入营者，可用丹皮、赤芍、紫草、水牛角等凉血化瘀解毒。

重视体质，扶正防传。叶天士云："如面色白者，需要顾其阳气，湿胜则阳微也……面色苍者，需要顾其津液。""热邪不伤胃津，必耗肾液。"新型冠状病毒是非常强烈的疫疠之气，进入人体后与正气急剧交争，正气快速耗损，疫疠之邪不伤气阴，必耗阳气，造成急性虚证。所以，重视患者体质，及时扶助正气，在治疗上亦是关键所在。病之早期宜以祛邪为主，邪祛则正安，随着病邪深入，正气急剧损耗，祛邪同时，不忘扶正。益气以生黄芪、党参、生晒参为好；养阴以芦根、南北沙参、瓜蒌皮、西洋参、天花粉清润之品为上；忌用厚重滋腻之品。本病恢复期，则以扶正为主，但不忘祛邪，以免余邪留恋。

三因制宜，防治并举。因时、因人、因地制宜是中医防治疫病的优势与特色所在，本次新冠肺炎的治疗，国家与各省市都颁发了相应的方案，但不难看出，差异显著，而这些差异的产生与地理环境、气候变化、体质情况有着密切的关系，即使同一地区，不同体质也会产生不同的证型，所以在掌握本地区发病特点基础上，着眼于个性化治疗是中医获得疫病最佳治疗效果的保证。在积极治疗确诊病例的同时，做好预防工作亦非常重要，对不同人群，如密切接触者、疑似病例、高危人群、普通民众，要分层设计，制订相应预防方案，充分发挥中医治未病的优势，做到防治并举。

第四章 医案实录

一、外感热病

1. 肺疫

病例 1

陈某，女，45 岁。

患者 2020 年 1 月 19 日接触患新冠肺炎的侄子。1 月 29 日 17:00 时自觉发热，测体温为 38.3℃，伴少许咳嗽咳痰，为白色黏液痰，无咽痛，至慈溪市某医院就诊，查血常规：WBC $6.4 \times 10^9/L$，N 67.7%。予抗感染治疗，发热未退，体温 38℃。2 月 1 日 21:00 时至慈溪市另一医院发热门诊就诊，予以治疗后（具体不详），仍反复发热，最高体温为 39.2℃，咳嗽咳痰明显，痰中带血丝，于 2 月 2 日再次至慈溪市该医院发热门诊就诊，予抗感染治疗，并行第 1 次新型冠状病毒核酸检测，2 月 3 日报告结果阳性，收住入院。入院后胸部 CT 提示两肺炎症，右肺明显。血常规：WBC $4.8 \times 10^9/L$，N 69.8%，L 25.4%，CRP 12.3mg/L。新型冠状病毒核酸检测阳性。有高血压病史。初步诊断：①病毒性肺炎（新冠病毒感染）；②高血压病。给予洛匹那韦利托那韦 2 粒口服抗病毒，干扰素 500IU 雾化吸入，1 天 2 次，以及祛痰、补液、改善肠道菌群等对症支持治疗。病情未见改善，肺部炎症加重。2 月 5 日转入宁波市定点医院，以"发热，伴咳嗽咳痰 7 天"收住入院。入院新型冠状病毒核酸检测（痰液）阳性，胸部 CT 示两肺感染性病变，符合新冠肺炎诊断，生化全套：DBil 14.9μmol/L，TP 42g/L，ALB 34.2g/L，AST 33U/L，ALT 42U/L，Cr 53.5μmol/L，BUN 4.00mmol/L，UA 390.3μmol/L，GS 6.65mmol/L，CK 119IU/L，K^+ 3.81mmol/L，Na^+ 135mmol/L，Cl^- 97.1mmol/L。CRP 15.35mg/L。血气分析：pH 7.48，PCO_2 37mmHg，Na^+ 135mmol/L，K^+ 3.3mmol/L，BE 4.1mmol/L，HCO_3^- 27.6mmol/L。给予抗病毒、抗感染、抗炎及祛炎治疗。至 2 月 11 日患者胸闷气急加重，CT 示两肺下叶实变影较前进展。血气分析检查：pH 7.47，PCO_2 40mmHg，PO_2 82mmHg，GS 18.8mmoL/L，HCO_3^- 29.1mmol/L，SO_2 97%，吸氧浓度 40%，氧合指数（QI）205。专家会诊意见：符合新型冠状病毒肺炎重型标准。患者已予丙种球蛋白及甲强龙针剂治疗 5 天。2 月 12 日请市级中医专家会诊，患者目前咳嗽尚可，面色偏暗，精神疲惫，胸闷气急，头晕，纳谷不香，乏力，口干口苦而黏，睡眠欠佳，心情低落，大便每日 2 次，月经第 15 天，淋沥不净，舌淡紫，苔白厚腻。诊断：新型冠状病毒肺炎中期（重型）。中医诊断：肺疫。辨证：疫毒闭肺，寒湿内积，肺失宣降，肺脾受损。治用：宣肺解毒，化痰泄浊。处方：麻黄 10g，杏仁 10g，薏苡仁 30g，苍术 15g，陈皮 10g，升麻 15g，葶苈子 10g，佩兰 10g，草果 10g，黄芩 15g，南沙参 20g，瓜蒌仁 15g，益母草 20g。3 剂。嘱停用甲强龙。

2 月 15 日第 2 次市级中医专家会诊：患者有恶心，昨晚呕吐 1 次，今早未呕吐，少量咳嗽咳痰，无胸闷气促，高流量吸氧，指氧饱和度 99%，血压 131/93mmHg，体温 36.5℃，脉搏66次/分，呼吸18次/分。2月14日活化T细胞全套：活化T细胞（CD45RA$^+$、CD45RO$^+$）0.46%，自然杀伤细胞（CD3$^-$、CD56$^+$）3.03%，B细胞（CD19$^+$）25.6%。辅助效应T细胞纯真亚群45.87%。胸部CT平扫：两肺感染性病变，符合病毒性肺炎改变。对比2020年2月11日CT片，右肺下野磨玻璃影较前略增多，左肺下叶实变影较前略吸收。患者目前咳嗽气急较前好转，月经已止，口苦，心慌，两手抖动，稍有恶心，咳痰偶有，舌质淡，苔厚腻。治宜守原法出入。处方：苦杏仁10g，生薏苡仁30g，苍术15g，陈皮10g，升麻15g，葶苈子10g，黄芩15g，佩兰10g，川连10g，半夏15g，干姜10g，川朴10g。3剂。

2月19日第3次市级中医专家会诊：患者诉口苦、心慌好转，2天前颈部及颜面部出现皮疹，有瘙痒感，今日皮疹减，略瘙痒，口稍干，胃纳开，心慌、手抖止，睡眠欠安，昨日大便时带鲜红色血（有痔疮史），量不多，大便成形，无发热，无胸闷气急，无恶心呕吐，舌质转红，厚腻苔已退。今晨空腹GS 6.5mmol/L，吸氧氧流量35升/分，氧浓度30%。2019新型冠状病毒核酸检测（痰）阴性。2019新型冠状病毒核酸检测（粪）阴性。常规心电图检查：①窦性心律；②T波改变。患者湿浊渐化，疫疠之邪有伤津化热之势，治宜清肺化痰，解毒祛邪。处方：苦杏仁10g，薏苡仁30g，苍术15g，陈皮10g，升麻15g，葶苈子10g，黄芩15g，川连10g，半夏15g，芦根30g，桑白皮15g，炒麦芽30g，生地榆30g。3剂。

2月22日第4次市级中医专家会诊：患者体温正常，咳嗽咳痰少，无胸闷气急，无恶心呕吐，颜面部及颈部皮疹隐退，无皮肤瘙痒，血压118/76mmHg，停氧30分钟后指氧饱和度为98%，目前予以鼻导管吸氧2升/分。2月20日复查血气分析（停氧30分钟后）：pH 7.44，PO_2 66mmHg，PCO_2 39mmHg。胸部CT平扫（新冠病人专用）：两肺病毒性肺炎治疗后改变，左肺下叶实变较前吸收变淡。血常规：WBC 7.5×10^9/L，L 1.08×10^9/L，Hb 143g/L，PLT 195×10^9/L。血生化系列：ALB 32.5g/L，ALT 56U/L，γ-GT 103IU/L，TBA 12.2μmol/L，CHE 4833IU/L，UA 730.8μmol/L，HDL 0.81mmol/L，TG 4.55mmol/L。2019新型冠状病毒核酸检测（痰）阴性。2月20日起停用洛匹那韦利托那韦片。患者精神气色佳，诉前日食带鱼后咳嗽明显，咳白痰，皮疹已退，无皮肤瘙痒，纳谷正常，二便调，口稍干，夜寐好转，痔疮出血已止，舌红苔薄。痰、粪新型冠状病毒核酸检测阴性。证属气阴两虚，余邪未尽。治宜益气养阴，佐以清化。处方：南沙参20g，北沙参20g，麦冬15g，五味子6g，芦根30g，生黄芪20g，瓜蒌皮20g，桑白皮15g，升麻15g，仙鹤草20g，连翘15g，象贝10g，炒稻芽30g。7剂。

2月24日患者呼吸道症状消失，无发热，无胸闷胸痛。查体：体温36.3℃，血压120/70mmHg，呼吸18次/分，氧饱和度98%，脉搏81次/分，呼吸平稳。2019新型冠状病毒核酸检测阴性。胸部CT平扫：肺部病灶有明显吸收。符合出院标准，准予出院。

按：本例患者为新型冠状病毒肺炎重型，中医首次会诊据症辨为疫毒闭肺，寒湿内积，肺失宣降，肺脾受损。所以以宣肺解毒、化痰泄浊为法，方用麻黄、杏仁、薏苡仁宣肺开窍；苍术、陈皮、佩兰、草果芳香化湿，泄浊辟秽；合黄芩、升麻清肺解毒；葶苈子、南沙参、瓜蒌仁化痰泻肺散结；因适值经行，且十余天未净，故加益母草调经。二诊时咳嗽气急较前好转，月经已止，但胃肠仍有不适，恶心，纳谷不香，心慌，手抖，苔白腻，故去麻黄、南沙参、瓜蒌仁，加川连、半夏、干姜、川朴辛开苦降，宣上畅中。三诊时患者胃纳开，心慌、手抖止，舌苔渐化，但皮肤出现皮疹，痔疮出血，考虑为西药副作用引起，故嘱停抗病毒药。此湿浊渐化，疫疠之邪有伤津化热之势，治宜清肺化痰，解毒祛邪。方用苦杏仁、薏苡仁、苍术、陈皮、炒麦芽、半夏化湿泄浊，理气健脾；配升麻、黄芩、川连清热解毒；葶苈子、桑白皮泻肺化痰；芦根清养肺阴；生地榆凉血止血。四诊时患者症状基本平复，肺部炎症吸收，病毒检测阴性，乃予益气养阴，佐以清化以善其后。从本例患者可见虽初起疫毒之邪夹寒湿犯肺，但病情进展与变化较快，留恋气分，易伤正气，邪从热化，气阴受损，皆在数日之间，故治疗要随机应变，及时调整，务在驱邪外出，安正复原。

病例2

李某，女，75岁。

2020年2月15日，因"发热，伴胸闷6天"入院。患者6天前出现发热，体温最高达38℃，感乏力，无明显咳嗽咳痰等不适，未予重视及就诊。1天前患者发热加重，测体温38.8℃，伴胸闷，无明显咳嗽咳痰，无气急，就诊于宁波某医院发热门诊。查血常规及C反应蛋白：WBC 4.1×10^9/L，L 0.97×10^9/L，CRP 40.1mg/L。2019新型冠状病毒核酸检测：阳性。肺部CT：①两肺磨玻璃改变，疑似新冠肺炎；②右肺上叶肺大泡形成。门诊即以"新型冠状病毒肺炎？"收住宁波市定点医院。入院查体：脉搏107次/分，呼吸18次/分，血压104/70mmHg，体温38.2℃，两肺呼吸音粗，未闻及干湿啰音，心率 107 次 / 分，律齐，未闻及病理性杂音。核酸检测：2019 新型冠状病毒核酸检测（痰液、咽拭子）阳性。ESR 56mm/h。血常规：WBC $4.8×10^9$/L，GRA 74.6%，L $0.83×10^9$/L，Hb 129g/L，PLT $138×10^9$/L。PT 13.1 秒，CKI 0.24ng/mL，PCT<0.1ng/mL，NT-proBNP 189pg/mL，MB 21.3ng/mL。血生化：TBil 13.8μmol/L，DBil 7.9μmol/L，ALB 34.7g/L，AST 56U/L，ALT 46U/L，γ-GT 49IU/L，GS 6.59mmol/L，K^+ 3.32mmol/L，CRP 87.97mg/L。Th1/Th2 细胞因子检测：白介素 6（IL-6）148.1pg/mL，白介素 10（IL-10）14.55pg/mL。血气分析：pH 7.47，PO_2 69mmHg，Glu 13.2mmol/L，LA 3mmol/L，SO_2 95%。入院诊断：①新型冠状病毒肺炎 - 普通型；②高血压病。西医治疗：鼻导管吸氧，洛匹那韦利托那韦片抗病毒；重组人干扰素 α2b 注射液雾化吸入；盐酸莫西沙星片抗感染，硝苯地平缓释片（自备）降压。考虑患者病情较重，予甲泼尼龙琥珀酸钠 40mg，1 日 1 次，静脉滴注；人免疫球蛋白 20g，1 日 1 次，静脉滴注；磷酸氯喹片 0.5g，1 日 2 次，口服。患者昨天体温最高至 38.5℃，现觉胸闷气短，干咳少痰，鼻息发热，夜寐盗汗，食纳一般，口苦口干，舌红，苔白梢厚而干。中医辨证属疫毒犯肺，湿热蕴郁，治以清肺开郁，化浊祛湿。方拟：柴胡 15g，半夏 9g，黄芩 15g，桔梗 10g，芦根 30g，石膏 45g，桑叶 15g，薏苡仁 30g，苦杏仁 10g，陈皮 15g，麦芽 30g，焦六曲 15g，连翘 10g，葶苈子 10g。3 剂，水煎服，每日分 2 次温服。

2 月 19 日第 1 次市级中医专家会诊：患者 2 月 16 日查血气分析：pH 7.5，PO_2 64mmHg，SO_2 94%，未吸氧下测指氧 91% ～ 92%。胸部 CT 平扫：两肺感染性病变，对比 2 月 12

日 CT 片病变较前进展，右肺上叶肺大泡形成。专家组会诊后考虑诊断为新型冠状病毒肺炎（重型）。2 月 18 日患者体温正常，咳嗽咳痰，痰黄白色，量少，气促，活动后加重，有上腹部隐痛，胃纳欠佳，睡眠差，高流量吸氧 35 升 / 分，氧浓度 40%，指氧饱和度 97%。测空腹 GS 11.9mmol/L。血常规：WBC 7.1×10^9/L，N 86.7%，Hb 122g/L，PLT 199×10^9/L，CRP 4.23mg/L，CTNI<0.03ng/mL。予输注人血丙种球蛋白 20g 和人血白蛋白 10g 补充白蛋白。患者精神萎靡，咳嗽气促，动则加剧，咳痰黄白相间，黏而不畅，乏力，心悸心慌，有恶心未吐，口干口苦，昨天大便未解，中上腹疼痛，纳谷不香，夜寐不安，舌质红，苔黄腻。诊断：新型冠状病毒肺炎（重型）。中医诊断：肺疫。证属疫毒闭肺，痰热内积，肺失宣降，气阴受损。治宜清热解毒，宣肺化痰。处方：桑叶 10g，苦杏仁 10g，生石膏 30g（先煎），半夏 15g，瓜蒌皮 15g，黄连 10g，蝉蜕 10g，白僵蚕 10g，桑白皮 15g，金银花 20g，芦根 30g，炒稻芽 30g，陈皮 10g，生甘草 6g。3 剂，水煎服，每日分 2 次温服，每次 200mL。停用抗生素及激素。

2 月 22 日第 2 次市级中医专家会诊：患者体温正常，空腹 GS 10.9mmol/L，血压 120/66mmHg，呼吸 15 次 / 分，脉搏 56 次 / 分，指氧饱和度 98%。心电图检查：①窦性心动过缓（57 次 / 分）；②室性早搏；③ ST-T 改变（前侧壁 ST 段呈弓背稍抬高，请结合心肌肌钙蛋白及心肌酶谱等检查）；④ Q-T 显著延长。血常规：WBC 8×10^9/L，NE 88.7%，Hb 110g/L，PLT 204×10^9/L。血生化：TBil 27.4μmol/L，ALB 29.3g/L，AST 35U/L，ALT 57U/L，Cr 47.3μmol/L，BUN 6.25mmol/L，UA 240.9μmol/L，CK 62IU/L，CK-MB 13IU/L，LDH 266IU/L，

CTNI<0.03ng/mL，NT–proBNP 967.6pg/mL，D–D 2132ng/mL，K^+ 3.22mmol/L，Na^+ 135mmol/L。CRP 1.06mg/L。心内科医师会诊予硫酸氢氯吡格雷片 75mg，每日 1 次，口服。患者体温正常，仍心悸心慌，无胸闷胸痛，恶心好转，无明显咳嗽气紧，咳痰不明显，中上腹疼痛已消失，腹胀明显，纳谷欠香，口干，大便畅，舌质红，苔稍黄腻而干，脉结代。证属疫毒痰热蕴肺，气阴受损，心脉被扰，病邪有逆传心包之势。治宜益气养阴，清热化痰。处方：西洋参 10g，五味子 10g，麦冬 20g，炙甘草 10g，桑白皮 15g，瓜蒌皮 15g，川连 10g，芦根 30g，金银花 20g，大腹皮 20g，炒稻芽 30g，枳壳 10g，制附子 10g（先煎），象贝 10g。3 剂，水煎服，每日分 2 次温服，每次 200mL。

2 月 25 日第 3 次市级中医专家会诊：患者诉偶感胸闷，活动后加重，仍感乏力，脘胀，胃纳好转，无咳嗽咳痰，无恶心呕吐，昨日至今晨解糊状软便 4 次。体温正常。目前高流量吸氧下指氧饱和度为 99%。今晨脱氧 10 分钟后测血气分析：pH 7.51，PCO_2 34mmHg，PO_2 74mmHg，SO_2 96%，Na^+ 135mmol/L，K^+ 3mmol/L。2019 新型冠状病毒核酸检测（咽拭子）：阴性。血常规：WBC $7.5×10^9$/L，N 77.9%，L $1.07×10^9$/L，Hb 121g/L，PLT $164×10^9$/L。心肌酶谱：CK 62IU/L，CK–MB 13IU/L，LDH 266IU/L，CTNI<0.03ng/mL。胸部 CT：新型冠状病毒肺炎治疗后病灶略吸收。今予停洛匹那韦利托那韦片。患者无发热，心悸好转，无胸闷气促，有口苦口干，胃纳差，大便每日 2～3 次，质黏糊状，泻而不爽，舌质红，苔中剥，边黄腻。证属气阴不足，痰热疫毒未净。治宜益气养阴，清热化痰解毒。处方：西洋参 10g，五味子 10g，

麦冬 20g, 炙甘草 10g, 桑白皮 15g, 瓜蒌皮 15g, 川连 10g, 芦根 30g, 炒稻芽 30g, 象贝 10g, 生大黄 6g, 葶苈子 10g, 黄芩 15g。3 剂, 水煎服, 每日分 2 次温服, 每次 200mL。

2 月 28 日第 4 次市级中医专家会诊: 患者目前症状基本平复。体温 36.3℃, 血压 111/69mmHg, 脉搏 69 次 / 分, 呼吸 19 次 / 分, 其余查体无特殊。(咽拭子) 2019 新型冠状病毒核酸检测: 阴性。昨天起停心电监护, 改鼻导管吸氧, 胸部 CT: 新型冠状病毒肺炎治疗后病灶略吸收。心电图检查: ①窦性心动过缓 (63 次 / 分); ②室性早搏; ③ST-T 改变。患者体温正常, 精神好转, 无心悸心慌, 无咳嗽咳痰, 胃纳好转, 无胸闷气促, 大便日 1 次, 质稍软, 舌质红, 苔中剥。证属气阴不足, 余邪未净。治宜益气养阴, 佐以清化。处方: 西洋参 10g, 五味子 10g, 麦冬 20g, 炙甘草 10g, 桑白皮 15g, 瓜蒌皮 15g, 芦根 30g, 炒稻芽 30g, 象贝 10g, 葶苈子 10g , 黄芩 15g, 连翘 10g。7 剂。2 月 29 日出院。

按: 本例患者原有高血压、糖尿病病史, 年龄大, 患新型冠状病毒肺炎, 病情发展快, 住院时由普通型转为重型, 中医专家会诊时结合脉症, 辨为疫毒闭肺, 痰热内积, 肺失宣降, 气阴受损。治疗以宣肺清热, 解毒化痰, 养阴为法。方用桑叶、苦杏仁、生石膏、金银花辛凉清透肺热;蝉蜕、白僵蚕解毒祛邪;伍半夏、黄连、桑白皮清化痰热;瓜蒌皮、芦根、甘草养阴润肺;少佐炒稻芽、陈皮以健脾和胃。方以清、透、化、解为主, 少佐扶正, 务在祛邪而不伤正。二诊时患者热已退, 咳嗽气紧也缓, 但见心悸心慌, 心电图显示有心脏受累之象。中医辨证为疫毒痰热蕴肺, 气阴受损, 心脉被扰, 病邪有逆传心包之势。所以治疗以益气养阴、清热化痰为法。方用西洋参、五味子、麦冬、炙甘草、制附子益气养阴，扶正强心，以防其传；用金银花、川连清热解毒；桑白皮、瓜蒌皮、象贝、芦根清化痰热；配大腹皮、炒稻芽、枳壳理脾和胃。三诊时患者心悸明显缓解，精神好转，脘胀亦消，唯其大便黏滞不畅，苔尚黄腻，此气阴不足，疫毒痰热未清之象，故上方去附子、大腹皮、枳壳，加生大黄、葶苈子、黄芩清热化痰，解毒祛邪。四诊时患者基本康复，肺部病灶吸收，核酸检测阴性，乃以益气养阴，佐以清化善其后。

病例 3

徐某，男，74 岁。

2020 年 2 月 12 日因"发热 4 小时"入院。患者配偶 1 月 31 日确诊"新型冠状病毒肺炎"。其于 1 周前在当地宾馆医学隔离。4 小时前患者出现发热，体温 37.8℃，无明显咳嗽咳痰等不适，于宁波市口岸医院下属检验中心查 2019 新型冠状病毒核酸检测，结果为阳性，立即转送至宁波市新冠定点医院，以"新型冠状病毒性肺炎"收住入院。入院查体：脉搏 106 次 / 分，呼吸 18 次 / 分，血压 178/91mmHg，体温 37.8℃。2019 新型冠状病毒核酸检测（痰）阳性。2019 新型冠状病毒核酸检测（粪便）阳性。血常规：WBC 4.4×10^9/L，MONO% 0.152，MONO 0.67×10^9/L，RBC 4.55×10^{12}/L，Hb 137g/L，PLT 152×10^9/L。胸部 CT 平扫：①符合病毒性肺炎改变；②左肺下叶小结节；③肝内多发低密度灶。入院诊断：新型冠状病毒感染，普通型。治疗：隔离，鼻导管吸氧，洛匹那韦利托那韦片抗病毒；重组人干扰素 α2b 注射液雾化吸入；泮托拉唑钠肠溶微丸胶囊保护胃黏膜；加用磷酸氯喹片，每日 2 片，po，bid，联合抗病毒治疗；加用甲泼尼龙 40mg，qd，静滴，暂用 3 ～ 5 天。患者 10 年前有鼻咽肿瘤手术史，恢复好，喜饮酒，稍有恶寒发热，无咳嗽咳痰，无胸闷气短等，食纳可，口苦，大便欠畅，舌淡红苔厚腻而干。中医诊断：肺瘟，证属疫毒犯肺，内有痰热。治以清肺开郁，解毒祛湿。处方：柴胡15g，半夏12g，黄芩10g，枳实12g，草果10g，生大黄6g，桔梗12g，芦根30g，薏苡仁30g，苦杏仁10g，苍术20g。3剂。

2月15日第1次市级中医专家会诊：患者体温37.5℃，无咳嗽咳痰，无恶心呕吐，无胸闷气急等不适。昨天胸部CT平扫：①胸部CT符合新型冠状病毒肺炎典型CT表现，两肺多发病灶，部分较前吸收；②左肺下叶小结节；③肝内多发低密度灶。患者近日低热反复，无身楚畏寒，无胸闷气促等，食纳尚可，口苦口干，大便排出欠畅，无腹胀，舌红苔白厚而干。证属疫毒化热，化燥伤津，病情有加重可能，嘱停用激素。治以清热化痰，通腑泻毒，急下存津。处方：柴胡15g，半夏10g，黄芩10g，瓜蒌皮15g，蝉蜕3g，白僵蚕9g，生大黄10g（后下），桔梗12g，芦根30g，薏苡仁30g，苦杏仁10g，金银花20g。3剂。

2月18日第2次市级中医专家会诊：患者诉夜间睡眠欠佳，昨体温37.4℃，今无发热，无咳嗽咳痰，无胸闷气促，食纳可，口干，无口苦，大便日行1次，量一般。血沉：123mm/h。血常规：WBC $7.1×10^9$/L，N 80.7%，RBC $4.29×10^{12}$/L，Hb 132g/L，PLT $266×10^9$/L。生化系列：TP 81.3g/L，ALB 34.8g/L，GLB 46.5g/L，A/G 0.75，TBA 7.9μmol/L，AFU（α-L-岩藻糖苷酶）53.6U/L，GS 9.27mmol/L，K^+ 3.58mmol/L，Na^+ 133.4mmol/L，Cl^- 95.7mmol/L。CRP 10.96mg/L。患者免疫球蛋白治疗第5天，疗程已足，予以停用。舌红有裂纹，苔黄而干。证属热毒内结，气阴受损。治宜清肺透邪，通腑泻毒，

养阴生津。处方：柴胡 15g，黄芩 15g，生大黄 10g，瓜蒌皮 15g，芦根 30g，知母 20g，天花粉 20g，生甘草 6g，蝉蜕 6g，白僵蚕 10g，枳壳 12g。5 剂。

2 月 23 日第 3 次市级中医专家会诊：患者近 3 天体温正常，无明显不适，无胸闷气促，无发热，食纳可，稍乏力口干，大便畅。血常规：WBC 6×10^9/L，N 84.8%，L 9.4%，RBC 3.66×10^{12}/L，Hb 110g/L，PLT 198×10^9/L。血生化：TP 64.3g/L，ALB 30.4g/L，GLB 33.9g/L，A/G 0.9，ALT 67U/L，GS 12.03mmol/L，CRP 1.33mg/L。核酸检测：2019 新型冠状病毒核酸检测（痰）阳性。舌红裂纹质干，苔黄。证属热毒内结，气阴不足。治以清热解毒，益气养阴。处方：蝉蜕 9g，白僵蚕 10g，生大黄 10g，淡竹叶 15g，连翘 15g，黑山栀 15g，金银花 15g，升麻 15g，丹皮 15g，玄参 15g，生地黄 15g，麦冬 15g。5 剂。

2 月 28 日第 4 次市级中医专家会诊：患者目前病情尚稳定，胸部 CT 平扫（疫情专用）：①新型冠状病毒肺炎治疗后，吸收期，对比 2020 年 2 月 20 日肺部 CT，原右肺上叶病灶已基本吸收；②左肺下叶小结节。血常规：WBC 5.7×10^9/L，N 77.3%，RBC 3.41×10^{12}/L，Hb 104g/L，HCT 32.4%，PLT 161×10^9/L。患者新型冠状病毒肺炎（普通型），核酸多次检查阳性。目前无明显不适，知饥善纳，无口苦口干，无胸闷咳嗽等，大便日行 1 次，质可，舌淡红见裂纹，苔薄。证属疫毒未净，气阴不足。治宜益气养阴，清热解毒。处方：玄参 30g，生地黄 30g，麦冬 15g，西洋参 10g，蝉蜕 9g，白僵蚕 10g，生大黄 10g，连翘 15g，生栀子 15g，金银花 20g，升麻 15g，生石膏 30g（先煎），贯众 20g。3 剂。

3月2日第5次市级中医专家会诊：患者症状无变化，昨天核酸检测为阴性，今天复查同上，明日出院。中药上方去生石膏、生大黄、贯众，加知母20g，芦根30g，炒麦芽30g，7剂。带回。

按： 本例患者有鼻咽肿瘤手术史，且素喜饮酒，痰湿内盛，疫毒外袭，肺胃受邪，内外合邪，痰热疫毒闭肺，腑气不通，症见恶寒发热，口苦，大便欠畅，舌淡红苔厚腻而干。治疗以清肺开郁、解毒祛湿为法。方用柴胡剂加减，柴胡、黄芩和解退热；苍术、草果芳香辟秽解毒；桔梗、杏仁宣肺开郁；薏苡仁、半夏化痰；枳实、生大黄通腑解毒；加芦根清肺生津。患者病情进展较快，疫毒快速化热，化燥伤津，病情有加重趋势，考虑激素亦伤气阴，对病情无益，故与西医协商停用。治以清热化痰，通腑泻毒，急下存津。上方去苍术、草果，加重生大黄量，以通腑排毒；加蝉蜕、白僵蚕、金银花取升降散意，以加强清热解毒；再加瓜蒌皮以清肺生津。三诊时湿热疫毒逐渐消退，但气阴进一步耗伤，故用方去半夏、杏仁、薏苡仁、桔梗祛湿化痰之品，加知母、天花粉、生甘草清热养阴生津之品。后期用洋参增液汤合升降散清肺解毒与养阴生津同用，扶正祛邪,除邪务尽,病情逐渐恢复。本例最大特点是疫毒与湿热相合，快速耗气伤津，所以治疗要快速跟进，积极养阴生津，扶正祛邪，所谓"留得一份津液，便有一份生机"。

病例4

劳某，女，67岁。

既往有高血压病史。2月4日因"发热4天"入院。患者有新冠肺炎确诊病人接触史，于1月31日21时在当地集中观察点自觉发热，当晚送至慈溪市某医院发热门诊就诊，测量体温 37.3℃（耳温），查血常规：WBC $4.8×10^9$/L，N 75.4%，L 16%，CRP 2.5mg/L；甲流、乙流筛查阴性（－）；胸部CT：两肺感染。当晚收住慈溪市某医院感染科。2月1日送检新型冠状病毒核酸，结果阳性。因反复发热，胸闷气急，乏力，经专家会诊后，于2月4日转送入住宁波市定点医院。入院查体：脉搏84次/分，呼吸18次/分，血压143/86mmHg，体温37.4℃，左锁骨上及全身其他浅表淋巴结未触及肿大，两肺呼吸音粗糙，余（－）。2月5日血常规：WBC $4.2×10^9$/L，N 89.4%，L 5%。生化系列：TP 36.6g/L，AST 38U/L，ALT 49U/L，ALP 40IU/L，GS 13.2mmol/L，CK 409IU/L，LDH 441IU/L，SA（唾液酸）82.2mg/dL，K^+ 3.37mmol/L，Na^+ 135.1mmol/L，Cl^- 98.9mmol/L，CO_2CP 21.5mmol/L，Ca^{2+} 1.87mmol/L，P 0.43mmol/L。快速血沉：98mm/h。凝血全套+DD：FIB 550mg/dL。2月5日胸部CT平扫：两肺感染性病变。入院诊断：①病毒性肺炎（新型冠状病毒性肺炎）；②高血压病。入院后给予"盐酸阿比多尔片、洛匹那韦利托那韦片"抗病毒；重组人干扰素α2b注射液雾化吸入调节免疫。中医诊治：患者反复发热，口苦，无咳嗽，二便尚调，舌淡红，苔白腻。治宜宣肺达邪，化湿泄浊。处方：苍术15g，陈皮10g，川朴10g，广藿香10g，草果6g，麻黄6g，羌活10g，槟榔6g，佩兰10g，芦根30g。3剂。2月10日复查胸部CT平扫：两肺感染性病变，对比2月5日CT，病变较前进展。

2月11日患者干咳增加，纳差、进食后恶心存在，昨日发热，最高体温38℃，今晨体温37℃，氧饱和度97%。CRP 89.33mg/L。2019新型冠状病毒核酸检测阳性。本院中医会诊：患者精神尚可，反复发热，干咳增加，口苦，胃纳欠佳，进食后仍有轻度恶心，二便调，舌红，中剥苔，边黄腻。证属郁热蕴肺。治以健脾祛湿，清肺化痰。处方：柴胡20g，半夏12g，黄芩15g，生石膏45g（先煎），芦根30g，枳实12g，连翘12g，炒甘草12g，大枣20g，薏苡仁30g，射干10g，七叶一枝花5g，炒麦芽30g，焦六曲20g。3剂。2月13日开始"磷酸氯喹片口服、免疫球蛋白针静滴"调节免疫治疗。

2月15日第1次市级中医专家会诊：患者近日乏力，纳差，气促缓解，未发热。2月14日胸部CT平扫：①胸部CT符合新型冠状病毒肺炎典型CT表现，考虑重度吸收期可能，建议复查。②两肺多发感染灶，对比以前CT片（2020年2月10日），右肺下叶部分吸收，其余病灶较前密度增高。继续抗病毒、对症支持、补钾、丙球等治疗。患者停吸氧半小时后复查血气分析：pH 7.43，PO_2 76mmHg，PCO_2 39mmHg，SPO_2 95%，指氧饱和度96%，氧合指数362。CRP 26.69mg/L。患者乏力，纳差，感气促，偶有恶心呕吐，无发热，排便通畅，舌质红，苔中剥，边稍黄。证属气阴两虚，疫毒闭肺。治以益气养阴，清肺解毒，化痰散结。处方：北沙参20g，麦冬15g，杏仁10g，桑白皮15g，仙鹤草30g，蝉蜕6g，白僵蚕10g，象贝10g，葶苈子10g，芦根30g，西洋参6g，鱼腥草30g，黄芩10g。3剂，水煎，每日2次。

2月19日第2次市级中医专家会诊：患者体温正常，咳嗽存在，咳白痰少量，服药后感恶心，活动后稍有气促，无呕吐，无腹部不适，胃纳差，两便正常。查体：生命体征平稳，两肺呼吸音粗糙，未闻及干湿啰音，心率84次/分，律齐，未闻及病理性杂音。2019新型冠状病毒核酸检测（粪便）阳性。血气分析：pH 7.43，PCO_2 42mmHg，PO_2 73mmHg。患者体温正常5天，咳嗽，咳白痰少，服药后感恶心，活动后稍有气促，胃纳差，无呕吐，无腹部不适，舌质红，苔少。治宜养阴润肺，解毒化痰。处方：北沙参20g，麦冬15g，桑白皮15g，仙鹤草30g，蝉蜕6g，象贝10g，葶苈子10g，芦根30g，黄芩10g，西洋参10g，炙苏子15g，瓜蒌皮15g。3剂，水煎，每日2次。

2月22日第3次市级中医专家会诊：患者体温正常，服用克力芝药物有恶心不适，偶有咳嗽，血压148/73mmHg，指氧饱和度98%，2019新型冠状病毒核酸检测阴性。2月20日胸部CT平扫（新冠病人专用）：两肺多发病灶，部分略吸收，部分新见，建议复查；纵隔多发肿大淋巴结。患者目前体温正常，咳嗽好转，咳白痰少，服药后感恶心，气促好转，无腹部不适，舌质红，苔少。证属气阴两伤，余邪未净。治宜益气养阴，佐以清化。处方：北沙参20g，麦冬15g，桑白皮15g，象贝10g，葶苈子10g，芦根30g，黄芩10g，西洋参10g，炙苏子15g，连翘15g，生黄芪30g，黑皮三叶青10g，炒白术20g。3剂。

2月25日第4次市级中医专家会诊：患者体温36.5℃，脉搏81次/分，血压129/76mmHg，指氧饱和度96%。辅助检查：WBC 5.8×10^9/L，N 4.82×10^9/L，L 0.43×10^9/L，RBC 3.55×10^{12}/L，Hb 111g/L，PLT 238×10^9/L，PT 13.6s，APTT 24.4秒。D-D 1578ng/mL。昨日粪便新型冠状病毒核酸检测阴性，2月23日起停用洛匹那韦利托那韦片、磷酸氯喹片，加用肠内营养乳剂（TPF-T）（瑞能/200mL）200mL，1日2次，口服补充营养。患者目前体温正常，精神及气色较前好转，稍有咳嗽，咳痰色白量少，口有黏腻感，纳欠佳，无胸闷气促，大便畅，舌质红，苔光剥。证属肺脾两虚，余邪未净。治宜健脾益肺，佐以清化。处方：北沙参20g，西洋参10g，麦冬15g，五味子10g，瓜蒌皮15g，芦根30g，象贝10g，桑白皮15g，黄芩10g，半夏10g，陈皮10g，炒麦芽30g，炒鸡内金10g。7剂。

2月26日患者无明显不适，一般情况可。2019新型冠状病毒核酸检测（咽拭子）阴性。目前患者呼吸道症状好转，连续体温正常3天以上，连续4次呼吸道标本新冠病毒核酸检测阴性（间隔24小时以上），胸部CT较前吸收好转，符合国家卫生健康委员会《新型冠状病毒肺炎诊疗方案（试行第六版）》的出院标准，准予出院。

按：本例为老年患者，有高血压病史，初期感受新冠病毒，从症状体征分析，其住院医师辨为寒湿疫毒犯肺，故治疗以宣肺达邪、化湿泄浊为法。方以达原饮加减。但疫毒之邪变化迅速，病情进展，疫毒化热伤阴，即予清肺化痰，解毒化湿，治疗后发热减轻，但患者乏力，纳差，感气促，舌质红，苔中剥，边稍黄。中医专家组会诊，认为系疫毒犯肺，气阴两伤，正气受损。所以，治疗改为益气养阴，清肺解毒，化痰散结。药用西洋参、北沙参、麦冬、芦根、仙鹤草益气养阴，扶助正气；配鱼腥草、黄芩、蝉蜕、白僵蚕清肺解毒；杏仁、桑白皮、象贝、葶苈子化痰散结，泻肺平喘。药后病人病情稳定，发热未作，肺部病灶好转，故治疗以原法继进，加黄芪、炒白术以益气健脾；三叶青以增清肺解毒之功，加快肺部病灶的吸收。最后则用健脾益肺，佐以清化收功。

病例5

周某，女，69岁，既往有心律失常、慢性胃炎病史。因"发热3天"入院。2020年2月1日下午，患者无明显诱因出现发热，体温37.6℃，于当日至慈溪市某医院发热门诊就诊，查血常规：WBC 4.61×10^9/L，N 67%，L 1.11×10^9/L，PLT 167×10^9/L，CRP 18.1mg/L。甲型、乙型流感病毒抗原检测：阴性（－）。胸部CT：两肺多发感染灶。询问其有与新型冠状病毒肺炎确诊患者接触史，经专家组会诊后，送检新型冠状病毒核酸检测结果阳性，遂以"新型冠状病毒性肺炎"收入院，予鼻导管吸氧，"干扰素、洛匹那韦/利托那韦"抗病毒，"莫西沙星针400mg，ivggt，qd"，抗感染治疗，至2月4日病情未见明显改善，转送至宁波市定点医院住院治疗。2月5日入院检查，血沉：123mm/h。PT 13.6秒。FIB 731mg/dL。血常规：WBC 2.8×10^9/L，EO% 0.1%，N 1.59×10^9/L，Hb 107g/L，PCV 32.9%，MCH 26.8pg，CRP 94.3mg/L。血生化：ALG 33.5g/L，A/G 0.99，ApoAl 1.09g/L，SP 86.2mg/dL，K$^+$ 3.47mmol/L，Na$^+$ 136.2mmol/L，Cl$^-$ 98mmol/L，Ca^{2+} 1.84mmol/L，Mg^{2+} 0.72mmol/L，P 0.84mmol/L。胸部CT平扫：两肺感染性病变，符合病毒性肺炎改变。入院诊断：①病毒性肺炎（新型冠状病毒性肺炎）；②心律失常；③慢性胃炎。西医治疗：予干扰素雾化、洛匹那韦利托那韦抗病毒；调节肠道菌群、制酸护胃等治疗。患者目前仍有发热，汗出不明显，无身楚，可感胸闷，无气促，无咳嗽咳痰，食纳较差，口苦，二便尚调，舌淡红，质干，苔腻。辨证属湿热伤津。治以清解郁热。处方：柴胡15g，半夏9g，黄芩12g，甘草10g，葛根45g，生石膏45g（先煎），桔梗10g，芦根30g，紫菀10g，冬花10g，苦杏仁10g，广藿香10g。3剂。

2月8日查房：患者入院后持续发热，胸闷胸痛，吸氧状态下氧饱和度波动于94%～98%之间。2月7日夜间未吸氧

状态血气分析：pH 7.54，PCO_2 36mmHg，PO_2 63mmHg，K^+
2.5mmol/L，SO_2 94%。专家组会诊意见：患者新冠肺炎诊断明
确，氧饱和度下降，氧合指数 300，现重症倾向。中午血气分
析：pH 7.52，PCO_2 38mmHg，PO_2 67mmHg，BE 0.1mmol/L，
SPO_2 95%，Lac 2mmol/L，Na^+ 136mmol/L，K^+ 3mmol/L，Ca^{2+}
1.03mmol/L。患者病情较重，进食较少，予葡萄糖氯化钠、维
生素 C 注射液、维生素 B_6 注射液、氯化钾注射液对症支持，
用"甲泼尼龙针""利可君片""莫西沙星氯化钠注射液"等治
疗。继续密切监测氧饱和度及血气分析。至 2 月 10 日患者气
促明显，疲劳加重，胸闷，复查 CT 病灶较前进展。西药加用
胸腺素及丙球治疗，莫西沙星改口服。

2 月 12 日第 1 次市级中医专家会诊：患者精神差，乏力
明显，头晕，纳差，大便不畅，4 至 5 日 1 次，舌红苔薄黄而
干。诊断：新冠肺炎中期（重型）。中医辨证：疫毒闭肺，痰
热内积，腑气不通，气阴受损。治宜养阴清肺，通腑解毒。处
方：南、北沙参各 20g，生晒参 10g，麦冬 15g，石斛 12g，瓜
蒌皮仁各 15g，生石膏 30g（先煎），象贝 10g，桑白皮 15g，
鱼腥草 30g，生大黄 6g（后下），黄芩 15g，炒麦芽 30g。3 剂。
建议停用甲泼尼龙针，利可君片，莫西沙星等。

2 月 15 日第 2 次市级中医专家会诊：患者大便已通，无
发热，气促稍缓，疲劳尚明显，口干，纳差，恶心，时有咳
嗽，舌红苔薄。胸部 CT 平扫：两肺多发感染灶，右肺病变部
分较前吸收，左肺病变大致相仿；两侧胸膜增厚钙化。西医继
续抗病毒、免疫调节及营养支持治疗。中医治宜养阴清肺，化
痰和胃。处方：南、北沙参各 20g，西洋参 6g，麦冬 15g，芦
根 30g，瓜蒌皮 15g，姜竹茹 20g，象贝 10g，桑白皮 15g，仙

鹤草 20g，生大黄 6g（后下），黄芩 15，炒谷芽 30g，炒山楂 20g，生甘草 6g。3 剂。

2 月 19 日第 3 次市级中医专家会诊：患者体温正常，精神稍差，疲劳好转，无恶心，胃口开，时头晕，稍胸闷咳嗽，无痰，舌红苔薄而干。2 月 18 日胸部 CT 平扫：右肺病变部分较前吸收，左肺病变大致相仿；两侧胸膜增厚钙化。治宜益气养阴，健脾和胃。处方：南、北沙参各 20g，西洋参 10g，麦冬 15g，芦根 30g，瓜蒌皮 15g，姜竹茹 20g，象贝 10g，桑白皮 15g，仙鹤草 20g，炒谷芽 30g，炒山楂 20g，生黄芪 30g。3 剂。

2 月 21 日查房：患者神志清，精神可，无明显乏力，无畏寒发热，无咳嗽咳痰。查体：生命体征平稳，腹平软，无压痛、反跳痛。患者目前无呼吸道症状，连续体温正常 3 天以上，连续 2 次呼吸道新型冠状病毒核酸检测阴性，胸部 CT 较前吸收好转，符合新冠肺炎出院标准，今日出院。

按：本例为老年患者，体质较差，入院后病情进展迅速，持续发热，肺部病变明显，转为重型。中医会诊时患者精神差，气促明显，疲劳加重，胸闷，头晕，纳差，大便不畅，4 至 5 日 1 次，舌红苔薄黄而干。中医辨证为疫毒闭肺，痰热内积，腑气不通，气阴受损。治宜益气养阴，清肺化痰，通腑解毒。南北沙参、生晒参、麦冬、石斛益气养阴，扶正固本；黄芩、鱼腥草、生石膏清热解毒，清透肺热；全瓜蒌、象贝、桑白皮清热化痰，泻肺平喘；生大黄通腑解毒；炒麦芽健脾和胃。药后病情控制，发热已退，精神好转，气促改善，唯纳谷不开，脾运不健，故于上方去石膏，加竹茹、山楂、甘草健脾助运，以开胃纳。第 3 次会诊时患者腑气已通，疲劳好转，病邪基本已退，肺部病灶吸收，故以益气养阴、健脾和胃，兼清余邪为法，终使重型患者得以康复。而且，本例患者在诊治过程中坚持以中医药为主，大胆撤减西药，效果满意。

病例 6

孙某，女，45 岁。

2020 年 2 月 20 日因"咽痛 11 天，发热伴咳嗽 8 天"入院。患者 11 天前无明显诱因出现咽痛，自行服用鱼腥草、头孢类抗生素等，咽痛有所缓解。8 天前患者再次出现咽痛，较前加重，发热，体温 37.8℃，伴有咳嗽，呈阵发性，咳时较剧，夜间易咳醒，无明显咳痰，2 月 12 日至北仑某医院就诊，查血常规：WBC 15.3×10^9/L，N 84.1%，CRP 4.33mg/L，流感筛查为阴性。2 月 14 日胸部 CT 平扫：左肺上叶舌段炎性病变，未除外病毒性炎症。予头孢地嗪联合左氧氟沙星抗感染。症状未见缓解，并出现气急，活动后加重。2 月 19 日又前往北仑某医院就诊，查胸部 CT 平扫：两肺多发斑片状病灶较前明显增多，考虑病毒性肺炎可能大，行咽拭子新型冠状病毒核酸检测阳性。诊断为新型冠状病毒肺炎。因患者病情较重，20 日转至宁波市定点医院住院治疗。既往有缺铁性贫血病史。入院查体：脉搏 110 次 / 分，呼吸 23 次 / 分，血压 127/83mmHg，体温 38.4℃，双肺呼吸音粗，两肺可闻及散在湿啰音，心率 110 次 / 分，心律齐，心音正常，杂音未闻及病理性杂音，余未见异常。血常规：WBC 5.9×10^9/L，N 2.66×10^9/L，L 1.06×10^9/L，Hb 78g/L，PLT 267×10^9/L。血生化系列：ALB 38.7g/L，A/G 1.16，AST 48U/L，ALT 48U/L，ALP 10.3μmol/L，Cr 36.6μmol/L，GS 7.88mmol/L。Na^+ 135.8mmol/L，Ca^{2+} 2.02mmol/L，P 0.8mmol/L。CRP 84.22mg/L。活化 T 细胞全套：总 T 细胞

（CD3$^+$）49.6%，活化T细胞（CD45RA$^+$、CD45RO$^+$）0.5%，自然杀伤细胞（CD3$^-$、CD56$^+$）33.45%，辅助/效应T细胞（CD3$^+$、CD4$^+$）21.43%，CD4/CD8比值0.99%，辅助效应T细胞纯真亚群26.13%。2019新型冠状病毒核酸检测（痰）阳性。2月21日胸部CT平扫：新型冠状病毒肺炎，进展期。血气分析：pH 7.49，PCO$_2$ 34mmHg，PO$_2$ 89mmHg，SO$_2$ 98%，FiO$_2$ 35%，OI 254。入院诊断：①新型冠状病毒肺炎；②缺铁性贫血。专家会诊后认为本例属新型冠状病毒肺炎，普通型，进展期，有重症倾向。西医治疗：I级护理，心电监测，鼻导管吸氧，接触隔离、空气隔离、飞沫隔离，测血压、脉搏、氧饱和度8小时1次，重组人干扰素α2b注射液500万IU雾化吸入，bid，洛匹那韦利托那韦片（2片，bid，po）抗病毒，甲强龙（40mg，q12h，iv）抗炎，今加用丙种球蛋白针20g，ivgtt qd提高免疫力，患者CRP高，加用莫西沙星片（0.5，qd，po）抗感染。市级中医专家会诊：患者反复发热，咽痛，咳嗽痰少，气促，动则加剧，胸闷不舒，口干欲饮，干呕，纳谷不香，大便通畅，舌质红，苔腐腻。中医诊断：肺瘟，证属疫毒袭肺，肺失宣降，痰热蕴结，腑气不通。治疗以宣肺解毒，清热化痰，通腑泄浊。处方：麻黄10g，苦杏仁10g，生石膏30g（先煎），蝉蜕10g，白僵蚕10g，姜黄10g，金银花20g，生大黄10g，升麻20g，草果10g，黄芩15g，生甘草5g，葶苈子10g，桑白皮15g。4剂。

2月25日第2次市级中医专家会诊：患者体温36.4℃，近2天未发热，咳嗽咳痰较前好转，无恶心呕吐，无腹痛腹泻等不适，目前高流量吸氧3L/min，氧浓度为35%。今查动脉血气（脱氧情况下）：pH 7.51，PCO$_2$ 37mmHg，PO$_2$ 66mmHg，

BE 6.1mmol/L，SPO$_2$ 95%，Lac 3mmol/L，Na$^+$ 133mmol/L，K$^+$ 2.9mmol/L，Ca^{2+} 2.9mmol/L，Hb 84g/L。2 月 23 日胸部 CT 平扫：新型冠状病毒肺炎，NCP-F。对比 2 月 21 日 CT 右肺上叶后段、下叶后基底段部分病灶略进展，余病灶较前略有吸收，建议随访复查。患者近日体温正常，咳嗽，痰黏稠量少，活动后有气促，口干，无口苦，纳、便调，肺部 CT 有进展，舌质暗，苔薄腻。治宜宣肺化痰，清热解毒。处方：麻黄 10g，苦杏仁 10g，生石膏 30g（先煎），蝉蜕 10g，金银花 20g，生大黄 10g，黄芩 15g，生甘草 5g，葶苈子 10g，桑白皮 15g，芦根 30g，瓜蒌皮 15g，鱼腥草 30g，当归 10g。3 剂。

2 月 28 日第 3 次市级中医专家会诊：患者体温正常，稍有咳嗽，无明显咳痰，无气促，脉搏 62 次 / 分，指氧饱和度 99%，血压 110/65mmHg。2 月 27 日新型冠状病毒核酸检测（粪便）：阴性（－）。咽拭子 2019 新型冠状病毒核酸检测：阳性（＋）。胸部 CT 平扫：新型冠状病毒肺炎治疗后，对比 2 月 23 日 CT，为吸收期，较前进一步吸收。停激素甲泼尼龙及抗生素。患者精神稍差，偶有咳嗽，头晕，无气促，纳谷欠香，大便正常，舌淡红，苔稍腻。治宜清肺化痰，解毒祛湿。处方：麻黄 10g，苦杏仁 10g，生石膏 30g（先煎），蝉蜕 10g，金银花 20g，黄芩 15g，生甘草 5g，葶苈子 10g，桑白皮 15g，芦根 30g，苍术 15g，象贝 10g，升麻 15g。3 剂。

3 月 3 日第 4 次市级中医专家会诊：患者诉咳嗽咳痰较前减少，体力较前有好转，无胸闷气促，无恶心呕吐，无腹痛腹胀、腹泻等不适，胃纳良好，睡眠欠佳，口干口苦。体温正常，目前仍高流量吸氧（氧流量 3L/min，氧浓度 30%），指氧饱和度 99%。今日停吸氧 10 分钟后测血气分析：pH 7.51，

PCO_2 45mmHg，PO_2 61mmHg，SO_2 93%，LDH 2.3mmol/L。
2019 新型冠状病毒核酸检测（咽拭子）阳性。胸部 CT 平扫：
新型冠状病毒肺炎治疗后，吸收期，对比 2 月 27 日 CT，较前
进一步吸收，建议随访复查。舌淡红，苔黄腻。嘱停用激素，
中医治宜守原法出入。处方：炙麻黄 10g，苦杏仁 10g，生石
膏 30g（先煎），蝉蜕 10g，白僵蚕 10g，黄芩 15g，生甘草 6g，
葶苈子 10g，桑白皮 15g，芦根 30g，苍术 15g，象贝 10g，升
麻 15g，瓜蒌皮 15g。5 剂。

3 月 8 日第 5 次市级中医专家会诊：患者病情稳定，3 月 6
日查 2019 新型冠状病毒核酸检测（咽拭子、痰）：阴性（−）。
今胸部 CT 平扫：新型冠状病毒肺炎治疗后，吸收期。偶有咳
嗽，伴少量咳痰，感胃部不适，略胀，纳谷欠香，口苦，无恶
心呕吐，无胸闷气急，无发热等，睡眠不佳，舌淡红，苔薄
黄。治宜化痰解毒，健脾和胃。处方：杏仁 6g，蝉蜕 10g，白
僵蚕 10g，黄芩 15g，桑白皮 15g，芦根 30g，象贝 12g，升
麻 15g，太子参 20g，柴胡 10g，白术 15g，炒稻芽 20g，川朴
10g，陈皮 9g，生甘草 6g。7 剂，水煎服。3 月 9 日评估符合
出院标准，准予出院。

按：本例患者为中年妇女，有缺铁性贫血史，因咽痛、发
热入院，新冠肺炎诊断明确。除肺部症状明显外，尚有胸闷不舒、
口干欲饮、干呕、纳谷不香、大便不畅、舌质红、苔腐腻等症。
此乃疫毒袭肺，痰热蕴结，肺失宣降，腑气不通。治宜宣肺解毒，
清热化痰，通腑泄浊。方用麻杏石甘汤合升降散加味。以麻杏
石甘汤宣肺清热；升降散解毒散结，通腑泄浊；加金银花、黄芩、
升麻、草果以增清热解毒之功；桑白皮、葶苈子以增化痰泻肺
平喘之力。全方合用上以宣肺达邪，下以通腑泄浊，内以清化

痰热疫毒，功专力宏。前后 4 次会诊基本以上方为主加减，病势逐渐缓解，疫毒渐消，临床症状与肺部病理好转，病情稳定后再予化痰解毒、健脾和胃以善其后。

2. 春温

薛某，男，13 岁，学生。初诊：2017 年 2 月 25 日。

发热，头晕 14 天。患者于 2017 年 2 月 11 日中午外出吃炸鸡排与可乐，晚上胃部有不适，第 2 天晨起恶寒发热，体温 38.5℃，当地某医院体格检查与血常规未见明显异常，用抗感冒药治疗 2 天，发热未退，伴头晕，胃口减退，稍恶心，咳嗽，无痰，又用抗生素及退热针，输液 3 天，发热反复，最高 39.5℃。2 月 16 日转宁波某医院诊治，发热，头晕依旧，未见明显阳性体征，血常规：WBC 3×10^9/L，N 44%，L 47%。C 反应蛋白 10mg/L。X 线胸片：未见明显异常。上消化道钡餐造影：胃炎。门诊予抗菌消炎、退热，输液治疗 5 天，体温一直未降。2 月 21 日收住入院，入院查体：体温 37.5℃，脉搏 97 次 / 分，呼吸 20 次 / 分，血压 93/60mmHg，未见明显阳性体征，血常规：WBC 2.5×10^9/L，N 37%，L 51%。Hb 12.9g/dL，PLT 169×10^9/L，ESR 35mm/h，超敏 C 反应蛋白 5mg/L。血生化：ALT 107U/L，AST 93U/L，γ-GT 21U/L，余正常。呼吸道感染 IgM 九联检均阴性。肺炎支原体血清学测定：阳性（1:160）。免疫球蛋白均正常。抗 EB 病毒衣壳 IgG 抗体：阳性。肝炎病毒均阴性。胸部 CT 平扫正常。腹部 B 超未见异常。头颅 MRI 平扫 +MRA 未见异常。入院后治疗：予头孢曲松、阿奇霉素抗感染，B 族维生素营养神经，异甘草酸镁护肝等治疗，体温仍反复，最高 39.2℃，口服退热药后体温能降至正常，4～6小时又反复。25日晨体温38.7℃，伴头晕，咳嗽，建议做腰穿检查，家属拒绝。因发热、头晕时间较长，病因不明，建议转上海进一步诊治。患者母亲与我联系后让其带小孩出院来门诊。刻见：患者发热恶寒，面色少华，精神疲惫，胸闷，烦躁不安，稍咳嗽，大便4日未解，恶心呕吐，腹部按之软，舌红苔薄黄，脉数。因2小时前用退热药，体温37.8℃。

西医诊断：发热待查，病毒感染。

中医诊断：春温。

辨证：患者饮食不洁，复受外邪，邪热留恋气分，少阳阳明合病。

治法：和解少阳之邪，清透阳明之热。

处方：柴胡20g，黄芩15g，黄连15g，制半夏10g，金银花20g，淡豆豉10g，生石膏30g（先煎），生甘草3g。2剂。

因病情较急，家在象山，故请医院中药房配药后马上在煎药室煎煮，2剂煎成4袋，每袋约200mL。下午3时患者体温38℃，服用第1袋，未见呕吐。至晚上8时测体温38.2℃，9时服用第2袋，11时测体温37.5℃。26日早晨5时测体温37.2℃，8时服用第3袋，10时测体温37℃，下午2时服第4袋，晚上6时测体温37℃。

二诊：2017年2月27日测体温36.5℃，患者昨起体温正常，昨晚大便1次，质正常，纳谷稍开，无恶心呕吐，精神好转，小便色黄，舌红苔白，脉稍数。血常规复查：WBC $4.1×10^9$/L，肝功能：ALT 175U/L。患儿虽热势已退，但邪热未清，肝脾受损。治宜清化邪热，疏肝和脾。处方：柴胡10g，黄芩10g，制半夏10g，北沙参10g，垂盆草20g，连翘10g，茵陈10g，炒麦芽15g，陈皮6g，生甘草3g。7剂。

服药后体温一直正常，纳谷亦可，精神好转。3月4日晨其母亲电告昨晚因父母不在，小孩自己煮冰冻饺子，未煮熟吃下，至晚上12点又觉怕冷，加被子亦寒战，测体温38℃。今晨体温38.5℃，稍咳嗽，打喷嚏。让其母将患儿舌象拍照，见舌红苔黄白相兼，稍厚。处方：柴胡15g，黄芩15g，黄连10g，制半夏10g，紫苏叶10g，六曲10g，生石膏30g（先煎），生甘草3g。3剂。服药后体温未上升。3月7日晚在永和大王吃猪排盖浇饭，晚上又觉胃不适，发热，体温39℃。上方加炒山楂15g。从3月9日起热退，到3月14日各种检查结果均正常，肝功能也恢复正常。

按：本例患者因饮食不节，复受外邪起病，西医经多方抗菌、退热治疗，仍高热反复，持续不退，诊断不明。患儿饮食伤胃，复受外邪，内外合邪，邪热较盛，充斥少阳阳明，腹部按之较软，是以虽不大便，但无腹满燥实之象，故治疗以和解少阳之邪，清透阳明之热。方以柴胡味苦微寒，气质轻清，疏解少阳；黄芩、黄连苦寒，气味较重，清泄邪热；配金银花、淡豆豉轻透外邪；生石膏辛寒清透阳明之热；半夏、甘草和胃降逆。全方和解少阳，清透阳明，清解气分热毒，使三焦疏利，内外宣通，邪热随之而解。复诊热退，则以清化邪热、疏肝和脾之剂调治。不意患儿邪热未彻之际，不节食饮，使余邪复燃，发热两次反复，都与饮食有关。其实早在《素问·热论》有曰："帝曰：病热当何禁之？岐伯曰：病热少愈，食肉则复，多食则遗，此其禁也。"古训明了，当遵之。

3. 风温肺热

陈某，男，37岁，农民。初诊：2014年5月10日。恶寒发热、咳嗽 5 天。患者 5 天前外出遭淋雨，当晚出现寒战发热、全身酸疼，头胀痛。自服清开灵颗粒、康泰克，发热未退，12 日仍寒战发热，头胀痛，咳嗽咳痰，痰色黄，质稠，口渴，去当地卫生院测体温 38.5℃，血常规：WBC $11×10^9$/L，N 78%。予抗感染、退热治疗 2 天，病情未见明显好转。故来我院就诊，刻见：面色潮红，高热烦渴，喜冷饮，汗出而黏，头胀，全身酸痛，咳嗽频剧，咳引胸痛，气急痰多，色黄质稠，小便黄赤，大便干，舌红苔黄腻，脉数。测体温 38.9℃，胸部 CT 示：右下肺炎。血常规：WBC $11×10^9$/L，N 79%。

西医诊断：右下肺炎。

中医诊断：风温肺热证。

辨证：风温邪袭肺卫，正邪相争，入里化热，痰热壅肺，肺失宣降。

治法：宣肺清热，化痰止咳。

处方：麻杏石甘汤合小陷胸汤加味。麻黄 10g，杏仁 10g，石膏 60g（先煎），半夏 15g，黄连 15g，瓜蒌皮 15g，芦根 30g，生甘草 3g，桑白皮 15g，鱼腥草 30g，金银花 20g，3 剂。

二诊：2014 年 5 月 13 日。3 剂后，患者高热渐退，咳嗽、咳痰减轻，全身酸痛、头痛好转，口干喜饮，纳谷不香，大便偏干，小便黄，精神稍疲，舌红苔黄，脉数。测体温 37.4℃。治宜清热化痰，养阴润肺。处方：桑叶 10g，杏仁 10g，石膏 30g（先煎），芦根 30g，甘草 3g，北沙参 30g，黄连 10g，鱼腥草 30g，三叶青 20g，象贝 10g，瓜蒌皮 15g。5 剂。

三诊：5 月 18 日。药后发热未作，咳嗽亦止，纳、便调，口稍渴，舌红苔薄黄，脉数。治宜养阴润肺，佐以清化，以善其后。处方：南、北沙参（各）20g，玄参 20g，党参 20g，芦根 30g，麦冬 15g，瓜蒌皮 15g，桑白皮 15g，连翘 15g，炒麦芽 20g，炙甘草 3g。5 剂。

5 月 22 日复查胸部 CT 示：右下肺炎吸收，血常规正常。

按：本例患者感受外邪起病，温邪上受，首先犯肺，外邪侵袭与体内正气相争，邪气入里化热，肺热壅盛，灼津成痰，肺失宣降，肺气上逆，乃成风温肺热之候。故治疗以清热宣肺，化痰止咳为法。予麻杏石甘汤合小陷胸汤加味，宣肺清热化痰。方中重用石膏，清泄肺热，麻黄疏风散寒，宣肺定喘，两者寒热相制为用，清宣肺热；杏仁苦降肺气，既助石膏质重而降，又与麻黄一降一宣，相反而成，止咳平喘；甘草和中安胃，调和诸药；用小陷胸汤的半夏、黄连、瓜蒌皮清热化痰；桑白皮清热平喘止咳；因肺热较盛，故再加金银花、鱼腥草清肺泄热；芦根清热生津。3 剂后热退，但痰热未清，邪热伤阴，肺津受损，故去麻黄、半夏之辛散温燥。加桑叶、北沙参之清润，养阴生津，兼清余邪。待热平咳止，养阴润肺，以善其后。

4. 湿温

病例 1（沙门菌感染）

林某，男，36 岁，农民。初诊：2016 年 5 月 26 日。

反复发热 6 天。患者于今年 5 月 18 日晚曾食生牡蛎，夜间曾感脘胀不适，20 日晨起恶寒，头身困重，发热，午后加重，至夜间体温最高达 39℃，自服百服宁汗出后体温下降。21 日发热又作，身热不扬，午后为甚，脘腹作胀，口苦而黏，纳谷不香，大便泻而不畅，黏溏，无咳嗽、咽痛，自服多种消炎退热药发热未退。2 天前至当地人民医院就诊，查血常规：WBC 3.2×10^9/L，血培养示：沙门菌生长。给予左氧氟沙星，头孢吡肟等抗感染，治疗后体温仍未下降。今天由朋友介绍来我处就诊，患者自述每天寒战发热，午后为甚，皮肤湿黏，汗出不爽，口干而苦，纳谷不香，温温欲吐，脘腹作胀，大便溏黏，日3至4次，泻而不爽，色黄味臭，头身困倦，舌红苔黄腻，脉濡滑。测体温38.7℃，血常规：WBC 3.1×10⁹/L，N 45%，L 54%。肝、肾功能正常。

西医诊断：伤寒（沙门菌感染）。

中医诊断：湿温。

辨证：本例患者西医血培养有沙门菌感染，属伤寒。中医证属湿温，患者饮食不洁，邪从口入，湿热之邪，阻遏中焦，脾胃受损，邪留气分，正邪交争。

治法：清化湿热，清肠和胃。

处方：葛根黄芩黄连汤加味。葛根30g，黄芩20g，黄连10g，柴胡20g，草果10g，生甘草6g，3剂。嘱今日配方后第1汁即服，第2汁晚8时服，明日起第1汁上午9时服，第2汁下午5时服，同时嘱患者饮食清淡，以米粥为主食。

二诊：5月29日上午11时。服上方2剂后，患者体温明显下降，无寒战，大便好转，成形，纳谷稍开，口渴，精神好转，昨日体温最高37.6℃，舌红苔前薄根黄，脉缓。测体温37.4℃。治宜守原法继进。处方：葛根20g，黄芩15g，黄连10g，知母20g，竹叶10g，生甘草6g，陈皮10g。3剂。

三诊：6月2日。患者热已退，大便亦正常，纳谷尚可，腹无所苦，口干，精神稍差，舌红苔薄，脉缓。治宜益气养阴，兼清余邪，以防复燃。处方：川石斛20g，知母20g，黄芩15g，黄连6g，麦芽30g，炙甘草6g，陈皮10g，黄芪20g，5剂。

按：本例患者平素体壮，因饮食不洁，罹患伤寒，综观脉证，乃湿热之邪，阻于中焦脾胃，留恋气分，胶结难解，因湿热并重，正气不衰，正邪交争激烈，里热外蒸，则寒战高热；热蒸湿动，弥漫于表，则汗出不畅而肤黏；湿热黏滞中焦，邪伤胃肠则脘胀纳呆，大便不调，色黄味臭；舌红苔黄腻，脉濡滑乃湿热内积之象。治宜清化湿热，清肠和胃。葛根芩连汤为仲景治疗里热夹表邪下利之方，本方清热燥湿，表里双解，用治伤寒，最为合拍，一诊予大剂葛根黄芩黄连汤加味，用黄芩、黄连苦寒，清里热，厚肠胃，坚阴止利；葛根辛凉，既可解散肌表邪热又能升津液，起阴气而止利；加柴胡、草果和解少阳，透邪达表，特别是草果，本品辛温，善于截疟，治湿温，湿遏热伏，在苦寒清热同时加用本品可获透达湿邪之功，实具辛开苦降，分消走泄之意；正合叶天士"因其仍在气分，犹可望其战汗之门户，转疟之机括"之说；甘草和胃安中。全方药简力宏，直达病所，清透表里内外之湿热，待胃肠湿热得清，则以益气养阴，和胃安中，兼以清化之剂以调养。

病例 2（伤寒复发下利无度高热）

杜某，男，31 岁，干部。初诊：2009 年 5 月 13 日。

反复发热 50 天，伴腹泻 1 周。患者于今年 3 月 24 日起明显诱因下出现恶寒发热，以午后为主，至夜间体温最高达 39℃，汗出后体温可下降，无咳嗽、咽痛，自服感冒药未效，至 30 日到本地某医院就诊。查血常规：WBC 3.6×10^9/L。血培养示：沙门氏菌生长。住院予氨苄沙星、头孢吡肟等抗感染，治疗后体温下降，但入院第 9 天出现"便血"，考虑伤寒肠出血，予止血补液等治疗后血止，于 4 月 13 日出院。4 月 16 日因"再次发热 4 小时伴腹痛"又入住该院，诊断为伤寒伴肠出血恢复期，肠道感染。予抗感染及对症治疗后好转，于

4月26日出院。5月1日起患者又出现发热，午后为主，体温37.6℃左右，5月4日起寒战发热，午后达38.7℃，伴乏力，纳差，于5月5日以"发热待查，伤寒复发"入住北仑某医院。入院后血培养示：沙门氏菌生长。血常规：WBC $2.9×10^9$/L，N 45%，L 54%，肝、肾功能正常，血电解质：钾3.2mmol/L，钠132 mmol/L，根据药敏试验，予头孢噻肟等抗感染治疗5天，效果不佳。患者仍寒战高热，每于下午1时许先寒战，继而高热，最高达40℃，1小时后大汗淋漓，继而热度下降。5月11日改用头孢哌酮舒巴坦、丁胺卡那抗感染，体温仍未下降，同时伴腹泻，泻下如蛋花汤样，日20余次，大便培养示：白色念珠菌生长。于5月13日请中医会诊，中午12时前往，见患者形体消瘦，精神萎靡，表情淡漠，述自发病至今体重已由145斤减至102斤，下利无度，肛门灼热，大便稀至蛋花汤样，无腹痛，纳差，口渴喜饮，小便短赤。于病床房静候，至下午1点零5分，患者出现寒战，全身发抖，体温逐渐升高，峰值达40℃，至2时许全身大汗淋漓，热势渐退，昏昏欲睡，察舌深红，苔前剥根苔腻，舌面干，脉缓而软。

西医诊断：伤寒。

中医诊断：湿温。

辨证：本例患者伤寒诊断明确，由于治不彻底，病情反复不已，中医证属湿温，湿热之邪，留恋气分，邪伤肠胃，则下利无度；正邪交争，则寒战高热；病移日久，气阴两耗。且患者已用各种抗生素，致肠道菌群失调，霉菌生长，与西医主管医生商议，嘱停用抗生素，保留西药补液及"丙种球蛋白"增强机体免疫，加强能量及营养摄入。

治法：清化湿热，清肠止泻，保胃气，存津液，予葛根黄芩黄连汤加味。

处方：葛根 30g，黄芩 20g，川连 10g，炙甘草 6g，西洋参 6g，粳米 30g，3 剂。嘱今日配方后第 1 剂即服，第 2 汁晚 8 时服，明日起第 1 汁中午 12 时服，第 2 汁下午 5 时服，同时嘱患者频饮粥汤。

二诊：5 月 15 日上午 11 时。服上方 2 剂后，患者下利次数明显减少，今晨至 11 时泻下 2 次，便成形，纳谷稍开，口渴喜饮，精神好转，但昨日热势未减，舌深红苔前中剥根黄，脉软。予前方合白虎加人参汤加减。处方：葛根 30g，黄芩 20g，黄连 10g，知母 20g，生石膏 60g（先煎），西洋参 6g，竹叶 10g，炙甘草 6g，粳米 30g，3 剂。

三诊：5 月 18 日上午 10 时。患者于 16 日起寒战发热减轻，昨日体温最高 38.7℃，腹泻已止，大便培养无霉菌生长，纳开，精神好转，舌红苔剥根稍黄，脉缓。效不更方，3 剂。

四诊：5 月 21 日上午 10 时许。患者于昨日起无寒战，体温最高 37.8℃，大便正常，纳可，口干而燥，舌红苔少，脉细。湿热之邪渐化，气阴之伤未复，予竹叶石膏汤加减。处方：竹叶 10g，生石膏 30g（先煎），知母 20g，麦冬 15g，黄芩 10g，川连 6g，炙甘草 6g，川石斛 20g，西洋参 6g，3 剂。

五诊：5 月 24 日。患者热已退，大便亦正常，纳谷尚可，腹无所苦，口干，精神稍好转，起床时稍感头晕，面色好转，乏力，舌红苔薄，脉细。治宜益气养阴，兼清余邪，以防复燃。处方：川石斛 20g，知母 20g，麦冬 15g，西洋参 6g，黄芩 15g，麦芽 30g，炙甘草 6g，陈皮 10g，黄芪 20g，5 剂。

患者于 5 月 28 日出院，又来门诊诊治，予健脾和胃，益气养阴之剂，调理近 1 月，身体复常。

按：本例患者平素体壮，罹患伤寒，治疗不彻，反复发作。余往诊之时，病延五十余日，患者寒战高热与下利无度并存，且抗生素治疗后菌群失调，霉菌生长，颇感为难，余综观脉证，小便短赤，邪热充斥，里热外蒸，则寒战高热。利下无度，汗出极多，则耗气夺津，邪盛正伤。一诊予大剂葛根黄芩黄连汤加味，用黄芩、黄连苦寒，清里热，厚肠胃，坚阴止利；葛根辛凉，既可解散肌表邪热又能升津液，起阴气而止利，加西洋参辛凉益气生津，以扶正气，粳米、甘草和胃安中，扶胃气，存津液。药后患者利下即止，但邪热尚炽，故二诊时合白虎汤加减，加石膏味辛甘寒，大剂直折表里内外之热，知母苦寒而润，既能清热又能滋阴养液，二方合用大剂以清肠胃鸱张之邪热，又能益气生津，和胃安中，配伍得当，胃肠邪热得清，则高热渐退。尔后以益气养阴，和胃安中，兼以清化之剂调养，终使急危重症转危为安。

5. 发热

徐某，女，57岁，工人。初诊：2019年7月3日。

反复发热1年余，咳嗽10天。患者1年前因在40℃高温下露天工作后出现发热，当时体温38.5℃，伴恶心呕吐，头晕乏力，胃脘作胀，畏寒发热等不适，无腹痛腹泻，无心悸心慌，无胸闷气急。遂于当地医院就诊，急诊拟"热射病"收住入院，入院后予补液降温、营养支持等对症治疗后好转出院。1年来，患者时感全身不适，自觉发热，最高体温37.4℃，伴有胃脘作胀，时感恶心，神疲乏力等不适。患者未予重视，自行"刮痧"治疗后可减轻。10天前吹风后自觉恶寒发热，最高体温37.9℃，伴有咳嗽，胸闷，咽喉有痰，恶心，胃脘作胀，无呕吐腹泻。患者于当地医院门诊就诊，查肺部 CT 示：大叶性肺炎。血常规：WBC 11.1×10⁹/L，CRP 5mg/L，凝血功能、肝功能均未见明显异常。服用"清开灵"等感冒药后，症状未见明显好转。患者既往高血压病史 3 年余，最高血压 160/100mmHg，服用"厄贝沙坦 1 粒，qd"降血压，血压控制欠佳。刻下见：患者形体偏胖，全身困倦，自觉发热，午后为甚，咳嗽咳痰，痰色白，胸闷，时有恶心，胃脘作胀，大便偏溏，每日 2～3 次，胃纳欠佳，夜寐尚安，小便淡黄，舌淡苔白腻，脉濡。查体：T 37.5℃，BP 123/78mmHg，患者神清，精神欠佳，形体偏胖，自主体位，查体合作，全身巩膜无黄染，肌肤湿，肺部听诊：呼吸音粗糙，未闻及干湿啰音。

中医诊断：发热。

西医诊断：大叶性肺炎。

辨证：湿遏热伏，肺失宣降。

治法：分消三焦，化湿清热。三仁汤加减。

处方：豆蔻粉 3g（冲服），薏苡仁 20g，苦杏仁 10g，佩兰 10g，厚朴 10g，苍术 10g，陈皮 10g，制半夏 10g，柴胡 10g，桔梗 6g，黄芩 10g。7 剂。

二诊：2019 年 2 月 20 日。服药后自述中暑感较前减轻，胃脘仍胀，大便次多，日行 3 次，不成形，舌红苔薄白，脉细。原法既效，予原法化裁，上方去苦杏仁，加生姜 3 片（自备），浮萍 10g。7 剂。

三诊：2019 年 3 月 6 日。服药后患者热已未作，精神好转，咳嗽已止，大便日 1 次，质基本正常，颈项板滞，舌淡红苔白腻，脉濡。守方有恒，上方去桔梗，加滑石 20g（先煎），羌活 10g。7 剂。

按： 患者年逾五旬，平素从事体力活动，长夏季节，户外暴晒，暑湿较重，暑湿犯肺，卫阳被遏，故湿热蕴结于内，则高热。湿热困脾，损伤脾胃，脾失健运，肝失疏泄，故脾胃运化失调，气机升降逆乱，则脘腹胀满，恶心呕吐。患者形体偏胖，喜食而少动，属痰湿体质，加之地处南方多湿多雨之地，湿邪困于体内。此次患者户外工作时不慎感冒，外邪引动内湿，内外相引，肺失宣降，气机不畅，自觉发热；湿为阴邪，湿遏热伏，则午后热甚；湿邪困脾，脾虚无以运化，横逆犯胃，则胃脘作胀，大便偏溏；舌淡苔白腻，脉濡均为湿邪为患，气机受阻，湿重于热之征。《湿热病篇》云："太阴内伤，湿饮停聚，客邪再至，内外相引，故病湿热。"故宜分消三焦，宣畅气机，化湿清热。方中用苦杏仁、豆蔻粉、薏苡仁宣上、畅中、渗下，利三焦水湿，使湿热从三焦而去；佩兰、苍术芳香化湿，醒脾开胃；厚朴、半夏、陈皮行气除满，化湿和胃；柴胡、黄芩和解少阳，透邪外出；桔梗助杏仁宣上开肺，化痰止咳。诸药合用，共达分消三焦，宣畅气机，化湿清热，健脾和胃之功。

6. 暑湿

林某，女，54岁，家务。初诊：2017年7月22日。

患者2天前出现恶寒发热，自测体温39.6℃，咳嗽，咳痰不爽，声音嘶哑，手足逆冷，头晕头胀，头痛，胃纳欠佳，夜寐一般，大便偏干，小便黄少，舌质红苔黄腻，脉浮数。

西医诊断： 急性上呼吸道感染。

中医诊断： 暑湿。

辨证： 暑邪袭肺，痰热内盛。

治法： 宣肺清暑，透热化痰。薷杏石膏汤加减。

处方：香薷 10g，苦杏仁 10g，生石膏 60g（先煎），生甘草 3g，金银花 30g，连翘 15g，瓜蒌皮 15g，半夏 15g，川连 15g，芦根 30g，鱼腥草 30g。3 剂。

二诊：7 月 24 日。3 剂后，患者高热渐退，出汗较多，咳嗽仍存，痰少，口干而燥，神疲乏力，肤冷自汗，纳谷欠香，大便已泄，头痛好转，舌红苔腻，脉濡。测体温 37.5℃。上方去金银花、连翘，改生石膏 30g（先煎），川连 10g，加淡豆豉 10g，滑石 20g（包），北沙参 20g。4 剂。

三诊：7 月 29 日。4 剂后发热未作，咳嗽、汗出减少，易疲劳，舌红，苔薄白，脉细数。测体温 37.3℃。治法：益气养阴，健脾化痰。六君子汤加减。处方：陈皮 10g，半夏 10g，党参 20g，炒白术 15g，茯苓 15g，生黄芪 20g，佩兰 10g，芦根 20g，桑白皮 15g，六曲 10g，炙甘草 3g。7 剂。

按：本例患急性上呼吸道感染，为夏月感受暑湿之邪，邪遏肺卫，邪正交争，故见畏寒发热；暑为阳邪，暑性炎热，故身热较高；痰热壅肺，肺气上逆，故见咳嗽，咳痰不爽；卫表郁闭，故见声嘶、手足逆冷；腠理郁遏，邪热壅盛，故见头痛头胀；治予薷杏石甘汤加减，宣肺清暑，透热化痰。方中重用生石膏，清泄肺热；冬日可用麻黄疏风散寒，宣肺定喘，夏日因感受暑湿之邪，且兼寒闭于表，汗不能出，故取香薷芳香质轻，辛温发散之功，既能解表散寒，又能涤暑化湿；杏仁苦降肺气，止咳平喘；生甘草和中安胃，调和诸药；金银花、连翘辛凉解散，可清上焦之暑热；合小陷胸汤（瓜蒌皮、黄连、半夏）加强清化痰热之力；芦根清热生津；鱼腥草清肺泄热。3 剂后热渐退，汗出多，暑热易伤津耗气，且痰热未清，故去金银花、连翘之辛凉，减石膏、黄连之苦寒，加北沙参之清润，淡豆豉之清解暑热，滑石之渗湿泄热，以清暑化湿，兼清余邪。4剂后热退咳少，再予以益气养阴，健脾化痰之六君子汤善其后。

7. 暑温

陈某，男，58岁。初诊：2018年8月20日。

恶寒发热，口舌糜烂5天。患者连日劳累，于8月15日单位值班，晚上因空调过冷受寒，晨起即感头痛，恶寒，发热，测体温最高39.5度，服退热药及希刻劳，热稍退。16日晚感咽痛明显，口渴，头胀痛。17日起床后发现口腔糜烂，牙龈肿痛，不能吞咽，测体温39.4℃，在医院口腔科求诊，用葡萄糖加地塞米松、利多卡因漱口及口服消炎止痛药，同时在中医科就诊，服用中药以清热解毒为主，处方为：生石膏15g（先煎），防风10g，藿香10g，连翘15g，路路通30g，七叶一枝花10g，生甘草6g，野菊花15g，淡竹叶10g，生地黄30g，焦山栀12g，知母10g，5剂。已服用2剂，口舌糜烂加重，进食困难，午后热甚，经人介绍来诊。刻下：体温37.6℃（1小时前服用退热药散利痛），口腔黏膜溃烂，咽喉充血水肿，上颚中间布满黄腐脓样物，牙龈红肿疼痛，舌尖溃烂，只能进食流质食物，说话含糊，口干渴饮，口气秽臭，皮肤潮湿，出汗连连，神疲乏力，头胀痛明显，夜不能寐，大便量少色赤，腹无所苦，稍咳无痰，舌红苔黄厚腻，脉濡数。

西医诊断：发热待查？口腔溃疡。

中医诊断：暑温，口舌糜烂。

治宜：清热解毒，通腑泄热。

处方：解毒承气汤加减。黄连10g，黄芩15g，生山栀15g，生大黄10g，生甘草6g，竹叶10g，生石膏30g（先煎），桔梗 10g，肉桂粉 2g（冲入）。3 剂。

　　二诊：2018 年 8 月 22 日。病史同上，服用 2 剂后热度减退，今天来诊发热已退，体温 36.5℃，头痛好转，口舌糜烂好转，疼痛减轻，牙龈肿痛，出汗多，舌尖溃疡面缩小，可进食，大便日 2 次，小便黄，舌红，苔黄腻，脉数。血常规正常；CRP 59.95mg/L；ESR 47mm/h。原法既效，守方有恒。上方去肉桂，加蝉蜕 6g，僵蚕 10g，芦根 30g。3 剂。

　　三诊：2018 年 8 月 25 日。服药后症状好转，口腔、咽喉溃疡明显好转，红肿减轻，稍有疼痛，口干苦，汗出淋漓，体重减轻，怕风，舌尖溃疡缩小，舌红苔黄，脉细数。患者暑湿热毒之邪已折，阳气不固之象渐显，故治疗在清解热毒的同时，佐以扶阳固卫。处方：生地黄 30g，黄连 10g，生栀子 15g，黄柏 15g，制附子 6g（先煎），蝉蜕 6g，僵蚕 10g，生甘草 6g，桔梗 10g，生石膏 30g（先煎）。4 剂。

　　四诊：2018 年 8 月 29 日。服药后症状好转，溃疡好转，舌尖溃疡消退，咽喉部余一溃疡，精神好转，出汗减少，口干，纳谷改善，二便调，畏寒，舌红，苔薄黄，脉细。8 月 26 日复查血常规：WBC 7.31×10^9/L，N 75.2%；肝功能：GGT 110U/L；ESR 60mm/h。湿热毒邪渐退，气阴受损，故治以养阴清热和胃为主。处以竹叶石膏汤加减。处方：知母 20g，麦冬 15g，生地黄 30g，生石膏 20g（先煎），姜半夏 10g，竹叶 10g，炙甘草 5g，山药 20g，生山栀 10g，鲜石斛 12g。7 剂。

　　五诊：2018 年 9 月 5 日。服药后症状明显好转，口舌糜烂基本消退，自觉神疲乏力，出汗较前有减少，舌红，苔薄黄，脉细。上方去生石膏、竹叶，加生黄芪 20g，升麻 10g。7 剂。服药后患者电话告知，溃疡愈合，精神好转，诸症悉平。

按：本例患者平素酒食不节，湿热内积之体，因近期多日劳倦，夜间受寒起病，适值暑气当令，外邪侵袭，迅速入里化热，邪正交争剧烈，是以寒战高热与口舌糜烂并作。暑湿内侵，湿毒内蕴，火邪炎上，灼伤肌膜，腐蚀血肉，故而口舌糜烂；火热毒盛，充斥三焦，故见高热；热扰心神，故夜不能寐；湿热浸淫，灼伤津液，故口干、口臭、便秘。《伤寒瘟疫条辨》云："壮热，大便不通，腹部胀满，头目眩晕，谵语狂乱，吐衄发斑，咽喉肿痛，口舌生疮，脉沉数有力，解毒承气汤主之。"治疗当以清热解毒，通腑泄热。方用解毒承气汤加减化裁。方中黄连大苦大寒，清热解毒泻火；黄芩苦寒燥湿，清上焦之火；佐以栀子清泻三焦，导热下行；大黄泄热通便；四药苦寒直折，泻火解毒。配以石膏清热泻火，敛疮生肌；竹叶清热除烦止渴；桔梗消痈排脓利咽；反佐小剂量肉桂，激发阳气，且能防寒剂太过以生格拒；甘草调和诸药。诸药合用，共奏清热解毒化湿、通腑泄热之效。服药后患者高热退，症状好转，溃疡面缩小，但仍疼痛明显，故守原法出入，去肉桂，加蝉蜕、僵蚕取升降散之升清降浊之意，反佐小剂量附子，激发阳气，既止汗又消痛，且能防止苦寒太过。四诊时患者精神转好，溃疡明显消退，疼痛减轻，口干明显，考虑湿热火毒渐退，营阴受损，余热未清，故调整处方为竹叶石膏汤化裁养阴清热和胃，服药 14 剂后溃疡愈，诸症平。

8. 水痘

李某，男，33 岁。初诊：2019 年 11 月 30 日。发热 4 天，皮肤疱疹 3 天。患者 4 天前疲劳后发热，寒战，咽痛咽痒，头晕头痛，当时无鼻塞流涕，无咳嗽咳痰，无腹痛腹泻等不适。

当日至我院内科门诊就诊，诊断为"感冒病"，予桂枝汤合麻杏石甘汤加减服用，服药后热度未退，次日出现头面、胸腹部鲜红至暗红色丘疹，后扩散至四肢，渐成绿豆大小水疱，内见透明疱液，于2日前至鄞州某医院就诊，血液检查示：WBC $4.2×10^9$/L，M 18.5%，PLT $86×10^9$/L，CRP 10.0mg/L；上腹部彩超示：①肝回声增粗，门静脉内径增宽，脾肿大；②肝血管瘤待排；③胆囊壁毛糙；④脾周少量积液（7mm）。当时诊断为"水痘"，予"布洛芬"口服退烧，未予抗病毒药物，服药后烧退，效过热度又起，今至我处就诊。刻下：体温：38.2℃，恶寒发热，面色萎黄，形体消瘦，双目流泪，喷嚏流涕，语声低弱，皮肤丘疹、水疱散发，其疱皮薄，色淡浆稀，高出皮肤表面，周围绕以红晕，皮肤瘙痒不显，亦无黄脓样疱液及结痂，头晕头痛，纳谷不香，夜寐欠安，二便尚调，口干口苦，舌红苔薄黄，脉细数。既往"乙肝"病史，未行抗病毒治疗。

西医诊断：水痘。

中医诊断：水痘病。

中医辨证：湿毒感染，邪在少阳。

中医治法：透邪解毒，和解少阳。

方药：柴胡20g，黄芩15g，半夏10g，北沙参20g，生甘草3g，生石膏30g（先煎），草果10g，大豆卷10g，浮萍10g，金银花20g，连翘15g，5剂。

二诊：2019年12月3日。病史同上，服药1剂后热度即退，无反复，现面部水痘减退，腹背、四肢水痘仍存，面色少华，胃纳好转，口干口苦，舌红苔薄，脉数。查肝功能示：TBil 27.9μmol/L，DBil 8.4μmol/L，ALT 70U/L，AST 50U/L，GGT 66U/L。治宜透邪解毒，清化湿热。处方：柴胡10g，黄芩 10g，茵陈 30g，生山栀 10g，浮萍 10g，大豆卷 10g，金银花 10g，连翘 15g，赤小豆 20g，垂盆草 30g，麦芽 30g，4 剂。

三诊：复查血常规：未见明显异常；生化：ALT 51U/L，余无殊。皮肤水痘减退，精神好转，纳、便调，舌红苔白，脉细。治宜化湿解毒，益气健脾。处方：柴胡 15g，黄芩 10g，半夏 10g，党参 10g，麦芽 15g，生黄芪 10g，薏苡仁 20g，麦芽 20g，生甘草 3g，连翘 10g，7 剂。

按：《幼幼集成》记载："水痘似正痘，外候面红唇赤，眼光如水，咳嗽、喷嚏、涕唾稠黏，身热二三日而出，明净如水疱。"本案患者初起发热、咽痛，症似感冒，随即头面、胸腹部皮肤出现绿豆大小丘疹、水疱，并扩散至四肢，兼有流泪、喷嚏、流涕等症，故属中医"水痘病"范畴。患者素体虚弱，卫外不固，复感邪毒，邪正交争于肌表，故见发热；正气虚弱，不能鼓邪外出，邪入少阳，居于半表半里之间，则见寒热往来、口干口苦、胃纳减退。肺合皮毛，外邪犯肺，肺之宣肃失常，则见喷嚏流涕；脾主肌肉，风湿邪毒内侵脾胃，外发肌表，方见丘疹、水痘布露。舌红苔薄黄，脉细数亦为湿毒居于半表半里之象。此当透邪解毒、和解少阳以祛风除湿，退热消痘，其中"透"之一字尤为关键。方中柴胡为少阳专药，轻清升散，疏邪透表，为君药，《本草经解》有言"柴胡和解少阳，主寒热之邪气"；黄芩性寒，善清少阳相火，故为臣配合柴胡，一散一清，共解少阳之邪；半夏和胃降逆，散结消痞，为佐药；以北沙参易人参，取其养阴清肺，益胃生津之效，以防湿热伤阴；生石膏辛寒，长于清肺胃气分之大热，解肌透热之力强，《别录》认为石膏"除时气头痛身热……解肌发汗，止消渴烦逆"，张锡纯谓其凉而能散，有透表解肌之力；草果燥湿截疟；大豆卷、浮萍为清透之品，能祛湿解表，发汗祛风；金银花、连翘、生甘草合用清热解毒，此皆清灵之品，共奏透邪外出之功。全方合用则湿毒得透，风热得清，痘疹自消。药后水痘减退，化验示肝功异常，加之既往有"乙肝"病史，故二诊时在透邪基础上兼以化湿清热解毒，方中增茵陈、赤小豆、垂盆草等清化湿热之品，以利肝功恢复。后复查血常规、肝功能基本复常，外邪已去，素体虚弱，则治以扶正健脾化湿为主，和解为辅，在小柴胡汤基础上加用黄芪、麦芽、薏苡仁等扶助正气、顾护脾胃。三诊主次分明，各有侧重，方使病邪得解，正气得复。

9. 乳蛾

钱某，女，34岁，职员。初诊：2018年7月4日。发热，咽喉疼痛3天。患者自诉3天前因亲属感冒被传染，开始恶寒发热，头痛，咽喉疼痛，自服新康泰克，昨天起咽痛加重，甚则有呼吸不畅感，吞咽时加重，时有咳嗽，呈阵发性，痰少，口干苦，小便黄，大便干。查体：T 38.6℃，热病面容，两侧扁桃体红肿Ⅲ，表面见黄白色脓样分泌物，舌红苔薄黄，脉浮数。

西医诊断：急性化脓性扁桃体炎。

中医诊断：乳蛾。

辨证：风热外袭，肺气不宣，风热搏结咽喉，发为乳蛾。

治法：疏风清热，解毒利咽消肿。

处方：桔梗10g，生甘草6g，生大黄10g，鱼腥草30g，芦根30g，三叶青15g，木蝴蝶6g，瓜蒌皮10g，象贝10g，生石膏30g（先煎）。3剂。

二诊：7月7日。药后症减，发热已退，两侧扁桃体红肿较前好转，右侧扁桃体脓点消退，左侧尚存。咽痛减轻，尚有堵塞感，偶有咳嗽，纳谷尚可，二便调，夜寐安，舌红苔薄黄，脉数。效不更方，去木蝴蝶，加生山栀10g。5剂。

三诊：7月11日。患者两侧扁桃体红肿及脓点尽已消退，无明显堵塞感，无咳嗽，口干，纳谷欠香，舌红苔薄黄，脉细。治宜养阴清热利咽。处方：桔梗6g，生甘草3g，天、麦冬（各）10g，玄参20g，芦根30g，西青果15g，木蝴蝶6g，瓜蒌皮10g，象贝10g。7剂。

按：扁桃体肿大发炎，中医称为"乳蛾"，又称"喉蛾"或"蚕蛾"，最早于《太平惠民和剂局方》中提及，发于单侧为"单蛾"，双侧为"双蛾"；金代张子和《儒门事亲》中正式提出"乳蛾"之名。而本病之病因病理，如窦梦鳞于《疮疡经验全书》中云："咽喉有数证，有积热，有风热，有客热，有病后余邪未清，变化双蛾者。"本例患者因亲属感冒传染而起病，温邪上受，侵袭肺系，咽喉首当其冲，邪聚咽喉，发为乳蛾；时值夏季，感风热之邪后搏结于咽喉，热蒸气血壅滞，故见咽干咽痛，喉核红肿，咽喉堵塞，甚则呼吸不畅；风邪袭肺，肺失宣降，发为咳嗽。故治以疏风清热，解毒利咽消肿。方中桔梗、生甘草散结解毒、清利咽喉；鱼腥草、三叶青清热解毒、祛风化痰；生大黄泻热破积；芦根清泻肺热、祛痰排脓；木蝴蝶、瓜蒌皮润肺化痰；象贝清肺化痰止咳；生石膏辛凉清热，全方合用清解热毒，利咽消肿，邪去病退，再以养阴清利之剂善后。

二、心、脑病

1. 不寐

病例 1（失眠）

祁某，女，66 岁，退休工人。初诊：2017 年 4 月 5 日。

失眠 10 年余。患者 13 年前绝经后开始出现失眠，夜间无法入睡，潮热盗汗，精神疲惫，曾中西医治疗，服药时缓解，停药后复作，每晚靠艾司唑仑 1～2 片才能入睡，且多梦早醒。刻下见：精神疲惫，两颧潮红，夜间盗汗，入睡困难，多梦易醒，头晕目眩，腰背酸痛，形寒怕冷，纳谷一般，夜尿频，大便尚调，舌淡红苔薄，脉沉细。

西医诊断：失眠。

中医诊断：不寐。

辨证：肾元亏虚，心神失养。

治法：补肾益精，养心安神。

处方：六味地黄汤合天丝丸加味。熟地 30g，山药 20g，山茱萸 15g，泽泻 15g，丹皮 20g，茯神 20g，菟丝子 20g，巴戟天 20g，淫羊藿 10g，肉苁蓉 20g，淮小麦 20g，柏子仁 20g，7 剂。上药分 2 次服用，第 1 汁下午 2 时服用，第 2 汁睡前 1 小时服用。

二诊：2017 年 4 月 17 日。病史同上，患者夜寐好转，潮热、盗汗稍缓解，精神稍振，伴咽干，耳鸣，舌淡红少苔，脉沉细。治宜守原法。上方去淫羊藿、肉苁蓉，加麦冬 15g，五味子 6g。7 剂，服法同上。

三诊：2017 年 4 月 26 日。患者能正常入睡，睡眠时间及质量较前明显改善，潮热、盗汗、咽干耳鸣明显缓解，精神可，但自觉服药后胃脘部略有胀满，舌淡红苔薄，脉细。上方去麦冬、五味子，加枳壳10g，八月札20g，7剂。

患者经过3周的治疗，睡眠基本恢复正常。

按：失眠为现代常见病，引起失眠原因众多。中医治疗顽固性失眠，须从本而治，"补其不足，泻其有余"。本例老年患者，病程迁延10余年，久病多虚，患者不寐与潮热、盗汗、舌淡苔薄脉细同见，乃肝肾亏虚，心神失养所致。治宜补益肝肾，宁心安神，遂以六味地黄汤加减。六味地黄汤源于南宋钱乙《小儿药证直诀》，原文为："地黄丸，治肾怯失音，囟开不合，神不足，目中白晴多，面色㿠白等。"原方的用法及用量均为小儿。成人用之当增其量，方中重用熟地为君，主入肾经，滋阴补肾，填精益髓；山茱萸为臣，补养肝肾；山药补益肝脾肾；茯苓利湿而泻肾浊，并减轻熟地滋腻，助山药之健运；泽泻泻肾浊，助真阴得复；丹皮清泻虚热，并制萸肉之温涩。首诊中加用温柔通补之巴戟天、菟丝子、淫羊藿、肉苁蓉，因其肾之阴阳俱虚，故有阴阳双补，培本固元之用，且加柏子仁、淮小麦以养心安神。药后不寐有所改善，但有阴虚明显之迹，舌淡变为少苔，出现咽干，故原方去性温之淫羊藿、肉苁蓉，加用麦冬、五味子滋阴补肾宁心。三诊时胃气不和而胃脘部胀满，故去麦冬、五味子，加用理气宽中之枳壳，疏肝理气之八月札，药后患者胃脘胀满缓解，夜寐改善，调治而安。

病例2（焦虑症）

王某，女，46岁，职员。初诊：2017年5月27日。

失眠17年。生性多愁善感，17年前因父亲过世，悲伤过度，彻夜不寐，心情烦躁，经中西医调治，逐渐缓解，但多年来一直情绪低落，郁郁寡欢，夜寐不安，多梦易醒，长期服用艾司唑仑片。2008年有甲状腺切除手术史及贫血史。刻见：夜寐不安，多梦，易早醒，形体偏瘦，面色少华，神疲乏力，时有头晕，记忆力减退，心情不舒，郁郁寡欢，心烦易怒，口干而苦，大便黏溏，泻而不爽，小便频短，胃纳不香，胸脘痞闷，多食则胀，时有嗳气，舌质偏红苔白腻，脉弦细数。

西医诊断：焦虑症。

中医诊断：不寐，郁证。

辨证：木郁之质，思虑伤脾，心血暗耗，肝气郁结，痰热内生，心神被扰。

治法：化痰清热，解郁宁神。

处方：黄连温胆汤合甘麦大枣汤、栀子豉汤加味。川连6g，远志6g，半夏15g，陈皮10g，茯苓15g，炙甘草3g，枳壳10g，竹茹10g，制南星10g，石菖蒲20g，生山栀10g，淡豆豉10g，淮小麦30g，红枣10枚。7剂，分2次煎服，下午服第1汁，晚上临睡前服第2汁。同时给予心理开导，劝其移情易性，乐观向上。

二诊：6月3日。服7剂后，睡眠有好转，胸闷烦躁减轻，情绪改善，大便调，腻苔减少，舌红边显紫色，脉弦细。药已见效，上方去枳壳、竹茹，加百合10g，炒白术15g，7剂，服法同上。

三诊：6月10日。夜寐明显改善，时有胸闷胁痛，口干而苦，精神好转，胃纳尚可，大小便调，舌质红边紫，苔白，脉弦。患者失眠日久，经治肝气得舒，痰热渐化，病移日久，心脾亏虚，心脉瘀阻，故治宜补益心脾，化痰祛瘀，宁心安神。处方：党参15g，当归20g，生地黄20g，桃仁10g，红花6g，炙甘草3g，淮小麦30g，酸枣仁20g，柴胡10g，川芎10g，益智仁 20g，半夏 15g，石菖蒲 20g，远志 10g，红枣 10 枚。7 剂，服法同上。

以上方为主调治月余，夜寐基本正常，精神好转，心情舒畅，身体基本恢复。

按：本例木郁之质，生性多愁善感，且因父亲早逝，心情抑郁，肝气不舒，心脾受损，脾运不健，痰热内生，气滞痰阻，上扰心神，是以卧寐不安。治疗上先予黄连温胆汤加胆南星、石菖蒲清热化痰，理气解郁；合栀子豉汤清心除烦；复加仲景治脏燥之甘麦大枣汤养心安神，标本兼治，药后睡眠改善，心情好转，腻苔减少。故二诊去枳壳、竹茹，加百合、炒白术以健脾养心。待痰热祛，心情舒，肝郁缓，乃改用补益心脾，化痰祛瘀，宁心安神以收全功。

病例 3（睡眠障碍）

施某，男，50 岁，职员。初诊：2017 年 4 月 5 日。

失眠 5 年余。患者 5 年前因工作压力增大开始失眠，每晚入睡困难，睡后多梦，夜寐易醒，醒后仍觉疲惫，精神不济，曾服用中药调理，未见明显改善，现每晚需服用"艾司唑仑片"1～2 片方能入睡。半年来胸闷时作，刺痛隐隐，伴口干口苦。刻下见：面色少华，精神疲乏，夜寐不安，入睡困难，多梦易醒，胸闷胸痛，颈肩不利，纳谷尚可，大便不畅，2～3 日 1 次，口干口苦，舌红边有瘀斑，苔薄黄，脉沉弦。

西医诊断：睡眠障碍。

中医诊断：不寐病。

辨证：肝气郁结，气滞血瘀，心神失养。

治法：疏肝理气，活血和营，清心安神。

处方：血府逐瘀汤加减。桃仁 10g，当归 10g，红花 6g，柴胡 10g，枳壳 10g，川芎 10g，生地黄 20g，牛膝 20g，赤芍 20g，炙甘草 3g，桔梗 10g，半夏 10g，瓜蒌皮仁各 20g，生山栀 10g，7 剂。

二诊：4 月 12 日。服药后夜寐好转，入睡较前容易，胸闷痛减轻，但仍感神疲乏力，大便调，纳谷可，舌红苔薄脉弦。治从原方，减瓜蒌仁，加麦冬 15g。7 剂。嘱患者逐渐减少西药剂量。

三诊：4 月 19 日。药后夜寐安，少梦，胸闷未作，神疲乏力减轻，纳、便调，已停用"艾司唑仑片"，舌红苔薄脉弦。药既见效，效不更方，前方 7 剂。嘱患者忌辛辣刺激食物，忌饮浓茶、咖啡等易致兴奋的饮料，忌烟酒，晚餐勿过饥饱。

按：本例患者失眠已有 5 年余，迁延不愈，曾服汤药无效，为顽固性失眠。叶天士有云："初病气结在经，久病血伤入络"，综合脉症，为肝郁气滞，心脉瘀阻所致，故以逐瘀汤主之。王清任于"血府逐瘀汤"注解中亦言："夜不能睡，用安神养血汤治之不效，此方若神。"又云："夜睡多梦，是瘀血，此方一两剂痊愈，外无良方。"本方活血与行气相伍，既行血分瘀滞，又解气分郁结；祛瘀与养血同施，活血而不耗血。方中桃仁、红花活血祛瘀，行滞止痛；赤芍、川芎助君药活血祛瘀；牛膝活血通经，祛瘀止痛，引血下行；生地黄、当归养血活血，凉血和营；桔梗、枳壳、柴胡疏肝行滞，宽胸行气，使气行则血行；甘草调和诸药。又因瘀血阻络，脉络不畅，致水湿不化，聚湿为痰，故佐以半夏、瓜蒌皮祛痰化浊；瓜蒌仁化痰润肠；生山栀清热泻火；合而用之，气机调达，血脉通畅，清心安神，则诸症可愈。

病例 4（睡眠障碍）

林某，女，39 岁，职员。初诊：2017 年 2 月 8 日。

反复失眠 5 年余。刻下症见：入睡困难，夜间易醒，醒后不能复睡，需服用助眠药物（佐匹克隆片），烦躁不安，精神不振，面色少华，时有心悸，口干口苦，胃纳可，二便调，舌红苔薄，脉细。

西医诊断：睡眠障碍。

中医诊断：不寐。

辨证：情志不遂，郁郁寡欢，肝气郁结，阴血暗耗，心神不宁。

治法：养血安神，清心除烦。以张仲景的酸枣仁汤合甘麦大枣汤加减。

处方：知母 20g，酸枣仁 20g，川芎 15g，茯苓 20g，炙甘草 3g，黄连 6g，淮小麦 60g，煅龙骨 30g（先煎），煅牡蛎 30g（先煎），红枣 10 枚，木香 10g，远志 10g。7 剂。嘱其注意调节情绪，心情开朗。

二诊：2017 年 2 月 15 日。药后患者口干口苦减轻，醒后再次入睡间隔时间减少。原方加莲子肉 10g。7 剂。

患者以上方为主调理月余，症状基本平复，性情大有改善，夜寐能安。

按：不寐是以经常性睡眠减少为特征的一类疾病，或不易入睡、或寐而易醒，醒后不能再度入睡，甚或彻夜不眠。患者多主观感受睡眠时间不够和睡眠质量不佳，许多心身疾病或身心疾病都以失眠为主要症状。《内经》认为造成失眠的病因可为外因，也可为内因，其总的病机为阴虚阳盛，阳不入阴。睡眠可以看作是阴阳消长平衡的一个过程，阳气入于阴则睡眠，阳气出于阴则觉醒，阳不交阴是引起失眠的根本机制。患者女性，长期郁郁寡欢，思虑伤脾，情绪波动较大，服用佐匹克隆片，反复发作，过度思虑，暗耗心血；烦闷日久，气郁化火，心烦，口干口苦。治疗以滋阴养血，宁心安神为主。方以酸枣仁汤合甘麦大枣汤为主，酸枣仁汤仲景用于"虚烦不得眠"，为滋阴养血安神的代表方；甘麦大枣汤用治妇人脏躁，善于养心除烦；再加黄连、远志以清心安神；龙骨、牡蛎重镇安神，全方合用，滋阴养血，清心除烦，宁心安神。同时给病人以适当的心理开导，消除消极因素，形成良好的心态，从而达到身心健康。

病例 5（睡眠障碍）

单某，女，45 岁。初诊：2016 年 7 月 14 日。

失眠 3 年余。患者 3 年来失眠，入睡困难，易醒多梦，精神不振，情绪低落，心烦易怒。曾中西药治疗，上症未见明显改善，现每晚服艾司唑仑 2 片，能睡 4 小时左右。刻下见：精神疲惫，形体消瘦，面色少华，头晕健忘，口干口苦，纳谷不香，胸闷脘胀，心烦易怒，月经量少，经期延长，大便稀溏，舌红，苔腻微黄，脉滑。

西医诊断：失眠。

中医诊断：不寐。

辨证：肝郁不疏，脾运不健，气滞痰阻，上扰心神。

治法：清热化痰，疏肝健脾。以黄连温胆汤合半夏秫米汤加减。

处方：淡竹茹 10g，枳实 10g，姜半夏 15g，茯苓 15g，炙甘草 3g，黄连 6g，远志 6g，郁金 15g，石菖蒲 20g，制南星 10g，北秫米 30g，煅龙骨 30g（先煎），7 剂。上药分两次煎服，下午 3 时服第 1 剂，晚上临睡前 1 小时服第 2 次。

二诊：2016 年 7 月 21 日。服 7 剂后，睡眠好转，停服艾司唑仑，亦可入睡，能睡 5 小时左右，精神好转，胸闷心烦亦瘥，纳谷增加，舌红，苔稍腻，脉滑。药已见效，宜守原法。
上方加当归20g，淮小麦30g，续服2周，以巩固疗效。

按：患者木郁体质，肝郁不疏，横侮脾土，脾运不健，痰湿内生，气滞痰阻，久而生热，痰热上扰心神，以致不寐。舌红，苔腻微黄，脉滑为痰热之征，治疗不寐要从本而治，着重调治脏腑及其气血阴阳，以"补其不足，泻其有余，调其虚实"为总则。《景岳全书·不寐》云"凡如伤寒、伤风、疟疾之不寐者，此皆外邪深入之扰也；如痰，如火，如寒气、水气，如饮食忿怒之不寐者，此皆内邪滞逆之扰也。舍此之外，则凡思虑劳倦，惊恐忧疑，及别无所累而常多不寐者，总属其阴精血之不足，阴阳不交，而神有不安其室耳。知此二者，则知所以治此矣"。本例患者因肝郁气滞，脾运不健，痰热扰心致病，故治疗用黄连温胆汤合半夏秫米汤加味，二方都是经典名方，方中用半夏、陈皮、茯苓、枳实健脾化痰，理气和胃；黄连、竹茹、石菖蒲、郁金、天南星清心降火化痰；秫米和胃安神；远志、龙骨养心安神。本方配伍精妙，效果显著。

2. 偏头风

吴某，女，73岁，退休。初诊：2017年5月24日。

左侧面颊部疼痛2月余。患者于2月前突发左侧面颊部连及眼眶疼痛，痛如针刺有抽掣感，剧烈难忍。初期发作次数较少，间歇期较长，后发作逐渐频繁，说话、吃饭、洗脸等均可诱发。刻下见：左侧面颊部连及眼眶疼痛间歇性发作，发作时疼痛剧烈，苦不堪言，无恶心呕吐，面色苍白，精神萎靡，夜寐不安，乏力，痛时影响进食，心情烦躁，口干，大便偏干，舌红苔少，脉弦数。头颅CT检查正常。

西医诊断：三叉神经痛。

中医诊断：偏头风。

辨证：肝肾不足，水不涵木，肝风动络。

治法：滋水涵木，平肝息风，通络止痛。

处方：生地黄30g，细辛10g，蜈蚣3条，白僵蚕10g，蝉蜕6g，白芥子10g，桑叶10g，夏枯草10g，生白芍30g，生甘草6g。7剂。

二诊：5月31日。面颊疼痛减轻，神疲乏力，口干，夜寐欠安，纳谷尚可，二便调，舌红苔少，脉弦数。治从原法，上方减蜈蚣，加酸枣仁20g。7剂。

三诊：6月7日。面颊疼痛反复，口干，夜寐安，纳、便调，舌红苔少，脉弦。上方加蜈蚣3条，麦冬15g。7剂。

四诊：6月14日。面颊疼痛好转，发作次数稍有减少，夜寐安，纳、便调，舌红苔少，脉弦。上方继服。7剂。

以上方为主，继续调理半月余，精神可，面颊部疼痛未作，纳可，二便通调，夜寐安。

按：三叉神经痛属于中医"偏头风""面痛"等范畴，古医书中有"首风""脑风""头风"等名称记载。中医学认为三叉神经痛是五脏六腑失调，气血不畅，三阳经筋受邪，风、火、痰、毒阻断经络引起，不通则痛。如《医林绳墨》中亦云："亦有浮游之火，上攻头目或齿异不定而作痛者。"本病患者年逾古稀，肝肾不足，下元亏虚，水不涵木，阴虚阳亢，肝风入络，上扰面颊而发病，故治宜滋水涵木，平肝息风，通络止痛。方中生地黄滋水涵木，清热凉血；细辛、蜈蚣搜风剔邪、通络止痛，其中细辛虽用量至10g，入汤剂煎服并未见明显副作用，而止痛效果明显；白僵蚕祛风通络止痛；蝉蜕、桑叶清热凉肝息风；

白芥子通络化痰止痛；夏枯草清泻肝火；生白芍养血敛阴；生甘草调和诸药，全方共奏滋水涵木，平肝息风，通络止痛之功。虫类药中蜈蚣通络止痛作用最强，二诊时因疼痛减轻而不用，面颊疼痛复作，三诊时加入疼痛就减。对头面疼痛我亦喜用细辛，《本草纲目》有"细辛不可过钱，过则气闭闷而死"的记载，指的是细辛碾末吞服不可过钱，若入汤煎煮，则无此副作用，用量可大，我常用 10 至 15g，未见不良反应，而止痛效果明显，但煎煮时间不能过久，否则药效亦差。

3. 头痛

病例 1（血管性头痛）

江某，女，57 岁。初诊：2017 年 7 月 2 日。

反复头痛 10 年，再发 1 周。患者反复头痛 10 余年，近因家属生病后，压力较大，头痛又作，以左侧太阳穴为主，呈阵发性，伴有头晕目糊，潮热面赤，腰背酸痛，情绪不畅，时有烦躁，夜寐欠安，多梦早醒，口干时饮，纳谷量少，大便偏干，1～2 天 1 行，无恶心呕吐，无视物旋转等不适。舌红苔少，脉弦。有高血压、糖尿病病史。BP 150/100mmHg，空腹血糖 12.0mmol/L，头颅 CT 未见异常。

西医诊断：血管性头痛，高血压，糖尿病。

中医诊断：头痛。

辨证：肝阴不足，肝阳上亢。

治法：滋水涵木，平肝通络。

处方：天麻 9g，钩藤 30g，川芎 20g，珍珠母 30g（先煎），桑叶 10g，丹皮 20g，生山栀 10，夏枯草 10g，生地黄 30g，炒白芍 30g，生麦芽 30g，7 剂，日 1 剂，早晚饭后温服。嘱患者放松心情，减轻压力，情绪与头痛关系密切，并控制饮食，忌油腻、甜食。

二诊：7月10日。头痛头晕好转，潮热减轻，情绪改善，夜寐稍安，纳便尚调，舌红苔少，脉弦。测血压：142/96mmHg。原法既效，上方加玄参30g，7剂。

以上方为主加减调治月余，头痛未作，血压基本控制，7月26日测空腹血糖7.4mmol/L。

按：头痛病在临床颇为常见，分为外感头痛和内伤头痛。此案例与肝阳头痛最为密切。该患者年近六旬，天癸已竭，阴血不足，下元亏虚，遇事后情绪紧张、焦虑，肝气郁结，气郁化火，而致肝阳上亢，肝风内动，上扰清窍而头痛、头晕。治疗从养阴柔肝，清肝平肝着手。方以天麻、钩藤、珍珠母平肝息风；川芎善行头目，活血通窍，为顺气行血要药，功能行气开郁，入肝理血，上行头目，下行血海，主治头痛及妇女一切气郁血郁；桑叶、丹皮清肝解郁，叶天士认为桑叶"清肝经气分之热，丹皮清肝经血分之热"；生山栀、夏枯草清泻肝经之火，夏枯草生于冬末，长于三春，正得水木之气，遇夏则枯，因木当火令，其气退谢，故可用以退肝胆经之热；生地黄、炒白芍养阴柔肝，滋水涵木，以柔其体，生麦芽行气消食、健脾开胃，取"见肝之病，知肝传脾，当先实脾"之意。全方合用滋水涵木，养阴柔肝，清肝泻火，通络止痛。

病例2（血管神经性头痛）

王某，女，48岁，家务。初诊：2017年11月15日。

左侧偏头痛反复发作10年。患者10年前无明显受凉、情绪刺激等诱因下出现偏头痛，部位在左侧，痛时程度较剧，严重时伴恶心呕吐，需口服止痛药方能缓解，曾就诊多家西医院，行头颅 CT、MRI、颅脑多普勒彩超检查，均未见明显异常，故诊断为"血管神经性头痛"，予营养神经、改善循环等治疗，症状反复发作，时好时坏，遇冷受风症状加重，今在朋友介绍下来吾处就诊。刻下：左侧偏头痛，胃脘时胀，月经不调，大便时稀，夜尿频多，口干口苦，胃纳一般，舌红，苔白腻，脉弦。

西医诊断：血管神经性头痛。

中医诊断：头痛。

辨证：脾虚生痰，痰浊上扰，久病入络，脑络瘀阻。

治法：化痰降浊，健脾祛湿，祛瘀通络。

处方：半夏 15g，炒白术 20g，天麻 9g，茯苓 20g，川芎 20g，细辛 10g，蜈蚣 3 条，桂枝 10g，当归 20g，生黄芪 20g，生白芍 20g，炒麦芽 30g。7 剂。

二诊：2017 年 11 月 22 日。服药期间，头痛又发作两次，痛及眉棱骨，遇风遇冷头痛易发，胃脘作胀，夜寐安，胃纳可，夜尿减少，月经现行，色偏暗，量中等，经行头痛易发，舌淡红，苔白，脉细。治宜：祛风散寒，调和营卫，通络止痛。处方：桂枝 20g，炒白芍 30g，炙甘草 6g，红枣 10 枚，川芎 20g，细辛 10g，白芷 10g，羌活 10g，生黄芪 30g，蜈蚣 3 条，炒麦芽 30g。7 剂。

三诊：2017 年 11 月 29 日。服药后头痛症状好转，程度减轻，胃脘不胀，胃纳可，夜寐安，舌淡红，苔白，脉细。原法既效，守方有恒。上方去羌活，加生牡蛎 30g（先煎）平肝潜阳。7 剂。

四诊：2017 年 12 月 9 日。药后症减，头痛明显好转，眼睑浮肿，胃纳可，夜寐安，二便调，舌淡红，边齿印，苔薄，脉细。上方加茯苓皮20g。7剂。服药后患者诸症悉平，头痛未再发作。

　　按：头痛之病因复杂多端，但不外乎外感和内伤两大类。盖头为"诸阳之会""清阳之府"，又为髓海所在，凡五脏精华之血，六腑清阳之气皆上注于头。如六淫外邪侵袭，上犯巅顶，邪气羁留，阻抑清阳，或内伤诸疾，导致气血逆乱，瘀阻经络，脑失所养，均可发生头痛。此例患者，头痛日久，部位在左侧颞部，按经络循行属少阳经，脏腑多与肝胆有关，当属肝阳上亢、肝经风火上扰。但本例患者性情平和，无头昏头胀，面红目赤，心烦易怒表现，却伴胃脘胀，口干苦，大便稀等症，结合舌脉，系属脾虚生痰，痰浊中阻，上蒙清窍，清阳不展，且病延日久，痰瘀阻络，使头痛之疾迁延不愈。《金匮翼》曰："痰厥头痛者，痰从脾而至胃也。夫脾为胃行其津液者也。脾病则胃中津液不得宣行，积而为痰，随阳明之经上攻头脑而作痛也。"故首诊治疗从痰浊入手，化痰降浊，健脾祛湿，祛瘀通络。予半夏白术天麻汤加味。半夏辛温，燥湿化痰；天麻甘温，平肝息风；白术甘苦温，健脾燥湿；茯苓健脾渗湿；生黄芪益气健脾，升清阳之气；桂枝通阳化湿；川芎、当归活血通络，其中川芎，张元素称其"上行头目，下行血海，能散肝经之风，治少阳厥阴经头痛，及血虚头痛之圣药也。"李东垣也认为，头痛须用川芎，如不愈，各加引经药；细辛辛温走窜，散少阴之寒，治疗头痛常用大剂量，一般8～10g，取其祛风散寒、通窍止痛之功；蜈蚣散瘀通络，搜剔血络，兼有止痛之功；白芍平肝；麦芽和胃。服药期间患者受风受冷后头痛再发，痛及眉棱骨，结合舌脉，系属素体脾虚，易受外感，风寒湿邪，上犯头目，阻抑清阳，络脉失和，故再以祛风散寒除湿，调和营卫，通络止痛为治。服药后头痛症状明显减轻，发作次数明显减少，此后在此方基础上加减化裁，使患者顽疾基本治愈。因偏头痛易反复，常在多种诱因的影响而再度发作，治疗颇不容易，故除正确辨证用药之外，还须注意生活调摄，避免某些诱发因素。

4. 眩晕

病例 1（脑动脉供血不足，直立性低血压）

徐某，男，55岁，职员。初诊：2018年7月11日。头晕伴乏力3年余，3天前晕厥1次。患者3年来时感头晕不适，伴全身乏力，视物模糊，无恶心呕吐，无视物旋转，无一过性黑蒙。当时测血压70/50mmHg。3天前患者劳累后于家中突发晕厥，无四肢抽搐，无牙关紧闭，无大汗淋漓。十数秒后清醒，醒后如常人，无肢体偏瘫。至当地医院就诊，查头颅MRI、心电图、心脏彩超、胸部CT等，均未见明显异常，颈椎MRI示：椎体血管瘤，C5/6、C7/T1椎间盘轻度突出。予对症治疗后未见明显好转。刻下见：晕厥未再发作，头晕，伴神疲乏力，视物时有模糊，血压随体位变化改变明显，站立时血压明显降低，平躺则血压基本正常，面色少华，纳谷尚可，夜寐安，大便欠畅，1～2日/次，排便困难，小便正常，舌淡红苔黄腻，脉沉细。测血压，坐位76/52mmHg，平躺112/64mmHg。

西医诊断：脑动脉供血不足，直立性低血压。

中医诊断：眩晕。

辨证：中气不足，湿浊内积，腑气不通，清阳不升。

治法：补中益气，升清降浊，通腑和营。

处方：生黄芪30g，党参30g，苍术15g，炒白术15g，升麻 10g，葛根 30g，柴胡 10g，荷叶 10g，枳实 15g，薏苡仁 30g，滑石 20g，杏仁 10g。7 剂。

二诊： 7 月 18 日。服药 1 周后，患者诉头晕仍反复发作，程度较前减轻，乏力仍存，面色少华，大便已通，纳谷可，夜寐尚安，舌淡红苔白稍腻，脉细。效不更方，去滑石，佐以绞股蓝 30g，川芎 15g。7 剂。

三诊： 7 月 25 日。诉头晕、乏力时有，注射"参麦注射液"后眩晕好转较明显，面色少华，纳谷可，二便调，夜寐尚安，舌红苔白，脉细。治以益气升清为主。处方：生黄芪 100g，党参 30g，炙甘草 10g，葛根 30g，补骨脂 30g，杜仲 20g，枸杞子 20g，荷叶 10g，炒白术 30g，柴胡 10g。7 剂。

四诊： 8 月 1 日。患者诉药后头晕明显好转，发作频率减少，乏力减轻，视物模糊好转，纳、便调，夜寐安，舌红苔白，脉细。上方去补骨脂，佐以川芎 15g，升麻 10g。7 剂。

五诊： 8 月 8 日。诉头晕、乏力明显改善，劳累后稍有不适，腰背酸楚，晕厥未作，纳、便调，夜寐安，舌红苔白，脉细。测血压，坐位 92/58mmHg。平躺 120/66mmHg。缓则治本，治拟补肾益气助阳为主。处方：菟丝子 20g，巴戟天 20g，沙苑子 20g，桑椹 20g，葛根 20g，生黄芪 30g，炙甘草 6g，枸杞子 20g，鹿角片 20g，补骨脂 20g。7 剂。

以上方为主，继服 1 个月后眩晕止，诸症安，测血压，坐位 102/64mmHg，平躺 118/74mmHg。

按： 眩晕最早见于《内经》，称之为"眩冒"，其病理变化不外虚实两端。《内经》认为眩晕属肝所主，与髓海不足、血虚、邪中等多种因素有关，《灵枢·海论》中云："髓海不足，则脑转耳鸣，胫酸眩冒。"《灵枢·卫气》亦云："上虚则眩。"《景岳全书·眩运》中也指出:"眩运一证,虚者居其八九,而兼火兼痰者,不过十中一二耳。"强调"无虚不能作眩"。本例患者头晕伴乏力多年,兼见面色少华,血压低,且随体位变化波动很大。中医辨证以虚为本。脑为髓之海,中气不足,清阳不升,髓海空虚,则见头晕;气为血之帅,气虚则血少,气血不足,则全身乏力、面色少华。脾运不健,痰浊内生,腑气不通,浊气不降,其标为实。故治疗以补中益气,升清荣脑治其本;健脾助运,化痰降浊,通腑和营治其标。取黄芪补中益气、升清荣脑;党参、白术补脾益气,助芪之力;升麻、葛根、柴胡升举阳气;苍术、薏苡仁健脾祛湿;荷叶、滑石化湿泄浊;枳实、杏仁润肠通便。药后中气稍复而腑气得通,药虽起效而力仍有不逮,故三诊加大黄芪剂量至百克以强益气升清之功,四诊复见,果见疗效,患者症状已明显好转,血压亦有改变。五诊后以补肾益气、养血固本为主,调理月余,终使疾愈。

病例2(周围性眩晕)

金某,女,55岁,退休工人。初诊:2016年11月23日。

反复眩晕2年余,加重1周。患者近2年来眩晕反复发作,伴双目干涩,口干,发作时头晕目眩,视物旋转,难以自行站稳,恶心呕吐,休息可缓解,因自觉不甚严重,未曾寻医服药。近1周渐有加重,故来就诊。刻下见:头晕目糊,两目干涩,面色少华,神疲乏力,夜寐不安,多梦早醒,大便偏干,纳谷尚可,舌红苔薄,脉细数。BP 142/78mmHg。血常规、肝肾功能检查正常,头颅CT未见异常。

西医诊断:周围性眩晕。

中医诊断:眩晕。

辨证:肝肾不足,脑失所养,肝阳偏亢。拟天麻钩藤饮合杞菊地黄汤加减。

治法：滋肾养肝，平肝止眩。

处方：天麻 9g，钩藤 30g，枸杞 20g，菊花 10g，生地黄 30g，山药 20g，萸肉 15g，丹皮 20g，柏子仁 20g，枣仁 20g，川芎 15g。7 剂。

二诊：12 月 1 日。药后头晕好转，夜寐改善，大便通畅，惟两目干涩，易疲劳，舌红苔薄，脉弦细。治宜守原法出入，上方去柏子仁，加决明子 20g，茺蔚子 20g。7 剂。

以上方为主调理近月，头晕未作，两目干涩明显好转，夜寐亦安。

按：《素问·至真要大论》云："诸风掉眩，皆属于肝。"肝乃风木之脏，其性主动主升，若肝肾阴亏，水不涵木，阴不维阳，阳亢于上，则发为眩晕。本例患者年过五旬，月经已断，下元趋亏，且从事财务工作，日常与电脑、手机为伴，用眼过度，久视伤血，肝肾不足，头目失养，则头晕，双目干涩；阴液不能上承，则口干咽燥；阴虚不能制阳，相火内动，上扰心神，则夜寐不安；舌红少津，脉数，为肝肾不足，阴虚内热之证。故方用天麻、钩藤平息肝风，二味合用为君，为治疗肝阳上亢型眩晕头痛要药；枸杞、菊花清肝明目；生地黄、山药、萸肉三药配合，并补肾肝脾三阴；丹皮清泄虚热；柏子仁补益心肾，润肠通便；枣仁养心安神；川芎养血和血。全方补益肝肾，养肝明目，平肝止眩，养心安神，方证相应，则诸症可愈。

病例 3 眩晕（脑动脉供血不足，失眠）

陈某，女，62 岁，家务。初诊：2018 年 2 月 3 日。

反复头晕 1 月。患者 1 月前无明显劳累及情绪刺激等诱因下开始出现头晕，呈阵发性，程度不剧，伴耳鸣，夜寐不安，甚则彻夜不眠，心悸不宁，无头痛，无视物旋转，无恶心呕吐，曾在外院予西药治疗，症状无缓解。刻下：头晕时作，耳鸣如蝉，心悸不宁，牙龈肿痛，潮热，夜寐不安，口干而燥，心烦气躁，纳谷不香，舌红，苔薄黄而干，脉弦数。

西医诊断： 脑动脉供血不足，失眠。

中医诊断： 眩晕，不寐。

辨证： 肾水不足，心火上炎，心肾不交。

治法： 滋阴降火，交通心肾。取黄连阿胶汤加减。

处方： 阿胶10g（烊化），黄连10g，黄芩10g，鸡子黄2枚（烊入），炒白芍15g，麦冬15g，炙甘草3g，7剂。具体服法：先煮其他5味药，煮2次，取药汁约400mL。阿胶取70g，加水烊化，每次取适量加入药汁中，2枚生鸡蛋黄打匀趁热兑入药汁中。

二诊： 2018年2月10日。服药后夜寐较前好转，牙龈肿痛、心烦心悸症状减轻，头晕耳鸣改善，胃纳可，二便调，舌红，苔薄黄，脉弦。原法既效，守方有恒。上方改黄连6g，加生地黄30g，淮小麦30g。7剂。

三诊： 2018年2月24日。服药后症状明显好转，夜寐好转，头晕耳鸣心悸均不明显，近日感冒，咳嗽有痰，口干，稍感胸闷痛，舌红，苔薄，脉数。治宜宣肺化痰，养阴清热，宁心安神。处方：半夏15g，夏枯草10g，知母20g，枣仁20g，川芎15g，麦冬15g，瓜蒌皮15g，浙贝10g，桑叶10g，炙甘草3g。7剂。

四诊： 2018年3月3日。药后症减，睡眠基本能保持6小时左右，头晕、耳鸣、心悸心烦均不明显，近3天有阵发性咳嗽，痰多色白，二便调，易疲劳，舌红，苔薄，脉数。治宜宣肺化痰止咳。处方：桑叶 10g，杏仁 10g，浙贝 10g，姜半夏 15g，麦冬 15g，连翘 15g，百部 15g，紫菀 10g，黄芩 10g。7 剂而安。

按：本证患者主要表现为头晕，心烦，夜寐不安，牙龈肿痛，潮热，耳鸣，口干。综合脉症，证属肾阴不足，心火上炎，心肾不交。患者年过六旬，脏腑功能衰退，肾阴不足，不能上济于心，心火独亢，故见心烦、心悸；肾阴不足，脑髓失充，故见头晕、耳鸣；水火失济，心肾不交，故见夜寐不安；阴虚火旺，故见牙龈肿痛；舌脉均符合本证。治疗当以滋阴降火，交通心肾，"壮水之主，以制阳光"，取黄连阿胶汤加减。方中黄连剂量稍大，意在清独亢心火以除烦热；黄芩与之相配，苦寒直折心火；阿胶烊化服用，补真阴，滋肾水；两枚鸡子黄养心血、安心神；二者均为血肉有情之品，"以有情补有情"；炒白芍养血敛阴，还可平肝；麦冬养阴生津，清心除烦；炙甘草调和诸药。由是水升火降，水火既济，心肾相交，诸症自除。待症状缓解后减少黄连剂量，防止苦寒败胃，酌加甘寒之生地黄滋阴清热。三诊时症状明显好转，但不慎感外邪，故以宣肺化痰，养阴清热，宁心安神之法，予酸枣仁汤加减治之。四诊时头晕、心烦、失眠症状已基本缓解。黄连阿胶汤在《伤寒论》中主治少阴热化证，除了药味特殊外，还要注意其煎服方法。煎药时先用水煮黄连、黄芩、芍药三味，以水六升取得两升，后去滓，阿胶烊化放入，待稍冷，再放入鸡子黄，搅匀服用。

5. 中风

王某，男，62 岁，退休。初诊：2018 年 12 月 22 日。
中风后右侧半身活动受限 9 月余。患者 2018 年 4 月中旬突发中风，半侧身体活动受限（具体不详）。于当地中医院住院治疗，诊断为"中风（中经络）"，予"长春汀注射液、氢氯吡格雷片、瑞舒伐他汀钙片、消栓通络颗粒、呋喃硫胺片"及中药汤剂治疗，患者好转后出院。颅脑平扫未见异常。后持续口服上述药物，但仍有肢体不利，偶有头晕恶心症状。患者既往有"高脂血症，酒精性肝损伤，颈动脉硬化"病史（治疗不详）；有饮酒史。刻下见：右侧肢体行动不利，伴肢端麻木，口干口苦，偶有头晕恶心，纳可，夜寐尚可，二便调，舌红苔薄黄，脉弦。

西医诊断：脑梗死后遗症。

中医诊断：中风。

辨证：气虚血瘀，兼肝阳偏亢，肝风上扰。

治法：益气活血通络，平肝息风。

处方：川芎10g，生黄芪60g，地龙10g，桃仁10g，当归20g，红花6g，赤芍20g，天麻10g，丹参20g，钩藤30g。7剂。

二诊：12月29日。病史同上，半身肢体麻木疼痛，胃纳尚可，晨起头晕恶心，小便调，大便稀，2～3次/日，舌红苔薄黄脉弦。上方减丹参，加桂枝20g，牛膝20g。7剂。

三诊：2019年1月5日。病史同上，头晕减轻，半侧肢体麻木仍存，疼痛较前减轻，胃纳尚可，大便次多，质稀，舌淡红苔薄，脉弦。上方减钩藤，加鸡血藤20g。7剂。

四诊：1月12日。病史同上，头晕已愈，麻木仍存，疼痛较前减轻，纳寐可，大便次多，日3～4次，舌红苔薄，脉弦。拟益气活血通络法。处方：黄芪60g，当归20g，红花6g，桂枝20g，地龙10g，炒白术20g，鸡血藤20g，炙甘草6g，地鳖虫 10g。7 剂。

五诊： 1 月 19 日。病史同上，头晕好转，大便次数尚多，纳可，足趾疼痛，舌脉同上。上方加炒扁豆 20g，诃子肉 10g。7 剂。

六诊： 1 月 26 日。病史同上，肢体麻木减轻，头晕已愈，大便好转，舌红苔薄，脉弦细。上方减炒扁豆，加木瓜 15g。14 剂。

按语： 中风有中经络和中脏腑之别，病因多有内伤积损，劳欲过度，饮食不节，情志所伤，气虚邪中等。其病机为阴阳失调，气血逆乱。《医学发明》中说："中风者，非外来风邪，乃本气自病也。凡人年愈四旬，多有此疾。"王清任也指出，中风半身不遂，偏身麻木是由于气虚血瘀所致，立补阳还五汤治之。张伯龙等近代医家认为本病的发生因肝阳化风，气血并逆，直冲犯脑而致。本例患者中风 9 月余，日久不愈，病程迁延，损伤经络气血，致气虚血瘀。王师拟补阳还五汤治之。顾名思义，方名即喻治疗中风偏枯效佳，方中黄芪为君，补益为主，病久气虚，黄芪可补脾胃，使血气上升，并使全身气血推动有力，改善瘀滞；当归、川芎为臣药，可活血、通气、止痛，况川芎为血中气药，可使气血上行头目，与生黄芪同用，可直达脑部，当归养血而不伤血；桃仁、赤芍、红花为佐药，红花恢复气血，缓解疼痛，桃仁活血化瘀，是治疗血液疾病与瘀血闭塞的专用药物，善泄血滞，祛瘀能力强，逐瘀而可助新血生；地龙"上食埃土，下饮黄泉"，疏通经络效果极佳；丹参活血化瘀，天麻、钩藤平肝息风，体本虚者，肝脏易偏亢，上扰头目，以天麻、钩藤平之。诸药共用，共奏益气活血通络，平肝息风之效。本病病程较长，服药需持之以恒，渐复气血，以消偏枯。

6. 胸痹

病例 1（冠状动脉粥样硬化性心脏病，高血压病）

王某，女，76 岁，退休。初诊：2017 年 2 月 22 日。

胸痛反复发作 10 余年。患者 10 余年来常于劳累后出现右侧胸口部疼痛，呈绞痛感，休息或服药后可缓解，于当地医院查冠状动脉造影示：冠状动脉粥样硬化性心脏病。刻下见：患者胸痛反复发作，动则气急，神疲乏力，腰背酸痛，夜寐不安，大便欠畅，纳谷尚可，舌稍紫苔薄，脉弦涩。患者有"高血压"病史二十余年，规律服用降压药，现血压控制可。

西医诊断：冠状动脉粥样硬化性心脏病，高血压病。

中医诊断：胸痹，心痛。

辨证：心气不足，心脉瘀阻。

治法：益气强心，活血通络。

处方：生黄芪 30g，麦冬 15g，五味子 6g，生晒参 9g，丹参 10g，降香 6g（后下），川芎 15g，石菖蒲 20g，郁金 20g，桃仁 10g，麻仁 20g，炙甘草 15g。7 剂。

二诊：3 月 8 日。前 1 周胸痛发作次数较前有所减少，乏力缓解，头胀偶作，夜寐好转，大便偏干，舌红有瘀斑苔薄，脉弦涩。治从上方，去生晒参，加厚朴 10g。7 剂。

三诊：3 月 8 日。患者胸痛时作，程度较前缓解，腰背酸痛，头胀偶作，夜寐好转，纳谷可，舌红苔薄，脉弦涩。患者自行转方 1 次。上方 7 剂。

四诊：5 月 6 日。患者胸痛间发，次数较前减少，休息可缓解，胃脘偶胀，时有咳痰，夜寐尚安，纳、便调，舌红苔薄白，脉弦涩。处方：炙甘草 10g，丹参 30g，川芎 15g，厚朴

10g，降香 6g，生黄芪 30g，桃仁 10g，生山楂 30g，陈皮 10g，半夏 15g，石菖蒲 20g。7 剂。

以上方为主，随症加减治疗 3 月，患者胸痛基本未发，精神状态好转，气急缓解，夜寐安，纳、便调。

按：冠状动脉粥样硬化性心脏病是冠状动脉血管发生动脉粥样硬化病变而引起血管腔狭窄或阻塞，造成心肌缺血、缺氧或坏死的心血管疾病，常被称为"冠心病"，多发于中老年人、高血压患者等。临床表现为胸痛，多因体力活动、情绪激动等因素诱发，多为发作性绞痛或压榨痛，也可为憋闷感。疼痛从胸骨后或心前区开始，向上放射至左肩臂等。本病在中医属"胸痹""心痛"范畴。本例患者年逾古稀，下元亏虚，心气不足，故常感神疲乏力；气虚见动则气急，"气为血之帅，血为气之母"，气虚不能行血，血瘀则舌紫脉弦涩；瘀则不通，不通则痛，故见胸痛反复发作。治拟益气强心，活血通络。方中生黄芪、生晒参益气强心；麦冬、五味子益气养阴宁心；丹参、降香、川芎、郁金活血祛瘀、行气止痛；石菖蒲化湿开胃、宁神益智；桃仁、麻仁活血祛瘀、润肠通便；炙甘草用量 15g，能补益心气、强心复脉。全方标本兼顾，共奏药效。现代药理研究亦表明，黄芪有强心、抗心肌缺血的作用，能扩张血管、扩张冠脉、降低血压、改善心肌氧的代谢平衡；人参能加强心肌收缩力，有降血压、抗休克作用，能改善冠心病的各种症状；丹参、川芎、郁金有明显的抗血栓形成的作用。

病例 2（冠心病，心肌梗死，慢性心力衰竭）

李某，女，52 岁，干部。初诊：2017 年 10 月 3 日。

胸闷，气短，面目浮肿 8 月。患者于今年 2 月 20 日食入大量海鲜后呕吐 3 天，入住上海某医院，入院后出现胸闷，胸痛，气短，心电图示：①窦性心律；② QRS 电轴左偏；③ST 段 $V_1 \sim V_3$ 导联呈弓背向上型抬高 0.05 ～ 0.1mv，提示前间壁心肌梗死，心肌标志物：肌钙蛋白 0.062μg/L，pro-BNP4313pg/mL。诊断为急性心肌梗死。于 2 月 27 日行冠脉造影术，术中见右冠近段斑块，狭窄 70%；后降支开口狭窄 85%；余正常。经积极治疗后病情稳定于 3 月 2 日出院。出院后服用：瑞舒伐他汀钙片，阿斯匹林肠溶片，氯吡格雷片。患者有甲亢，糖尿病病史，2008 年曾因糖尿病急性酮症酸中毒住院，后一直皮下注射胰岛素治疗。从 3 月中旬起患者又出现胸闷，气短，动则加重，失眠，全身困倦，艰难度过夏天，10 月 1 日来甬探亲，经其弟介绍来诊。刻见：面目浮肿，脸色苍白，行动迟缓，精神萎靡，自述反复胸闷，胸痛，气短，动则加重，不能走楼梯，夜寐不安，严重时彻夜不寐，心烦不宁，口苦口黏，口渴引饮，纳谷不香，脘腹作胀，大便秘结，便如羊屎，服泻药才便，身无汗，舌红舌尖为甚，舌下脉络迂曲紫暗，苔白厚腻，脉细涩而促。

西医诊断：①冠心病，心肌梗死，慢性心力衰竭；②糖尿病。

中医诊断：①胸痹，心痛；②消渴。

中医辨证：心气阴不足，心脉瘀阻，腑气不通，浊气上泛。

治法：滋阴强心，祛瘀通脉，通腑泄浊。

处方：麦冬 15g，玄参 30g，生晒参 9g，生地黄 60g，丹参 30g，瓜蒌皮仁各 20g，酸枣仁 20g，川芎 20g，枳实 15g，三七粉（冲服）3g。7 剂。

二诊：10 月 23 日。患者返沪后上方于 10 月 16 日开始服用，7付服完微信告知药后效果很好，胸闷、气短，自觉心脏压迫感好转，人轻松很多，心情舒畅，大便通畅，舌边尖有溃疡，舌质红苔白腻。原法既效，应守方有恒，惟患者苔尚白腻，口舌溃疡未愈，宜加清泄湿火之品。

处方： 麦冬15g，玄参30g，生晒参10g，生地黄60g，麻仁30g，丹参30g，炙甘草10g，升麻15g，川芎20g，枳实15g，水蛭6g，瓜蒌皮15g，生山栀10g。7剂。

三诊： 11月15日。微信告知药后胸闷气短感觉基本消失，爬楼梯也不气喘，全身轻松，心情舒畅，晚上睡眠质量也好，口舌溃疡消退，大便隔日一次，质黏糊，舌淡红，苔薄白。处方：麦冬15g，玄参30g，党参20g，生地黄60g，麻仁30g，丹参30g，炙甘草10g，升麻15g，川芎20g，枳实15g，水蛭6g，薏苡仁30g，苍术15g。7剂。

四诊： 12月7日。微信告知药后身体感觉越来越好，走路沉重疲劳感消失，步履轻盈，皮肤能出汗（多年无汗），胸闷气短消失，睡眠和胃口都好，体重增加2斤，大便停药后尚欠畅，口无黏，舌淡红苔薄白。超声心动图示：左心收缩功能正常，左心舒张功能轻度减退；轻度二尖瓣反流。pro-BNP 215g/mL。处方：麦冬15g，玄参30g，党参20g，生地黄60g，麻仁30g，丹参30g，炙甘草10g，升麻15g，川芎20g，枳实15g，水蛭6g，薏苡仁30g，厚朴20g。7剂。

上药服完后患者微信告知身体感觉良好，胸闷气短消失，心情舒畅，气色很好，纳便与睡眠正常，感觉自己年轻了许多，仿佛回到了十年前，舌红润苔薄。停药观察。

按： 随着人们生活水平的提高与疾病谱的改变，门诊中常有合并多种"富贵病"的病人，且病情较重。本例患者有多年糖尿病史，全身血管炎性病变严重，导致弥漫性全身动脉和微血管病变；多年高血压病史则加重血管与心脏的负担；高血压与糖尿病作为冠心病的极高危因素，由于未得到有效控制，病延日久，造成严重弥漫性冠状动脉病变，长期心肌供血不足，久之造成心脏功能减退。患者年过七七，天癸已绝，生活不规，冲任亏虚，肾气渐亏，气化失职，津液化生障碍，故口渴引饮；阴虚不能制阳，心肾水火不能互济，则心烦不宁，夜寐不安；脾肾亏虚，气血津液化生无源，久之心血、心气不足，则脸色苍白，行动迟缓，精神萎靡，气短，动则加重，不能走楼梯；因生活优渥，饮食丰盛，脾运不健，痰浊内生，腑气不通，则见纳谷不香，脘腹作胀，大便秘结，便如羊屎；痰浊内积，水湿泛溢，则面目浮肿；痰浊、瘀血阻于心脉则胸痛、胸闷；舌红舌尖为甚，舌下脉络迂曲，色紫暗，苔白厚腻，脉细涩而促，乃心气阴不足，痰浊瘀血内积，脉络痹阻之候。本病虽诊断明确，但病程长，病机错综复杂，虚实并见，心、脾、肾受累，治疗宜标本兼顾，益气滋阴以强心固本，通腑泄浊以化痰瘀，方用麦冬、玄参、生地黄取增液汤意，旨在滋阴润燥，培本固元，且用大剂生地黄，张景岳云"少则壅滞，多则宣通"，与全瓜蒌、枳实合用，润肠通腑以泄浊；生晒参与三七同用益气强心，祛瘀通络；加丹参、川芎活血化瘀；酸枣仁宁心安神。全方针对病机，药简力宏，多方兼顾，是以效果明显。因其病延日久，且痰瘀内积较甚，心脉痹阻，心火偏亢，故二诊加用水蛭以增活血通络之功，张锡纯认为本品"破瘀血而不伤新血，专入血分而不损气分"，我临床运用发现其活血祛瘀消癥之力无它药可比；加生山栀，麻仁以清火通腑。药后腑气得通，痰瘀渐化，心之气阴渐复，特别值得一提的是，药后厚腻之舌苔完全退去，病人自述生病以来舌头从未感觉这么舒适。后以上方为主随症加减，终使重病得以缓慢康复。

病例 3（冠心病，慢阻肺，糖尿病，痛风，脑梗死，周围神经病）

马某，男，72 岁，退休。初诊：2017 年 12 月 2 日。

反复胸闷痛、气促 2 年。患者因胸闷痛，动则气促，于 2017 年 8 月 22 日在宁波某医院住院诊疗，行冠脉 CTA 未见异常；心电图示：窦性心律，左室高电压，ST-T 改变；胸部 CT 示：慢性支气管炎、肺气肿；心脏彩超：左房增大，左室舒张功能减退，室间隔增厚，主动脉瓣轻中度反流，轻度肺动脉高压；肌电图示：上下肢周围神经损害（感觉纤维）。诊断：高血压病，冠状动脉粥样硬化性心脏病，慢性阻塞性肺疾病，糖尿病，痛风，脑梗死，周围神经病等。予抗血小板、降压、营养神经等对症治疗，症状稍缓解自行出院，后反复出现胸闷痛，气急，动则加剧，行走困难，形体消瘦。刻下：面唇色紫，形体消瘦，走路不稳，自述胸闷胸痛，呼吸困难，平卧加重，夜间尤甚，动则气急，行走缓慢，全身肌肤麻木，畏寒怕冷，大鱼际肌肉萎缩明显，下肢肌肉萎缩，大便欠畅，偏干，小便略频，纳谷不香，有长期饮冰啤酒及吸烟史，舌淡红稍紫苔滑腻，脉结代弦涩。

西医诊断：高血压病，冠状动脉粥样硬化性心脏病，慢性阻塞性肺疾病，糖尿病，痛风，脑梗死，周围神经病。

中医诊断：胸痹，喘证，痿证。

辨证：心肺肾阳气不足，气阴亏虚，心脉瘀阻，络脉失和，痰浊内积，腑气不通。

治则：益气养阴，通阳化痰，祛瘀通络。

处方：制附子 20g（先煎），生黄芪 30g，麦冬 15g，五味子 10g，党参 30g，瓜蒌皮 20g，瓜蒌仁 20g，丹参 30g，薤白 10g，降香 6g，生地黄 60g，川芎 15g，炙甘草 10g，白酒 2 两（自备）。7 剂。

二诊：2017 年 12 月 9 日。服药后症状减轻，胸闷痛好转，平卧症状减轻，仍动则气急，大便欠畅，夜寐好转，手脚冰凉，肢体麻木发冷，舌淡红稍紫，苔薄腻，脉结代弦涩。原法既效，守方有恒。上方去川芎，加麻仁 30g，改制附子为 30g（先煎 1 小时）。7 剂。

三诊：2017 年 12 月 17 日。胸闷痛未作，气急好转，全身仍麻木，大便欠畅，夜寐好转，舌红苔白腻，脉细。处方：制附子 30g（先煎 1 小时），生黄芪 30g，瓜蒌皮 20g，瓜蒌仁 20g，丹参 30g，杏仁 10g，桃仁 10g，红花 6g，麻仁 30g，地龙 10g，枳实 20g，厚朴 20g。7 剂。

四诊：2017 年 12 月 23 日。患者未至，家属代为描述症状，并用手机拍好舌苔照片，大便能解，头晕，口干，神疲乏力，气急、全身麻木均好转，舌红，苔薄。上方去杏仁，加生黄芪 60g。7 剂。

按：胸痹是由于正气亏虚，痰浊、瘀血、气滞、寒凝而引起的心脉痹阻不通，以膻中或左胸部发作性憋闷、疼痛为主要表现的一种病症。胸痹的病名最早见于《金匮要略》，该书《胸痹心痛短气病》篇说："胸痹之病，喘息咳唾，胸背痛，短气，寸口脉沉而迟，关上小紧数，瓜蒌薤白白酒汤主之"；"胸痹不得卧，心痛彻背者，瓜蒌薤白半夏汤主之"。其发病多与寒邪内侵、饮食不当、情志失调、年老体虚等因素有关。其病机为阳微阴弦，本虚标实，本虚多见气虚、血虚、阴虚、阳虚，临床以气虚、阳虚者多见；标实不外气滞、寒凝、痰浊、血瘀，并可交互为患，临床以痰浊、血瘀多见。故在治疗上以扶正祛邪，"急则治其标，缓则治其本"为原则。祛邪治标常以活血化瘀、辛温通阳、泄浊豁痰为主，扶正固本常用温阳补气、益气养阴、滋阴益肾之法。本例患者年老体弱，基础疾病较多，脏腑功能衰退，心阳不足，胸阳不振，气机痹阻，血行不畅，故见胸闷气短，呼吸困难，不得平卧；瘀血阻滞，肌肤筋脉失养，故见全身麻木；阳气不足，温煦失职，故见畏寒怕冷；气血痹阻，腑气不通，故见便干，排便不畅；舌红稍紫，苔稍腻，脉结代沉涩，为心阳不振，心脉瘀阻之象。故治疗以益气强心，活血通腑为主。方中制附子辛温大热，其性善走，有补火助阳，回阳救逆之功，为强心回苏要药；黄芪益气温阳；合生脉饮（党参、麦冬、五味子）益气养阴强心；合瓜蒌薤白白酒汤辛温通阳，开痹散寒；丹参、川芎、降香活血通络；瓜蒌仁润肠通便；大剂量的生地黄滋阴生津；炙甘草调和诸药。诸药合用，共奏益气温阳强心，活血化瘀通腑之功。服药后患者胸闷症状减轻，动则气急，四肢冷，故加大制附子剂量，加强温通心阳之力。胸闷气急好转后，因腑气未通，故减少辛温通阳药，加用杏仁、桃仁、麻仁润肠通便；枳实、厚朴行气导滞通腑。四诊时患者未至，但家属描述其症状明显好转，胸闷气急缓解，全身麻木减轻，大便得通，稍感头晕乏力，故加用大剂量黄芪益气升阳以固其本。

7. 心悸

病例 1（室性早搏，房性早搏）

罗某，男，46 岁，企业在职。初诊：2018 年 9 月 8 日。

反复心慌心悸 20 余年，加重 20 天。患者 20 余年前无明显诱因下出现心慌心悸，伴胸闷不适，运动及情绪激动时发作明显，休息后可缓解。至当地医院就诊，查动态心电图示：①窦性心律；②房性早搏8个。予对症治疗（具体不详）后心悸发作次数减少。后上述症状反复出现。20天前上述症状加重，伴胸闷、头晕，无视物旋转，无耳鸣，无听力下降等，查动态心电图示：①窦性心律；②室性早搏135个；③房性早搏11个。现心慌心悸频发，动则加剧，稍气急，伴头晕、胸闷，面色少华，形体偏胖，纳谷可，大便欠畅，夜寐欠安，舌淡红苔白稍腻，脉结代。

西医诊断：室性早搏，房性早搏。

中医诊断：心悸。

辨证：心气不足，兼有痰湿。

治法：益气养血，温通心脉，化痰宽胸。

处方：炙甘草15g，桂枝15g，丹参20g，薤白10g，麦冬15g，五味子6g，熟地黄30g，麻仁20g，党参20g，半夏10g。7剂。

二诊：9月22日。患者诉日间心慌心悸好转，发作次数较前减少，夜寐仍欠安，自觉入睡后胸闷憋气，大便欠畅，舌淡红苔白，脉结代细。予上方加瓜蒌皮15g，7剂。

三诊：10月3日。患者自觉日间心悸好转，夜寐不安，难以入睡，时感胸闷，纳谷可，大便通畅，舌淡红苔白，脉结代细。上方去麻仁、瓜蒌皮，佐以川朴10g，茯苓20g，7剂。

四诊：10月20日。现患者心慌心悸伴头晕偶作，胸闷减轻，夜寐较前好转，纳、便调，舌红苔薄白，脉细。效不更方，去川朴，加柏子仁20g。7剂。

以上方为主，随症加减继服4月后，心慌心悸基本未发，偶感胸闷，夜寐尚安，纳、便调，无明显不适。

按：心悸是指心之气血阴阳亏虚，或痰饮瘀血阻滞，致心神失养或心神受扰，出现心中悸动不安甚则不能自主的一种病症，西医学中各种原因引起的心律失常均可属本病。心悸病名首见于张仲景《金匮要略》和《伤寒论》，称之为"心动悸""心下悸""心中悸""惊悸"等，并记载了心悸时表现的结、代、促脉及其区别。本病按病情轻重可分为惊悸和怔忡。心悸分虚实论治，本例患者心悸日久，反复发作，但发作呈阵发性，不发时如常人，伴胸闷气短，面色少华，辨证为虚，心气不足，鼓动无力，心血虚弱，心失所养，在心则见心悸、胸闷气短，在头即见头晕；又见形体偏胖，而胖人多痰湿，苔亦稍腻，则兼有痰湿。本虚标实，故治疗以益气养血，温通心脉，化痰宽胸为主，方用炙甘草汤加减，以大剂炙甘草、党参益心气，补脾气，以资气血生化之源；熟地黄滋阴养血，谓地黄"补五脏内伤不足，通血脉，益力气"；麦冬、五味子、麻仁滋心阴、养心血，充血脉，麻仁兼可润肠通便；桂枝、薤白温心阳、通血脉；丹参养心阴、调心血。调和得当，则心悸渐安。

病例 2（慢性肺源性心脏病伴全心衰）

章某，男，83 岁。初诊：2018 年 5 月 19 日。

反复咳嗽、胸闷、气急 20 年余，再发伴心悸、下肢水肿 3 天。患者 20 年前受寒出现咳嗽、胸闷、气急，曾至当地医院就诊，查 CT 显示慢性支气管炎、肺气肿，予对症治疗后缓解。20 年来上述症状反复出现，每于受冷或季节变化时加剧，并逐渐出现心悸，下肢浮肿，小便不利。外院诊断为：慢阻肺，肺心病，房颤，肝硬化，脑梗后遗症。3 天前无明显诱因下上述症状又作，遂来就诊。刻下见：双下肢浮肿，按之凹陷不起，心慌、心悸，胸闷、气急，咳嗽，腹胀。查体：口唇、指端发绀，桶状胸，叩诊过清音，听诊两肺底可及细湿啰音，心律不齐，第一心音强弱不等，肝脾肋下未及，双下肢凹陷性水肿，眼睑水肿。形寒肢冷，腰酸乏力，爪甲色青，肌肤甲错，有黑色水斑，大便日 1～2 次，胃纳差，夜寐不安，不能平卧，舌质淡苔少而滑，脉沉细结代。

西医诊断： 慢性肺源性心脏病伴全心衰。

中医诊断： 心悸，水肿病。

辨证： 肾阳不足，心脉瘀阻。

治法： 益气强心，通阳利水。

方药： 附子 20g（先煎），茯苓 20g，炒白术 30g，丹参 30g，益母草 20g，炙甘草 6g，蒲种壳 30g，猪苓 10g，麦冬 15g，生黄芪 30g，党参 20g。7 剂，水煎服，日两次分服。

二诊： 2018 年 5 月 26 日。药后，下肢肿稍退，腹胀，胃纳可，牙龈痛，舌淡苔薄白，脉结代。上方加熟地 30g，7 剂，水煎服，日两次分服。

三诊： 2018 年 6 月 2 日。患者水肿消退，腹胀已好转，无明显咳喘等症，胃纳一般，夜寐可，舌质淡，苔薄白，脉沉细。急症已除，续用原方加减缓图收功。

按： 慢性右心衰竭，继发于多种肺部基础疾病，久之可发展成为全心衰竭，出现下肢水肿、腹水等症，属危重病变。中医可归纳于"肺胀""心悸""水肿"范畴中。其因心肾不足，久病劳倦，或饮食不节、感受外邪引起。其病位在于心、肺、脾、肾。本例患者老年男性，久病命门火衰，少阴阳虚不能制水，故水邪泛溢。水凌心肺，则见咳喘；饮溢皮肤则见水肿；饮停肠胃，则见腹胀；坎中无阳，肾气不利，则小便不利。故用真武汤加减温阳散寒利水。患者微渴苔少，全身水肿，故加猪苓，去生姜，久病伤阴，且患者舌苔少，已有气阴两虚之象，故用麦冬、党参、黄芪益气养阴。心气不足，心阳不振，推动无力，则心脉瘀阻，故加丹参、益母草活血化瘀。诸药合用，进退得宜，故显效卓然。

三、肺系病

1.咳嗽
病例 1（急性支气管炎）

蔡某，女，4 岁。初诊：2017 年 10 月 21 日。

患儿 1 周前受凉后出现咳嗽，咳嗽较多，阵发性为主，偶有鼻塞、流清涕，当时无明显恶寒发热、咳痰等不适，胃纳较前减退，遂至当地医院就诊，经"氨金黄敏颗粒""小儿消积止咳口服液"对症治疗后，咳嗽未有明显减少。3 天前无明显诱因下患儿出现发热，无畏寒，当时体温 38.6℃，咳嗽增多，咳痰，痰黄质稠，量不多，至当地人民医院，查血常规：WBC 10.2×10⁹/L，N 64.5%，CRP 2.8mg/L。胸片：两肺纹理增多。予"阿奇霉素"抗感染、"雾化"止咳化痰、"美林"退热治疗 2 天后，咳嗽咳痰未见明显减少，体温反复升高，最高 38.5℃，故来就诊。刻见：面色潮红，身热烦渴，咳嗽阵作，喉中有痰声，痰黄质稠，量多，胃纳差，夜寐欠安，小便色黄，大便 2 日一行，质较干。舌红，苔黄稍腻，脉滑数。查体：咽红，两肺听诊呼吸音粗，偶及少许痰鸣音，心腹无殊。

西医诊断：急性支气管炎。

中医诊断：外感咳嗽。

辨证：邪犯肺卫，入里化热，痰热壅肺，肺失肃降，卫气同病。

治法：宣肺清热，化痰止咳。

处方：麻杏石甘汤加味。炙麻黄 3g，杏仁 6g，生石膏 20g（先煎），甘草 3g，浙贝母 10g，黄芩 9g，芦根 15g，桑白皮 10g，鱼腥草 10g，瓜蒌皮 10g，炒麦芽 15g，3 剂。

二诊：2017 年 10 月 23 日。3 剂后，患儿发热退，咳嗽、咳痰减，痰白黏，纳谷欠香，夜寐一般，大便每日 1 行，质稍干，小便尚调。舌质红，苔稍黄，脉细。查体：咽略红，听诊两肺呼吸音稍粗，未闻及明显干湿啰音。效不更方，拟原方去生石膏，加北沙参 10g，六曲 6g。连服 5 剂而愈。

按：咳嗽既是独立的病证，又是肺系多种疾病的一个症状。致咳之由，可外感，可内伤。本例患儿症见咳嗽、咳痰、发热，西医诊为急性支气管炎，观其脉症，中医属外感咳嗽，此乃邪犯卫表，肺失宣降，入里化热，痰热壅肺，卫气同病之证。钱乙《小儿药证直诀》曰："五脏六腑，成而未全……全而未壮。"同书闫季忠序："骨气未成，形声未正……变态不常。"阐明了小儿脏腑娇嫩，形气未充，卫外未固的生理特点；同时也提出了其发病容易、传变迅速的病理特征。本例患儿病程已逾 1 周，其间曾予西药抗感染、止咳、退热等对症治疗，未见显效，故中医药治疗上急需先发制人，直捣病巢，以防它变。方取麻杏石甘汤加味，拟辛凉宣泄，止咳化痰，卫气同治。方中麻黄辛散宣肺以透邪，取"火郁发之"之义；重用石膏清泄肺热以生津，二药一温一寒，一升一降，宣肺而不助热，清肺而不留邪；杏仁苦降肺气，助麻黄、石膏清肺止咳，甘草益气和中，调和诸药；黄芩清肺泄热；浙贝母、鱼腥草、瓜蒌皮清热化痰；桑白皮清热止咳平喘；芦根清热生津；炒麦芽行气和胃。一诊意在迅速控制病症，截断病邪深入，防止病情恶化。二诊时热退，余症减，因热病之后，余热未清，气阴两伤，故不可一味地清热解毒，故投北沙参益气养阴，清热生津；小儿"脾常不足"，且大寒之品易伐升发之气，使脾胃受损，故去石膏，加六曲健脾和胃，以善其后。因小儿属"稚阴稚阳"之体，临证需治疗及时，辨证准确，用药谨慎，重视调护，中病即止。

病例 2（过敏性咳嗽）

陈某，女，42 岁，家庭主妇。初诊：2017 年 3 月 18 日。

反复咳嗽 4 月余。患者 4 月余前搬家后自觉疲劳，后出现咽痒咳嗽，以阵发性干咳为主，夜间较甚，伴晨起打喷嚏，流清涕，口干口苦，神疲易倦，经前乳房胀痛，月经量尚正常，平素多思虑，较敏感，既往有过敏性鼻炎、过敏性咳嗽病史，青霉素、头孢皮试过敏史。其间曾多次至当地人民医院就诊，血常规、胸部 CT 均未见明显异常，肺功能提示支气管舒张试验阳性。先后予阿斯美、阿奇霉素、氯雷他定、信必可都保、地塞米松片等对症治疗，咳嗽较前减少，但仍有反复，皮疹退。3 月前与丈夫吵架后咳嗽加重，干咳为主，再次于西医治疗，未见显效，遂来求诊。刻见：咳嗽阵作，咽干，口苦，偶有胸闷，善太息，上肢见少许红色皮疹，伴瘙痒，纳差，夜寐欠安，大便干稀不调，小便无殊。舌红苔薄白，脉细弦。查体：咽稍红，两肺听诊呼吸音略粗，未闻及明显干湿啰音，心腹无殊。

西医诊断：过敏性咳嗽，咳嗽变异性哮喘。

中医诊断：内伤咳嗽。

辨证：肝郁脾虚，肺气上逆，营卫不和。

治法：疏肝理脾，宣畅肺气，调和营卫。

处方：逍遥散合桂枝汤加减。当归 15g，炒白芍 20g，柴胡 10g，茯苓 15g，炒白术 15g，生甘草 3g，桂枝 10g，香附 15g，白僵蚕 10g，红枣 10 枚，生姜 3 片，7 剂。另嘱畅情志，防寒保暖，避免劳累。

二诊：2017 年 3 月 25 日。患者精神好转，干咳明显减少，胸闷亦较前好转，双上肢皮疹已退，守上方去白僵蚕，7 剂。

三诊：2017 年 4 月 2 日。患者欣喜前来，干咳少见，胃纳较前好转，夜寐安，大便已调，小便无殊。续服上方 7 剂后，诸症俱平。后电话随访 1 月，未有再发。

按：咳嗽变异型哮喘患者多因体质特异或病后体虚，邪侵肺卫所致。该患者缘由环境改变和疲劳体乏导致过敏性咳嗽的发生，后与丈夫争吵至咳嗽加重。曾予西医对症治疗后，咳嗽好转，但未根除病因，故在情绪波动下而诱发甚至加剧。《内经》早有"五脏六腑皆令人咳，非独肺也"之记载。四诊合参，此案病变本脏虽在肺，然究其病症，皆因情志失调，肝失疏泄，木亢乘土，气血失和，升降失常，肺气上逆，营卫不和所致。治以疏肝理脾、宣畅肺气、调和营卫。方取逍遥散合桂枝汤加减。本方以柴胡疏肝解郁，为肝之引经药；当归、白芍养血柔肝，补其体以制横逆之气；茯苓、炒白术、甘草益气健脾，使其运化有权，气血有源；桂、芍相须为用，调和营卫；姜、枣之相得，与甘草调和阳阴表里，安内攘外；香附疏肝解郁行气；白僵蚕祛风止痒，清热解毒。诸药合用，共奏疏肝健脾、宣畅肺气、调和营卫之功。纵观本案，临证需审证求因，切勿见咳止咳，尤其对于特敏质患者，宜辨病与辨人并重，药物调治与心理疏导并进，方能事半功倍。

病例 3（慢性支气管炎）

张某，女，69 岁。初诊：2018 年 9 月 19 日。

咳嗽反复发作20余年。患者于20年前出现反复咳嗽，咽干发痒，夜间发作偏多，无胸闷、气喘，曾在多家医院诊治，诊断为慢性支气管炎，服用头孢类抗生素及止咳化痰药物，效果不明显，也看过中医，服药时症状可得缓解，但停药后即发，时作时止，又以天冷及夜间咳嗽较多，反复不愈。多次拍胸片示：两肺纹理稍增粗。胸部CT检查也未见异常。今经人介绍至门诊求治。刻下症见：咳嗽，多遇夜间咳嗽发作，咳时较甚，有痰色白，咽痒而干，形体不丰，面色少华，时感神疲乏力，心情烦闷，夜寐欠安，胃脘尚舒，纳谷欠香，大便略稀，夜尿偏多，舌红苔白少腻，脉弦数。

西医诊断：慢性支气管炎。

中医诊断：咳嗽。

辨证：木郁之质，肝气不疏，邪犯少阳，横侮脾土，脾虚不能运化水湿，痰浊内生，上犯于肺，肺失宣降，发为咳嗽。

治法：清泄肝胆，调畅气机，温脾化痰，宣肺止咳。

处方：柴胡桂枝干姜汤加减。柴胡20g，桂枝10g，干姜6g，黄芩10g，半夏10g，天花粉20g，牡蛎20g（先煎），蝉蜕6g，白僵蚕10g，细辛3g，五味子6g。7剂。

二诊：2018年9月26日。服药五剂后自觉咳嗽减少，有痰色白质稀，口干而苦，咽痒，纳食可，大便调，舌红苔白，脉细。上方减僵蚕，加金沸草20g。7剂。

三诊：2018年10月2日。药后咳嗽减少，胃脘略胀，口干而苦，纳食不香，大便尚调，舌红苔薄黄，脉数。上方减细辛、五味子、金沸草、牡蛎，加莱菔子10g，紫菀10g，白僵蚕10g。7剂。

以上方为主，调治两周咳嗽止，随访2月未见复发。

按语:《素问·咳论》:"五脏六腑皆令人咳,非独肺也。"咳嗽虽主要发生于肺,但与五脏六腑关系密切。他脏功能失调,邪气犯肺也会导致咳嗽。肝热脾寒型咳嗽,为肝、脾、肺三脏同时受累,其本在肝、脾,其标在肺。肝胆互为表里,胆属少阳,共司相火,外邪客于少阳,致气机郁遏,相火不得泄越,郁化邪火,横侮脾土,脾虚不能运化水湿,痰浊内生,少阳邪火挟痰湿上犯于肺,肺失宣降,则致咳嗽。故其总的病机为少阳受邪兼脾虚生痰,肺失宣降。治当以清泄肝胆,温脾化痰为法。方用仲景柴胡桂枝干姜汤加减。以柴胡、黄芩清利肝胆,和解少阳,治疗少阳郁遏之邪热;以干姜、半夏温补脾阳,温化痰饮;而桂枝则有交通寒热阴阳的作用;牡蛎味咸,咸以软坚,散少阳之结,以消胸胁之满;天花粉生津止渴;蝉蜕、白僵蚕疏散风热,解咽痒之疾,且能缓气管之痉挛;细辛、五味子宣敛肺气,一开一敛,以顺肺气之宣肃;考仲景治咳,常用干姜、细辛、半夏、五味子组合,对寒性咳嗽,用之对证,效果明显。全方合用清泄肝胆之热,温运脾中阳气,化痰祛饮,使少阳之气得疏,脾阳得复,痰饮得化,肺气复其宣发肃降,咳嗽痊愈。

2. 喘证

病例 1(慢性支气管炎喘息型)

刘某,女,78岁。初诊:2018年9月12日。

反复咳喘40年,加重1周。患者有慢性支气管炎病史,反复发作,发时咳嗽气急,动则气喘,时有咳痰,入冬尤甚,常用多索茶碱片、顺尔宁、信必可都保、抗生素、激素治疗,可缓解,延时即发。1周前因受寒咳喘又作,用药后未见明显缓解,乃来就诊。刻见:咳喘气紧,动则加剧,行动缓慢,不能平卧，痰多色白，咳吐不利，似觉有气上冲咽喉，精神萎靡，面色晦暗，头晕目糊，形寒怕冷，腰背酸痛，纳谷不香，口淡不渴，大便次多，质略稀，舌淡略胖，质地柔嫩，苔白腻，脉沉缓无力。

西医诊断：慢性支气管炎喘息型。

中医诊断：喘证。

辨证：外寒引动内饮，肺失肃降，肾失摄纳。

治法：急则治标，温肺化痰，止咳平喘。方选小青龙汤加味。

处方：炙麻黄 10g，法半夏 10g，桂枝 10g，苦杏仁 10g，干姜 6g，五味子 8g，炙甘草 3g，细辛 3g，炒白芍 10g，炙苏子 10g。7 剂，每天 1 剂，水煎服。

二诊：2018 年 9 月 19 日。服上药后，咳喘气紧稍缓，能平卧，形寒怕冷减，咳痰顺畅，舌质淡胖，苔白腻，脉沉缓。宜守原法继进。上方去麻黄，加白芥子 10g，炒白术 15g。7 剂。

三诊：2018 年 9 月 26 日。服药后咳喘缓解，精神好转，咳痰较多，大便较稀，纳谷较少，怕冷，舌淡胖，质地柔嫩，苔白滑，脉沉缓。治宜健脾益肺，通阳化饮。予苓桂术甘汤合二陈汤加减，处方：白术 10g，茯苓 10g，泽泻 10g，桂枝 10g，猪苓 10g，法半夏 10g，五味子 6g，炙甘草 5g，细辛 6g，陈皮 6g，生黄芪 15g，炙苏子 10g。7 剂。

五诊：2018 年 10 月 11 日。上方服用 2 周，咳喘症状明显改善，痰液减少，能平卧，动则尚气急，夜尿日 3～5 次，大便好转，纳谷尚可，时感乏力，腰背酸楚，舌淡胖，质地柔嫩，苔白，脉沉缓。患者痰饮渐化，喘咳渐平，宜缓则治本，予补益肺肾，纳气平喘。用金匮肾气丸加减，处方：制附子

10g（先煎），肉桂粉3g（冲入），熟地30g，山药20g，山萸肉10g，茯苓15g，五味子6g，补骨脂20g，益智仁20g，紫石英30g（先煎），海蛤壳20g（先煎），炙紫菀10g，炙苏子10g，白芥子10g。7剂。

按：《寿世保元·痰喘》言："肺胀喘满，胸高气急，两胁煽动，陷下作坑，两鼻窍张，闷乱嗽渴，声嗄不鸣，痰涎壅塞。"精辟地指出喘证发作的基本病机是"痰涎壅塞"。于其治法，《金匮要略》明确指出："病痰饮者，当以温药和之。"在临证中，若为痰液清稀易咳出者，当用温肺逐饮法，选方可取小青龙汤。参考《医学衷中参西录》"有外感之风寒内侵，与胸间之水气凝滞，上迫肺气作喘者，此《伤寒论》小青龙汤证也。当必效《金匮》之小青龙加石膏法，且必加生石膏至两许，用之方效。又此方加减定例，喘者去麻黄，加杏仁。"临床根据疾病寒热趋势，常于方中加苦杏仁、石膏等。若见痰液黏稠，色黄不易咳出，宜宣肺逐饮法，方选越婢加半夏汤。如热象进一步加重，可选麻杏石甘汤加味。若见痰液多而易咳，宜降气化痰法，痰色白者选苏子降气汤，色黄者选苏子二陈汤。病久痰液清稀易咳伴以吸气困难为主者，用温肾纳气化痰法。正如《医学心悟》所言："若肾虚水泛，为痰为饮者，必滋其肾。肾水不足，则用六味；若命门真火衰微，寒痰上泛者，则用八味肾气丸，补火生土，开胃家之关，导泉水下流而痰饮自消矣"。临床选方以金匮肾气丸为主，可随症加入阿胶、补骨脂、蛤蚧等化痰平喘之品。化痰一法为喘证治疗中的主要佐法，临证时还需结合辨证施治，灵活运用。在此病例中，患者痰多清稀、呼气困难，遵《金匮要略》"夫短气有微饮，当从小便去之，苓桂术甘汤主之，肾气丸亦主之"之旨，立辛开淡降法，故收到满意疗效。

病例 2（肺癌根治术后）

蒋某，女，50 岁，退休。初诊：2017 年 4 月 1 日。

反复气急，动则加剧 1 年余。患者 1 年余前因左肺上叶毛玻璃结节行左上肺全切术，术后病理提示左肺上叶中－低分化鳞状细胞癌，ⅠB 期，未做化疗。术后气急胸闷明显，神疲易倦，感冒频发，每逢季节变化时更甚，平时怕冷，亦怕热，时有汗出，以头面部、胸部为主，上肢热，下肢冷，术后长期穿袜子入睡。其间曾予西药多索茶碱片、顺尔宁、信必可都保、地塞米松片治疗，未见显效，遂来诊。刻见：神疲乏力，喘促胸闷，偶有咳嗽，咳声低弱，咳痰少见，稍活动后即出汗，气喘加重，不耐寒热，纳寐一般，偶有早醒，二便无殊。舌淡红苔薄白，脉弦细。查体：左肺呼吸音稍低，右肺呼吸音清，未闻及明显干湿啰音。

西医诊断：肺癌根治术后（左肺鳞癌，ⅠB 期）。

中医诊断：肺癌术后，喘证。

辨证：气阴不足，营卫不和，余毒未尽，肺失肃降。

治法：补益肺脾，益气养阴，调和营卫，佐以清化。

处方：养阴补肺汤合桂枝汤加减。南北沙参各 20g，麦冬 10g，百合 10g，五味子 6g，生黄芪 20g，桂枝 10g，炒白芍 20g，炙甘草 3g，红枣 6 枚，桑叶 10g，瓜蒌皮 20g，仙鹤草 20g。7 剂，水煎服。

二诊：2017 年 4 月 8 日。患者气喘胸闷较前减轻，出汗好转，舌淡白苔薄。药已见效，守原方加白芥子 10g，熟地黄 30g，7 剂，水煎服。

三诊：2017 年 4 月 15 日。患者喘促渐平，汗止，未有明显怕冷怕热等不适，续以上方调治 14 剂而安。

按：肺癌是临床最常见的恶性肿瘤，手术治疗是早期非小细胞肺癌的首要选择，但术后可引起肺部、胸腔、心脏等并发症，其中以肺部多见。本案患者气急胸闷明显，因术后肺容量减少，导致不可逆的肺功能损害，西医尚未有特效药物。中医认为，肺癌发病多因为"肺气亏虚，癌毒互结"所致，故正虚为肺癌发病之根本，肿瘤异常生长，进一步耗伤正气，阴精亏损，肺肾不足，气阴两伤。本例患者肺癌术后，气阴亏损更甚，正虚则反复易感，营卫不和，加之余毒未清，以致病症迁延不愈。治疗重在扶正，以健脾益肺，益气养阴，调和营卫，佐以清化余毒。方取养阴补肺汤合桂枝汤加减。方中南北沙参、麦冬、五味子直入肺肾，滋补肺肾之阴；黄芪益气生津；桑叶、瓜蒌皮、仙鹤草佐以清化；桂枝、炒白芍调和营卫；红枣、炙甘草益气补中。纵观本案，以"扶正固本"为纲，以"和"为要，即用药贵在平和，忌攻伐有毒之品，并伍甘味药平衡药性，以达"慢病缓图"之功。

病例3（肺心脑病）

李某，女，88岁，退休。初诊：2017年6月21日。

呼吸困难伴咳痰1月余。患者1周前因"反复咳痰1月，伴意识不清，胸闷气促2天"至本地某医院就诊，入院后查体：T 37.2℃，P 77次/分，BP 137/68mmHg。右肺呼吸音低，未闻及干湿性啰音。实验室检查：血常规：WBC 3.09×10^9/L，N 83.9%。血气分析：血液酸碱度7.27，二氧化碳分压84mmHg，血氧分压59mmHg，碳酸氢根37.6mmHg，剩余碱7.8mmol/L，氧饱和度87.1%，氧和血红蛋白84.6%。B型钠尿肽定量：408ng/L，肌钙蛋白Ⅰ 0.040ng/mL。头颅CT：老年脑改变。胸部CT：两肺支气管扩张；两肺慢性炎症改变；双侧胸腔积液伴胸膜粘连。诊断为：①肺性脑病；②肺部感染；③Ⅱ型呼吸衰竭；④胸腔积液。住院予以无创呼吸机辅助通气，予头孢曲松、左氧氟沙星抗感染及甲泼尼龙抗炎等治疗。治疗后无发热，胸闷气促减轻，咳痰仍存。于 2017 年 6 月 12 日出院。6 月 19 日起患者胸闷气促加重。于 6 月 21 日前来就诊，就诊时患者因不能行走站立由家属轮椅推入诊室。刻下见：患者形体肥胖，仰靠轮椅，神烦意乱，面部色白晦浊，口中自发痛苦呻吟，声高力亢，身热汗出，胸闷，气喘，咳痰不出，头痛昏重，目不能张视，口渴欲饮，腹满烦冤，舌红绛中裂纹苔剥少津，脉洪数。

西医诊断：肺性脑病。

中医诊断：喘证。

辨证：肺闭热壅，灼津为痰。

治法：开郁清热，润肺化痰。

处方：桑叶 10g，杏仁 10g，生石膏 50g（先煎），瓜蒌皮 15g，麦冬 15g，芦根 30g，北沙参 30g，三叶青 20g，桑白皮 15g，金银花 20g，鱼腥草 20g，生甘草 5g，5 剂。

二诊：6 月 25 日。来诊之时，患者已能站立，由家属扶掖而入，神目安和，头痛烦躁全无，呼吸气促大减，咳痰不畅，胸闷犹存，头晕疲倦，口干欲饮，嗳气频作，胃脘部稍胀满，纳谷不香，二便尚调，舌红裂纹少津苔剥，脉数。原方加减。

处方：桑叶 10g，杏仁 10g，生石膏 30g（先煎），瓜蒌皮 15g，麦冬 15g，芦根 30g，北沙参 30g，三叶青 20g，桑白皮 15g，竹茹 20g，生地黄 60g，生甘草 5g，7 剂。

三诊：7 月 2 日。来诊之时，患者自行步入诊室，神情暗有欢喜之状，纳谷好转，胸闷已减，头晕神疲稍缓，偶咳白痰，时有嗳气，下肢浮肿，二便尚调，舌红裂纹苔剥，脉结代。处方：南沙参20g，北沙参20g，麦冬20g，五味子15g，丹参30g，芦根30g，生地黄60g，炙甘草10g，党参30g，天麻9g，桑白皮15g，瓜蒌皮15g，象贝15g，7剂。

以上方为主调治3周，症状基本平复。

按： 肺性脑病，是因各种慢性肺胸疾病伴发呼吸功能衰竭、导致低氧血症和高碳酸血症而出现的以神经精神症状为主的一种临床综合征。本例患者高年之体，肺肾亏虚，痰热蕴肺，肺失宣降，痰热上扰神明发为本证。因热壅肺郁，而汗出，胸闷，呼吸困难；火热灼津为痰，而咳痰不出，口渴欲饮；头为诸阳之会，热气上冲，侵扰神明，故头痛昏重，目不能张视；肺胃之气不降，气机停滞则腹满。当以开郁清热，润肺化痰为法，投以辛凉甘润之剂，方中重用石膏，清泄肺热；桑白皮辛凉疏散而开郁；杏仁苦降肺气，止咳平喘；桑叶、三叶青、金银花、鱼腥草以清泄肺热；瓜蒌皮、芦根、麦冬、北沙参、生地黄以润肺生津化痰；甘草和胃安中，调和诸药。全方合用，功专力宏，直折肺中痰热，又滋肺阴之损，是以起效较捷，猝病已缓，继以调理以复其津，兼治其心脏痼疾为目的，治以养阴生津，润肺化痰，益气通脉。

3. 哮证

包某，女，58岁。初诊：2017年11月25日。

反复咳嗽、痰鸣10年余，再发3天。患者10年前受寒出现气喘、咳嗽、喉中痰鸣，曾至当地医院就诊，诊断为支气管哮喘，予对症治疗后缓解。10年来上述症状反复出现，每于受冷或季节变化时加剧。现症见：气急，喉中有哮鸣声，咳嗽、咳痰，痰色白，质黏，偶有胃中寒气上泛，背微恶寒，大便微溏，每日 1 ～ 2 次，眼睑水肿，胃纳尚可，夜寐安，舌质淡苔白滑，脉沉。

西医诊断：支气管哮喘。

中医诊断：哮病。

辨证：肺脾阳虚，痰饮不化，浊气上逆。

治法：温化寒饮，化痰平喘，止咳定哮。

处方：苓桂术甘汤加减。桂枝 10g，炒白术 20g，茯苓 15g，炙甘草 3g，炙麻黄 10g，细辛 3g，姜半夏 15g，桑白皮 15g，苏子 10g，浙贝 10g，杏仁 10g。7 剂，水煎服，每日 2 次分服。

二诊：2017 年 12 月 3 日。服药后，咳喘、喉鸣、气促缓解，咳痰减少，大便难，舌淡苔白，脉细。上方加莱菔子 20g。7 剂，水煎服，每日 2 次分服。

三诊：2017 年 12 月 10 日。药后咳嗽已止，喉中无痰鸣，纳谷欠香，形寒怕冷，小便频，舌淡红苔白，脉沉细。治宜补益肺肾，益气固表。用金匮肾气丸合玉屏风散、三子养亲汤加味调治 1 月而安。

按：哮喘其病机多本虚标实，和外邪侵袭、饮食不当、体虚病后有关。其发病关键在于"夙根"伏痰受感引发，肺气宣降失常。本患者"胃中有寒气上泛"之症，正合苓桂术甘汤条文"心下逆满，气上冲胸"之症；"脉得诸沉，当知有水"，患者苔白滑、脉沉，则应寒饮内伏之证；阳气微下，太阴上行，阴气不散，而客于脾胃。《内经》云："水胜则上干于肺而为喘矣。"根据"有是证用是药"的原则，故以苓桂术甘汤为主方治疗该病，效果卓然，7 剂而诸症除，舌苔净，可见经方一旦用对证，则是立竿见影。方中用桂枝，一取其平冲降逆之功，二取其温阳化饮之效；白术、茯苓健脾利水，甘草补中和胃，更合定喘汤止咳平喘、清肺化痰以治其标，寒热并用，标本同治，故能效如桴鼓。

4. 咳血

魏某，男，48岁，干部。初诊：2018年3月14日。

反复咳嗽、咯血4年，复发1周。患者有支气管扩张病史，反复咳嗽咳痰，轻则少量咯血，或痰中带血，重则大咯血不止。曾做肺部CT及支气管镜检查，诊断为支气管扩张。虽经中西医治疗，但症状仍反复发作。刻见：气急，咳吐黄痰带血，血色鲜红，伴有烦躁不安，口苦，口干，大便干结，夜寐易醒，舌红苔黄，脉弦数。

西医诊断：支气管扩张。

中医诊断：咳血。

辨证：肝郁化火，上逆犯肺，木火刑金，灼伤肺络，而成咳血。

治法：清肝泻火，化痰通腑，安络止血。

处方：丹皮20g，焦山栀15g，生地黄20g，青黛6g（包），海蛤壳30g（先煎），仙鹤草30g，生大黄10g，龙胆草10g，桑白皮20g，生麦芽20g，黄芩10g，瓜蒌皮15g，生甘草3g。7剂。

二诊：3月21日。药后咳嗽尚存，痰中带血，量减，胸闷，稍气急，大便通畅，口干而苦，夜寐欠安，舌红苔黄，脉弦数。药已见效，宜从原法治之。上方去生大黄，加麦冬15g，藕节30g。7剂。

三诊: 3月28日。药后咳嗽咳痰明显减少,痰中未见有血,痰色淡黄,胸闷气急亦瘥,口干而燥,夜寐多梦,大便稍干,纳谷正常,舌红苔薄黄,脉弦细。治宜清肝化痰,润肺安络。处方:丹皮20g,焦山栀15g,生地黄20g,海蛤壳30g(先煎),仙鹤草30g,北沙参20g,麦冬10g,百合20g,桑白皮15g,藕节20g,黄芩10g,瓜蒌皮15g,生甘草3g。7剂。

以上方为主,后加重养阴柔肝、润肺安络之品,调治1个月咳血未作。

按:支气管扩张症属于中医"咳血"范畴。感受外邪、饮食失节、情志不遂、劳倦过度、正气亏损等均可导致本病。外感多与热、燥有关,或风寒之邪化热;内伤则与饮食不节、嗜酒、过食辛热厚味有关,或情志过激,气郁化火所致。总由邪蕴于肺,热灼肺络,络损血溢而成。本例患者表现为反复少量咳血或痰中带血,甚则大咳血不止,伴有烦躁不安,口苦口干,大便干结,舌红苔黄,脉弦数。情志不遂,气郁化火,肝火上逆犯肺,木火刑金,损伤肺络而咳血;肝火上攻,夹胆气上溢,则口苦咽干;火热炽盛,则烦躁寐差,大便干结;舌红苔黄,脉弦数,均为肝火上炎之表现。治宜清肝泻火,化痰通腑,安络止血。方中青黛、龙胆草、黄芩、丹皮、栀子清肝泻火,直折其势;海蛤壳、桑白皮、瓜蒌皮清肺化痰;生地黄、大黄、仙鹤草既能清热凉血止血,又能通腑泻火;生麦芽疏肝理气;甘草和中,以防苦寒太过,损伤脾胃。俟其肝火得泻,病势减轻后,去大剂苦寒之品,以防过用伤胃,耗损正气,加重疏肝化痰、养阴和络之品,以善其后。

5. 肺结节病

李某，男，53岁，经商。初诊：2009年8月30日。

咳嗽，胸闷，咳痰不畅3个月。患者因咳嗽，胸闷，咳痰不畅2个月于7月25日在当地医院诊检，胸部CT示：两肺多发结节样高密度影，肺门淋巴结肿大。7月31日住院，查体：T36.8℃，R18次/分，P80次/分，心肺听诊无异常，血生化各项检测未见异常，胸部X片示：两肺多发结节灶，左侧胸膜增厚，经皮肺穿刺检查结果阴性，考虑两肺炎性结节，予阿莫西林克拉维酸钾、左氧氟沙星抗感染及化痰等对症治疗，症状改善不明显。8月19日行PET-CT检查示：双肺内多发结节影，FDG代谢异常增高，左肺上叶尖段及左肺下叶慢性炎症。8月20日转上海某医院进一步诊检，该院以"双肺多发结节3周"收住入院，经血常规、血黏度、血生化检验，各项检测未见异常，体格检查无明显阳性体征，胸部X片示：两肺野多发结节，两侧胸腔少量积液。8月25日行"胸腔镜左下肺叶楔形切除术并活检"，病理报告示：（左肺）病变区肺泡塌陷，其间见大量淋巴细胞，浆细胞浸润伴组织细胞反应，为炎症性病变。予抗菌治疗，并建议用激素治疗，患者拒绝用激素，于8月29日返甬。30日来中医院就诊，刻见：患者形体清瘦，面色苍白，间断性咳嗽，咳痰色白稍黏，胸满气急，口黏纳呆，大便尚调，舌淡红苔白滑，脉沉。

西医诊断：双肺多发性结节病。

中医诊断：痰饮伏肺。

辨证：痰饮内伏，肺失宣降。

治法：温肺散寒，化痰消结。予小青龙汤合葶苈大枣泻肺汤加减。

处方：炙麻黄 10g，桂枝 10g，炒白芍 15g，干姜 6g，细辛 3g，半夏 15g，葶苈子 15g，白芥子 10g，制南星 20g，桃仁 10g，红枣 10 枚。7 剂。

二诊：9 月 8 日。服上方后患者咳嗽减少，咳痰色白量多，胸稍闷，纳、便调，舌脉同上，原方加减。处方：炙麻黄 10g，桂枝 10g，炒白芍 15g，干姜 6g，半夏 15g，葶苈子 15g，白芥子 10g，制南星 20g，桃仁 10g，地龙 10g，象贝 10g，红枣 10 枚。14 剂。

三诊：9 月 22 日。CT 复查：两肺散在结节影，对照原片结节明显减少。患者症状亦减，痰少色白，面色好转，精神亦可，舌淡红苔白，脉细。效不更方，上方去干姜，加黄芪 30g，14 剂。

四诊：10 月 7 日。CT 检查：两肺清晰，未见结节影。患者咳嗽，精神可，纳、便调，自觉无不适，舌淡红苔薄，脉细。予益气养阴，培土生金。处方：黄芪 30g，陈皮 10g，半夏 15g，党参 20g，炒白术 15g，茯苓 15g，南北沙参各 20g，百合 20g，丹参 20g，炙甘草 6g，红枣 10 枚。

以上方为主调理 2 月，CT 复查正常，身体康复，2010 年 1 月 20 日追访未见复发。

按：结节病是一种多系统受累的肉芽肿性疾病，可累及全身所有器官，肺和胸内淋巴结受累最为常见，病因及发病机制尚不清楚。肺结节病的主要病变为非特异性肺泡炎，非干酪样坏死性肉芽肿及病变晚期不同程度的肺间质纤维化，糖皮质激素为主要的治疗手段，但疗程长，副作用多，易复发，中医报道较少。本例患者患肺结节病，诊断明确，曾用抗生素治疗无效，又拒服激素，故来中医诊治。综合脉症，系痰饮内伏于肺，肺气不畅所致。《金匮要略》云："膈上病变，满喘咳吐……，必有伏饮"，陈修园认为本条症候可用小青龙汤来治疗。笔者用小青龙汤温肺散寒化饮，合葶苈大枣泻肺汤，泻肺气之闭，驱逐痰饮，以增破结祛饮之力，加白芥子、制南星、桃仁，以化痰祛瘀散结，全方具温肺散寒，祛痰逐饮，化痰散结之效。以上方为主，据证出入调治，前后服药月余，诸症消失。继以益气养阴，培土生金之剂调理而安，随访半年余未见复发。

四、脾胃病

1. 呕吐
病例1（功能性呕吐）

李某，男，46岁，工人。初诊：2017年2月4日。

反复呕吐半月余，加重3天。患者每日晨起即频频作呕，呕吐物为痰涎或清水，口苦，口不渴，胃脘胀闷，胃纳一般，大便燥结，夜寐欠安。当地医院予肌注甲氧氯普胺及补液等治疗，未见明显好转，遂于今日特地从台州赶来就诊。刻见：患者面色少华，形体消瘦，呕恶频作，大便3日未解，舌边紫苔白腻，脉弦滑。平素嗜酒，尤喜白酒，每日能饮半斤多。

西医诊断：功能性呕吐。

中医诊断：呕吐。

辨证：酒热内积，腑气不通，胃失和降。

治法：清热通腑，和胃止呕。大黄甘草汤合小半夏加茯苓汤加味。

处方：生大黄10g（后下），生甘草3g，陈皮10g，半夏15g，茯苓20g，苏梗10g，黄芩10g，炒麦芽20g。7剂，水煎服，每日 1 剂。

二诊：2 月 11 日。药后呕吐减轻，面色好转，大便通畅，胃纳增加，舌红苔剥，脉弦滑。治宜养阴清热和胃。处方：石斛 12g，竹茹 20g，炒白芍 20g，麦冬 15g，苏梗 10g，炒麦芽 30g，瓜蒌皮 15g，山药 20g，半夏 15g，炙甘草 3g。7 剂，水煎服，每日 1 剂。嘱其注意日常生活调摄，饮食清淡，禁食烟酒，7 剂后症平得愈。

按：呕吐是指胃失和降，气逆而上，迫使胃中之物包括食物、痰涎、水液等从口中吐出的一种病症。其名首见于《内经》，张仲景在《金匮要略》中设"呕吐哕证治"专篇，对呕吐的脉证治疗进行了详尽的阐述。本案患者平素饮酒过度，致脾胃运化失常，酒热内蕴，清浊不分，升降失司，腑气不通，胃气上逆作呕。根据《内经》"间者并行，甚者独行"原则，急则治标，治以清热通腑，化痰止呕法。仲景言"食已即吐者，大黄甘草汤主之"，方中借大黄"推陈致新，通利水谷，调中化食，安和五脏，平胃下气"，配甘草护胃缓急，所治之法乃上病下取，因势利导，恢复胃的通降机能，其呕自止。又取小半夏加茯苓汤蠲饮化痰止呕；配黄芩清热和胃、降逆止呕；苏梗、陈皮理气和胃；伍以炒麦芽消食和胃。待腑气得通，胃气得降，呕吐得消之时，予益气养阴，健脾和胃之剂以善其后。

病例 2（功能性呕吐）

任某，女，47 岁。初诊：2017 年 12 月 16 日。

脘腹饱胀，进食则呕反复发作半月余。患者半月前无明显诱因出现脘腹饱胀，进食则呕，伴反酸，呃逆，大便不畅，3～5 日一行。曾在当地化验血常规及生化、血淀粉酶等各项检查未见明显异常。3 天前检查胃镜示：慢性浅表性胃炎。服西药抑酸护胃、加强胃肠动力药物及中药治疗，未见明显缓解。故今来就诊，刻见：患者面部油腻，形体偏胖，腹胀满不适，进食则呕吐，伴呃逆，大便不通，3～5日一行，质硬干结，舌质红苔白腻，脉弦滑。

西医诊断： 功能性呕吐。

中医辨证： 呕吐。

辨证： 患者形体偏胖，饮食不节，脾胃受损，运化失司，升降失常，痰湿内积，腑气不通，胃气上逆而致病。

治法： 化痰消痞，通腑降逆。枳术丸合大黄甘草汤加味化裁。

处方： 枳实20g，炒白术20g，生大黄10g（后下），炙甘草3g，川朴10g，莱菔子15g，红枣5枚，7剂。

二诊： 12月23日。服药后腹胀减轻，呕吐明显好转，大便1日1次，质软，时有咳痰，舌质红苔白，脉弦滑，效不更方，原方加半夏15g，淡竹茹20g，7剂。

三诊： 12月30日。患者呕吐已止，腹胀明显减轻，大便正常，舌质红，苔薄白，脉弦细。患者腑气已通，胃气已降，脾运不健，故予以健脾助运、消食和胃之剂以善其后。处方：炒白术15g，山药20g，枳壳15g，茯苓15g，炒麦芽30g，厚朴10g，炙甘草3g，党参10g。上方连服半月，诸症悉除。

按： 患者形体偏胖，静而少动，饮食不节，故导致脾胃受损，运化失司，升降失常，腑气不通，胃失和降，胃气上逆致病。依照《内外伤辨惑论》"易水张先生枳实白术丸，治痞消食强胃"及《金匮要略·呕吐哕下利病脉证治》"食已即吐者，大黄甘草汤主之"，予健脾消痞，通腑降逆，攻补兼施，方中用炒白术健脾燥湿，以助运化；枳实下气化滞，散结消痞；川朴、莱菔子助枳实燥湿除满，下气消积，消食除胀；大黄能推陈致新，顺气通腑，调中化食，安和五脏；甘草和胃健脾，甘缓和中，使清升浊降，胃气顺而不逆，不治吐而吐自止。全方合用共奏健脾消痞，通腑降逆之功，效果明显。待腑气得通，胃气得降，呕胀已消之时，用健脾助运，消食和胃以善其后。

2. 呃逆

病例 1（膈肌痉挛，胃痉挛）

张某，女，16 岁，学生。初诊：2018 年 1 月 10 日。

呃逆频作 3 个月。患者为高一学生，平素喜食冷饮，3 个月前吃冷饮后出现呃逆频作，其间曾用西药、中医针灸治疗均未见明显疗效，呃逆频作已影响其正常的学习和生活。今由友人介绍就诊，刻见：神疲，表情痛苦，诊室里呃声不断，声音急而短促。自诉胃脘作胀，食不知味，大便质稀，两日一行，舌淡红苔白稍腻，脉细。平时喜食冷饮及碳酸饮料。

西医诊断：膈肌痉挛，胃痉挛。

中医诊断：呃逆。

辨证：多食寒凉之品致胃中寒冷，胃气上逆。

治法：温中散寒，降逆止呃。

处方：丁香 6g，柿蒂 10g，沉香曲 6g，砂仁 6g（后下），半夏 15g，炒白芍 30g，代赭石 20g（先煎），苏梗 10g，炙甘草 3g。7 剂。

二诊：2018 年 1 月 17 日。服药后呃逆稍缓，胃脘胀闷，舌淡红苔白，脉细。上方减代赭石、苏梗，加干姜 6g，大腹皮 20g，枇杷叶 10g（包煎）。7 剂。

三诊：2018 年 1 月 24 日。近日感冒后发热，呃逆加重，呕吐痰涎，大便时泄，咳嗽痰黄白，口干而苦，舌红苔薄黄，脉数。治宜和解少阳，宣肺和胃降逆。处方：柴胡20g，黄芩15g，姜半夏15g，生姜10g，生甘草3g，紫苏10g，桔梗6g。7剂。

四诊：2018年1月31日。药后发热已退，呃逆减少，大便略稀，痰多吐之不尽，口干，夜寐安，舌红苔白，脉细。上方减桔梗，加瓜蒌皮10g，莱菔子30g，刀豆子20g。7剂。

五诊：2018年2月7日。药后症减，呃逆好转，似有气上冲头，纳食一般，舌红苔薄，脉细。上方减瓜蒌皮，加桂枝20g。

继服上方加减两周，呃逆止，情绪舒，纳、便调。

按：《素问·宣明五气篇》谓："胃为气逆为哕为恐。"《内经》首先提出本病病位在胃，并与肺有关；病机为气逆，与寒气有关。张景岳亦云"致呃之由，总由气逆"。本患者因平素喜食冷饮，此次发病也是因食冷饮后呃逆频作，胃气上逆。故治疗以温中散寒，降逆止呃为法。取丁香柿蒂散加味，用丁香、柿蒂、沉香曲温中散寒以降逆；加砂仁、苏梗芳香悦脾，理气和胃；配半夏、代赭石重镇化痰，和胃降逆，佐白芍、甘草缓急解痉，以纠胃之痉挛。药后呃逆症状就有所减轻，但三诊时因外感风热致呃逆症状又复加重，故治疗改用和解少阳，宣肺和胃降逆为法，法随证转，方证相应，呃逆得止。

病例2（单纯性膈肌痉挛）

黄某，女，34岁。初诊：2017年3月18日。

反复呃逆1年半。患者1年半前不明原因下出现呃逆不止，仰面动作后缓解，胃镜检查示：浅表性胃炎。曾用中、西药治疗时缓时作。现呃呃连连，声低闷短促，面黄多油，大便欠畅，小便无异，夜寐欠安，性冷淡，舌淡红苔薄白，脉细。既往乙肝小三阳病史。

西医诊断：单纯性膈肌痉挛。

中医诊断：呃逆。

辨证：胃虚痰阻气逆。

治法：降逆化痰，益气和胃。

处方：旋覆花 10g（包煎），代赭石 30g（先煎），党参 20g，制半夏 15g，丁香 6g，苏梗 10g，陈皮 10g，炙甘草 3g，枇杷叶 10g（包煎），7 剂。

二诊：3 月 25 日。药后呃逆减轻，大便欠畅，纳谷尚可，心情转舒，舌脉同上，治宜守原法出入。上方去陈皮，加瓜蒌皮 15g，7 剂。经上方加减调治月余，呃逆未再复作。

按：呃逆一证，总由胃气上逆动膈而成。《灵枢·口问》用"谷入于胃，胃气上注于肺，今有故寒气与新谷气，俱还入于胃，新故相乱，气并相逆，复出于胃，故为哕"来阐释呃逆的病因病机。此患者面黄有泽，呃声低闷短促，舌淡红苔薄白，脉细，均是内有痰饮之象。痰饮停滞，阻滞中焦，中气受阻，升降失常，则上逆作呃。仰面动作后缓解，系因仰面动作有畅通三焦之功（八段锦里起手，双手托天理三焦），"三焦者，水谷之道路，气之所始终也"，三焦畅通则气机条畅而呃暂止。然阻滞气机之痰饮不去则呃逆时有发作。治以降逆化痰，益气和胃。方用旋覆代赭汤加减。方中旋覆花下气消痰，赭石质重降逆，合半夏共凑降逆化痰消饮之效；党参、甘草补中，中气旺则痰饮不生；丁香温中降逆；苏梗、陈皮理气化痰，共助覆花、赭石、半夏降逆化痰消饮之力；枇杷叶清肺和胃而降肺气，肺胃同降，肝脾同升，降肺与降胃相辅相成，且润肺降气而大便自畅。

病例 3（脑出血后遗症，呃逆）

李某，男，67 岁，退休。初诊：2019 年 8 月 28 日。

频繁呃逆 1 年余。患者于 2018 年 5 月 24 日突发脑出血，神志昏迷，经抢救后血止，神志恢复，后遗左侧肢体功能障碍，但能倚杖而行，言语欠清，好转出院。至同年 7 月下旬出现频繁呃逆，呃声洪亮，除入睡可止，醒时不停呃逆，不能自制，曾中西药物治疗未见明显效果，后在当地中医院行针灸治疗，针时可止，但延时即作，痛苦异常，现经针灸科医生推荐来吾处诊治。刻见：患者呃逆频作，呃声响亮，清晰可闻，不能自制，表情痛苦，面红目赤，形体偏胖，口干而苦，夜寐呼噜声重，大便黏溏，小便短赤，左侧肢体功能障碍，但能独立行走，上肢无力，不能抬举，握物困难，舌红苔黄，脉弦滑。患者有高血压、糖尿病史。检过往之治，遍用温胆汤、旋覆代赭汤、丁香柿蒂散、大半夏汤等降逆止呃方剂，始终未见效验。

西医诊断：脑出血后遗症，呃逆。

中医诊断：呃逆。

中医辨证：痰热内积，肝火偏亢，上扰动膈，络脉失和。

治法：清肝泻火，平冲降逆，活血和营。

处方：龙胆泻肝汤合血府逐瘀汤加减。龙胆草 10g、生栀子 15g，黄芩 15g，柴胡 20g，车前子 20g，生地黄 30g，泽泻 20g，赤芍 20g，桃仁 10g，红花 6g，桔梗 6g，怀牛膝 20g，桂枝 20g。7 剂。

二诊：2019 年 9 月 4 日。服药 2 剂呃逆即止，自述发病以来从未有这星期这么舒服过，心情大好，口干苦减轻，大便成形，舌红苔薄黄，脉弦滑。原法既效，守方有恒，上方继进

7剂。

三诊：2019年9月18日。上方服后呃逆一直未作，2天前因生气，情绪激动，呃逆又作，呃声响亮，发作如前，心情烦闷，易激动，夜寐欠安，头晕，肢体酸疼，舌红苔薄黄，脉弦滑。治宜清肝泻火，平肝和营。处方：龙胆草10g、生栀子15g，黄芩15g，柴胡20g，全蝎粉3g（冲服），生地黄30g，夏枯草10g，赤芍20g，桃仁10g，红花6g，桔梗6g，怀牛膝20g，桂枝20g。7剂。

四诊：2019年11月13日。上方服后呃逆未作，又在当地中药店配服7剂，病情一直稳定。不意3天前因情绪波动，呃逆又作，但程度较前为轻，纳、便调，口稍干，易激动，夜寐尚安，舌红苔薄黄，脉弦滑。治宜守原法出入。上方去黄芩、生栀子，加代赭石20g（先煎），炒麦芽30g，7剂。药后呃逆即止，随访2个月未发作。

按：本例为顽固性呃逆，曾遍用和胃降逆之剂，未见效验，用针灸虽可缓解，但延时复作。察患者病起于中风之后，形体丰盛，面红目赤，呃逆频作，呃声响亮，舌红苔黄，脉弦滑，且心情烦躁，仔细辨证，乃木火之质，肝火上扰，横侮胃土，客气动膈所致，自非一般和胃降逆之剂可效。叶天士云："肝藏厥气，乘胃入膈"，又云："厥阴之气上干，阳明之气失降。"故治疗从清肝泻火，平冲降逆，活血和营入手，用龙胆泻肝汤苦寒之剂，清肝泻火；病起中风之后，络脉瘀阻，肢体偏瘫，故加赤芍、桃仁、红花、牛膝活血通络，且能缓解膈肌痉挛，王清任在《医林改错·呃逆》中指出，呃逆日久不愈，诸药罔效，宜用血府逐瘀汤，并谓："一见呃逆，速用此方，无论轻重，一副即效。"配大剂桂枝以平冲降逆，又能通络和营。诸药合用，切中其发病之机，故药后即效，中间虽有反复，但始终从肝论治，紧扣病机，终使顽疾得愈。

3. 反酸

病例 1（反流性食管炎，胃溃疡）

李某，女，46 岁。初诊：2019 年 4 月 6 日。

反酸，胸骨后灼热感反复发作 5 年余。患者自述 5 年来反复反酸，胸骨后灼热感，曾做胃镜，有胃溃疡病，未见详细检查单，胃脘部隐痛不适，饥饿时疼痛减轻，进食后疼痛加重，无恶心呕吐，无恶寒发热，无头晕头痛等不适。服用奥美拉唑胶囊治疗后隐痛可缓解，但反酸，胸骨后灼热感仍存，且持续发作至今。曾至多家医院行中西医治疗，上症未有明显改善。2019 年 1 月 5 日宁波某医院胃镜：陈旧性溃疡，反流性食管炎；病理：腺上皮中度肠化，Hp（−）。刻下：反酸，胸骨后灼热感，胃脘隐痛不适，形体消瘦，面色欠华，情绪欠佳，多思善虑，时有口干，纳谷尚可，二便调，夜寐安，舌红苔薄白，脉弦数。

西医诊断： 反流性食管炎，胃溃疡。

中医诊断： 反酸，胃痛。

辨证： 此木火之质，肝郁不疏，郁而化火，横侮胃土，胃阴受损，通降失司。

治法： 清肝泻火，养阴和胃。

处方： 桑叶 10g，丹皮 10g，黄连 6g，吴茱萸 3g，象贝 10g，海螵蛸 20g，紫苏梗 10g，制香附 10g，龙胆草 6g，炙甘草 3g。7 剂，水煎服，每日 1 剂，早晚分服。

二诊： 2019 年 4 月 20 日。服药后反酸减少，胸骨后灼热感仍在，胃脘嘈杂不适，似饥非饥感，纳谷尚可，二便调，夜寐安，舌红苔薄白脉弦数，治宜守上法。处方：桑叶10g，丹皮10g，象贝10g，海螵蛸20g，紫苏梗10g，龙胆草6g，炙甘草3g，麦冬15g，生石膏20g（先煎），制半夏15g，煅瓦楞子30g。7剂，水煎服，每日1剂，早晚分服。

三诊：2019年4月27日。病史同上，胃脘作胀，嘈杂不适感减轻，反酸、胸骨后灼热感减轻，咀嚼时出现咀嚼肌疼痛，纳谷尚可，二便调，夜寐安，舌红苔薄白脉弦数。治宜养阴和胃，清胃泻火。处方：生石膏20g，知母20g，麦冬15g，生地黄30g，怀牛膝15g，煅瓦楞子30g，海螵蛸20g，川连6g，吴茱萸3g。7剂，水煎服，每日1剂，早晚分服。

四诊：2019年5月11日。病史同上，服药后反酸，胸骨后灼热感明显好转，咀嚼时出现咀嚼肌仍疼痛，纳谷尚可，二便调，夜寐安，舌红苔薄白脉弦数，予上方加减。处方：知母20g，生地黄30g，竹茹20g，紫苏梗10g，炒白芍20g，炙甘草3g，象贝10g，海螵蛸30g。7剂，水煎服，每日1剂，早晚分服。以上方为主调理近月，诸症消失，反酸未作。

按：本例患者反酸日久，曾多法治疗未效，观其脉证，乃肝郁不疏，郁而化火，横侮胃土，胃阴受损，通降失司，胃气上逆，反酸乃作。方中用龙胆草、桑叶、丹皮、川连、吴茱萸清肝泻火；象贝、海螵蛸、竹茹、煅瓦楞子和胃降逆，制酸止呕；知母、石膏、麦冬清泻胃热，养阴生津；香附、紫苏梗理气和胃。诸药合用，郁火得泻，肝木得疏，胃阴得充，反酸逐渐得止。患者在长期就医中，亦有医家循此病机，选方施治，效果不佳，我于临证之际，早先也常用左金丸，海贝散，瓦楞子等制酸之剂，但有效有不效。后对肝郁化火，木火侮土之证，仿叶天士之法,用桑叶清泄肝经气分之热,丹皮清泄肝经血分之热,若反酸日久,肝火又甚,则加少量龙胆草效果明显,《本草正义》云:"龙胆草,大苦大寒,与芩连同功,但《本经》称其味涩,则其性能守而行之于内,故独以治骨热著;余则清泄肝胆有余之火,疏通下焦湿热之结,足以尽其能事;而霉疮之毒,疳瘆之疡,皆属相火猖狂,非此等大苦大寒,不足以泻其烈焰,是又疏泄下焦之余义矣。"品其味,苦则苦矣,但苦不伤胃,少量用之,制酸作用非常明显,对胆汁反流性胃炎、反流性食道炎顽固不愈者,据其病机不妨用之。

病例 2(反流性食管炎)

陈某,男,45 岁。初诊:2019 年 4 月 6 日。

反酸、烧心反复发作 5 年余。患者反酸,胸脘部烧心不适 5 年余,反复发作,形体消瘦,平素情绪欠佳,无胃脘疼痛,无恶心呕吐,无呕血黑便等不适。曾查胃镜提示:反流性食管炎,慢性浅表性胃炎伴糜烂,腺上皮中度肠化。经西医治疗,长期服用奥美拉唑、泮托拉唑等,药后可缓解,停药即发。亦曾用中医药治疗效果不显。刻见:反酸,胸骨体后有烧灼、嘈杂感,口干口苦,咀嚼食物时下颌骨酸痛,纳食一般,夜寐欠安,心情烦躁,二便尚调,舌红苔薄,脉弦数。近期体重无明显下降,既往有"胃溃疡"病史,有"Hp"感染史,曾用四联疗法治疗。

西医诊断:反流性食管炎,慢性浅表性胃炎伴糜烂。

中医诊断:反酸。

辨证:肝郁化热,横侮胃土,胃失和降。

治法:清泄肝火,和胃降逆。

处方:桑叶 10g,丹皮 10g,川连 6g,吴茱萸 3g,象贝

10g，海螵蛸 20g，苏梗 10g，制香附 10g，炙甘草 3g。7 剂。

二诊：4 月 13 日。病史同上，药后症减，仍有烧心反酸，口干，舌脉同上。上方去川连、吴茱萸，加麦冬 15g，生石膏 20g（先煎），制半夏 15g，7 剂。

三诊：5 月 11 日。患者服上方近一月，反酸与烧心时轻时重，重时仍需服奥美拉唑以制酸，伴口干口苦，心烦易怒，纳谷尚可，舌红苔薄，脉弦数。治宜清肝泻火，养阴和胃，降逆制酸。处方：龙胆草 10g，生地黄 30g，竹茹 20g，苏梗 10g，炒白芍 20g，炙甘草 3g，象贝 10g，海螵蛸 30g，知母 20g，煅瓦楞子 30g，炒刺猬皮 10g，芙蓉叶 10g，山药 20g。14 剂。

四诊：6 月 29 日。服上方半月后反酸烧心减轻，停用奥美拉唑已 2 周，舌脉同上。上方减龙胆草，加夏枯草 10g。7 剂。

五诊：7 月 6 日。患者反酸又作，继服奥美拉唑控制，予减夏枯草，加龙胆草 10g。14 剂。

六诊：7 月 20 日。患者反酸烧心未作，胃脘稍有不适，口干，情绪调，夜寐安，舌红苔薄，脉数。治宜养阴清热，泄木和胃。处方：生地黄 30g，竹茹 20g，炒白芍 20g，炙甘草 3g，象贝 10g，海螵蛸 30g，刺猬皮 10g，芙蓉叶 10g，蒲公英 20g，龙胆草 6g，牡丹皮 10g。上方调服半月，反酸烧心向愈，诸症平，随访 2 月未作。

按：吐酸病指胃中酸水上泛，随即咽下为吞酸，随即吐出为吐酸，本例患者所患为吞酸病。症状可伴见胃脘疼痛，灼热，嗳气，口干口苦等不适。《素问·至真要大论》曰："诸呕吐酸，暴注下迫，皆属于热。"本例患者，反酸烧心严重，反复不愈，长期依赖 PPI 制剂，口干口苦，情绪欠畅，舌红苔薄脉数，一派肝气不舒，久郁化火，横侮胃土之象。明代秦景明《症因脉治》云："呕吐酸水之因，恼怒忧郁，伤肝胆之气，木能生火，乘克脾胃则饮食不能消化遂成酸水浸淫之患矣。"故治疗以清泄肝火，和胃降逆为法，初用左金丸合海贝散，辅以清肝火之桑叶、丹皮，此二味药叶天士喜用，认为桑叶清肝脏气分之热，丹皮清肝脏血分之热，二药合用气血同治；再加苏梗、香附以疏肝理气，主证相应，但治疗效果不显。二诊加入半夏、生石膏，以增清热和胃之功，但症状仍反复，特别是吐酸未见明显减少。三诊时考虑本例患者病延日久，肝火炽盛，胃阴受劫，故治疗调整为清肝泻火，养阴和胃，降逆制酸。用龙胆草苦寒直折肝火；浙贝母、海螵蛸、瓦楞子、淡竹茹和胃降逆，制酸止呕；生地黄、知母、山药养阴和胃；炒白芍、甘草酸甘抑木；病程日久，久必兼瘀，加刺猬皮、芙蓉叶不仅能泄降胃逆，尚能化瘀和营。药后吐酸、烧心明显减少，后虑龙胆草多用恐伤胃，改用夏枯草，反酸又起。故又改用龙胆草，继服月余，终使吐酸、烧心之疾得愈。从本例治疗可见龙胆草泻肝胆实热之力数倍于它药，《医学衷中参西录》谓其"微酸属木，故又能入肝胆……凡因肝胆有热而致病者，皆能愈之"，且"能降胃气、坚胃质"。故吐酸因热患者，它药无效，不妨大胆用之，未见明显苦寒伤胃之象。

4. 嗳气

病例 1（慢性浅表性胃炎）

胡某，女，42岁。初诊：2018年10月10日。

嗳气频作1年余。患者1年前无明显诱因下出现嗳气，进食后加重，无反酸呃逆，无腹胀腹痛，无畏寒发热，无恶心呕吐等不适。查胃镜示：慢性浅表性胃炎。其间经过多次治疗，症状未见明显缓解。刻下见：患者嗳气频作，时有反酸，食后腹胀，大便偏溏，2 次 / 日，神疲乏力，胃纳欠香，夜寐欠安，多梦易醒，舌质红苔白，脉细。

西医诊断：慢性浅表性胃炎。

中医诊断：嗳气。

辨证：脾运不健，升降失司，胃气上逆。

治法：健脾化痰，和胃降逆。

处方：旋覆花 12g（包煎），代赭石 20g（先煎），淡竹茹 20g，紫苏梗 10g，半夏 15g，茯苓 20g，淮小麦 30g，炙甘草 3g。7 剂，水煎服，每日 1 剂，早晚分服。

二诊：10 月 17 日。患者服药后上症仍存，嗳气仍作，进食后加重。详讯病史，患者平素工作压力较大，时感焦虑，思虑过度后嗳气频作，夜寐欠安，纳便尚调，舌红苔薄白，脉细。辨证：思虑过度，耗伤心脾，胃失和降。治法：养心安神，和胃降逆。处方：淮小麦 60g，炙甘草 6g，红枣 10 枚，百合 20g，生地黄 20g，党参 15g，麦冬 15g，五味子 6g。7 剂。水煎服，每日 1 剂，早晚分服。

三诊：10 月 24 日。药后患者嗳气减轻，夜寐欠安，面色少华，纳可，大便每日一行，质偏干，舌淡红苔薄白，脉细。上方去党参，加远志 6g，郁金 15g，石菖蒲 20g，柏子仁 20g。7 剂，水煎服，每日 1 剂，早晚分服。上方随症加减服用 1 个月后，诸症皆安。

按：患者嗳气日久，平素大便偏溏，食后腹胀，此为脾胃虚弱，使其受纳与运化无力，水谷运化失常，胃失和降则嗳气，脾失健运，湿从内生，则大便溏、苔白。《脉经》曰："脾虚……病苦泄注，腹满，气逆，霍乱，呕吐，黄疸，心烦不得卧，肠鸣。"故辨为脾运不健，胃失和降型。予旋覆代赭汤加减。然患者服药一周后，嗳气未见明显好转，详询病史，知其症状与情绪相关，故转换思路，从心论治。嗳气虽多责之于胃气上逆，但于脾、大肠、心、肝均关系密切。《素问》云：五气所病"心为噫，肺为咳，肝为语，脾为吞，肾为欠为嚏"。可见心为噫，噫归心主。《素问·灵兰秘典论》云："心者，君主之官，神明出焉。"说明精神情志活动均能影响全身，即七情致病。患者嗳气日久，看过数名医生而不愈，平素工作压力较大，情绪欠佳，且患者神疲乏力，夜寐欠安，此皆为心之气阴不足，拟甘麦大枣汤合百合地黄汤合生脉散加减。重用淮小麦养心阴，益心气，安心神；炙甘草甘平，补益心气，和中缓急；大枣益气和中，润燥缓急；百合理气健脾，宁心安神，生地黄色黑入肾，益心营而清血热；五味子收敛肺气，党参补气。服药一周后嗳气缓解，然夜寐欠安，加入补养心神药：郁金归心脾经，活血行气止痛；远志归心肺肾经，安神益智，交通心肾；石菖蒲归心胃经，醒神益智，化湿开胃，合柏子仁养心安神，共助健脾安神止嗳之功。此亦李东垣所创安养心神，调治脾胃之法。

病例 2（慢性浅表性胃炎伴中度肠化）

丁某，男，53 岁。初诊：2018 年 10 月 9 日。

胃胀伴嗳气半月余，加重 1 天。患者半月前无明显诱因下出现胃脘部胀闷不适，嗳气频作，无反酸呃逆，无恶心呕吐，无腹泻便秘等症状。查胃镜：慢性浅表性胃炎伴中度肠化。服金奥康治疗未见明显好转。1 天前患者因生气后腹胀嗳气加重，无恶心呕吐，无腹泻便秘等不适。刻下见：患者形体偏胖，嗳气频作，胃脘胀闷，夜寐盗汗，舌红、苔薄白，脉弦细。

西医诊断：慢性浅表性胃炎伴中度肠化。

中医诊断：嗳气。

辨证：肝气犯胃，升降失常。

治则：疏肝理脾，和胃降逆。

处方：柴胡 10g，炒白芍 20g，枳壳 10g，生甘草 3g，紫苏梗 10g，淡竹茹 20g，生山楂 30g，莱菔子 20g，蒲公英 20g，陈皮 10g，炒麦芽 20g。7 剂，水煎服，每日 1 剂，早晚分服。

二诊：10 月 16 日。嗳气较前明显好转，盗汗减少，胃脘作胀，时有嗳气，舌红苔薄白，脉滑。上方去山楂、蒲公英，加干姜 9g。7 剂，水煎服，每日 1 剂，早晚分服。

三诊：10 月 23 日。嗳气时作，饥饿时加重，夜寐盗汗，舌淡红苔薄白，脉细滑。上方去干姜，加六神曲 10g。7 剂，水煎服，日 1 剂，早晚分服。

四诊：10 月 30 日。嗳气已止，仍感胃胀，纳、便调，舌红苔白，脉细。上方加鸡内金 20g。7 剂，水煎服，每日 1 剂，早晚分服。

上方加减治疗 2 周，症状平，胃镜复查示：慢性浅表性胃炎。

按：患者慢性浅表性胃炎伴中度肠化，形体偏胖，嗜食肥甘厚味，观其脉症，乃湿浊困脾，脾失健运，运化失常，清阳不升，浊气上逆，土虚木贼，疏泄失常，故胃气上逆，嗳气胃胀。此为中焦枢机不利，气机不畅。应以疏肝理脾，和胃降逆为主，方用四逆散加减。柴胡疏肝解郁，炒白芍养血柔肝，与柴胡配伍，补养肝血，调达肝气；佐以枳壳理气解郁，泻热破结，与柴胡为伍，一升一降，舒畅气机；紫苏梗、陈皮健脾行气；蒲公英、竹茹清热和胃，化痰止呕；生山楂、莱菔子、炒麦芽行气消食，健脾开胃。全方合用，共奏疏肝健脾，清热和胃之功。

病例 3（慢性浅表性胃炎）

乔某，女，45 岁。初诊：2018 年 10 月 17 日。

嗳气 6 月余。6 月前患者无明显诱因下出现嗳气，伴有胃脘作胀，反酸，时有腹泻，无恶心呕吐，无腹痛，查胃镜示：慢性浅表性胃炎。曾服用中药、西药数月未见明显好转。刻下见：嗳气频作，胃脘胀闷，伴口角流涎，口苦，时有腹泻，大便不成形，胃纳可，夜寐安，舌质淡红苔白稍腻，脉弦细。

西医诊断： 慢性浅表性胃炎。

中医诊断： 嗳气。

辨证： 脾运不健，痰湿内积，升降失调。

治法： 辛开苦降，健脾化湿，和胃降逆。

处方： 半夏 15g，干姜 10g，黄连 6g，黄芩 10g，党参 20g，炙甘草 3g，吴茱萸 6g，炒白术 20g，芡实 20g。7 剂，水煎服，每日 1 剂，早晚分服。

二诊： 10 月 24 日。患者嗳气较前好转，伴口角流涎，时有腹泻，神疲乏力，畏寒肢冷，胃纳可，夜寐安，舌淡红苔白，脉细。上方去黄连，加制附子 10g（先煎）。7 剂，水煎服，每日 1 剂，早晚分服。

三诊： 10 月 31 日。患者嗳气反酸较前明显好转，胃脘已舒，大便偏溏，胃纳可。舌淡红苔白，脉细。上方去黄芩，加补骨脂 20g。7 剂，水煎服，每日 1 剂，早晚分服。

按： 患者患病已久，素体虚弱，观其脉症，乃因脾胃虚弱，气机升降失常，则成痞证。脾为阴脏，其气主升，胃为阳腑，其气主降，中气既伤，气机失常，痰湿内生，上则出现嗳气、反酸，下则腹泻。宜半夏泻心汤加减。方中以半夏为君，化痰散结，除痞降逆；干姜为臣，辛热温中散寒；黄连、黄芩苦降和胃，泻热开痞，四药相合，辛开苦降，寒热并用，恢复中焦升降功能；佐以党参、白术、芡实补脾益气；吴茱萸降逆止呕；炙甘草补脾和中，调和诸药。诸药相配，辛开苦降，健脾益气，和胃降逆。

5. 痞满

李某，女，40 岁，公司职员。初诊：2018 年 7 月 7 日。

反复上腹部胀闷不适 3 月。患者近 3 月来因工作调动，心情不畅，致上腹部胀满加重，进食后尤为明显，伴嗳气、胸闷。当地医院胃镜检查示：慢性浅表性胃炎，Hp（－）。西药予"金奥康""快力"等治疗后效果不显。刻下见：胃脘痞闷，时有嗳气，胸闷，体倦乏力，胃纳不佳，心情抑郁，便秘，大便 3～4 天 1 次，粪质较干，夜寐欠安，舌淡红，苔薄白，脉数。

西医诊断：慢性浅表性胃炎。

中医诊断：痞满。

辨证：肝胃不和，腑气不通。

治法：疏肝和胃，理气通腑。

处方：柴胡 10g，炒白芍 20g，枳实 15g，炙甘草 3g，苏梗 10g，炒麦芽 20g，六曲 10g，厚朴 10g，火麻仁 20g，莱菔子 20g。7 剂。

二诊：患者上腹胀闷好转，情绪平和，纳谷尚可，大便欠畅，夜寐可，舌淡红苔薄白，脉细。上方增麻仁至 30g，加槟榔 15g。7 剂。

三诊：2018 年 8 月 8 日。因饮食不节，食后上腹部稍感胀闷不适，无嗳气，无腹痛，纳谷好转，二便调。舌淡红苔薄白，脉弦细。原方去槟榔，加大腹皮 20g。7 剂。

以上方为主调治 2 周，诸症悉除。

按："肝为起病之源，胃为传病之所"。肝主疏泄，舒畅气机，既能助脾气升清，又可助胃气和降。脾胃得肝之疏泄条达，则纳运健旺，升清降浊，若肝木不疏，则中土自壅。患者心情不畅，肝气郁结，木气犯胃，故见上腹胀满，食后加重，时有嗳气等症；肝郁化火，灼津伤液，故便干难行，舌红脉数；证属肝胃不和，腑气不通。治宜疏肝和胃，理气通腑。方用四逆散加减。方中柴胡、炒白芍、枳壳、炙甘草疏肝理气，和胃降逆；厚朴、苏梗理气和中；麦芽、六曲、莱菔子健胃消食；火麻仁润肠通腑。诸药合用，肝气通、积滞消、腑气顺。对此型痞满，应据舌脉而用药，并遵叶天士"忌刚用柔"之旨，避免过用温燥，以免劫液伤阴。

病例 2（慢性浅表 - 萎缩性胃炎伴糜烂，反流性食管炎）

钱某，女，64 岁，退休。初诊：2018 年 4 月 14 日。

反复胃脘胀闷，伴嗳气反酸 5 年余，加重 1 月。患者 5 年前出现胃脘满闷不舒，时有嗳气、反酸，无胃脘疼痛，无恶心呕吐，无腹痛腹泻。曾多次于当地卫生院就诊，予中药对症治疗，药后稍有好转，停药又发。1 月前无明显诱因下出现上症加重，心下痞硬，伴嗳气胸闷，时有干呕，严重时呕吐酸水，大便 3～4 次/日，不成形，泻时无腹痛，于当地医院行胃镜检查示：慢性浅表 - 萎缩性胃炎伴糜烂，反流性食管炎。病理示：慢性黏膜炎，腺上皮轻度肠化，Hp（－）。予"奥美拉唑镁肠溶片"抑酸护胃治疗后未见明显好转。有冠心病，高血压病史。刻下见：患者面色少华，胃脘胀闷不适，伴嗳气、反酸、时有干呕，无腹痛，大便 3～4 次/日，色黄，不成形，纳谷不香，夜寐尚安，舌红苔白腻，脉细滑。

西医诊断：慢性浅表–萎缩性胃炎伴糜烂，反流性食管炎。

中医诊断：痞满。

辨证：胃热脾寒，寒热错杂，升降失职。

治法：辛开苦降，寒热平调，消痞散结。半夏泻心汤合海贝散加味。处方：半夏 15g，川连 6g，黄芩 10g，干姜 3g，党参 10g，炙甘草 3g，木香 10g，象贝 10g，海螵蛸 20g，丹参 20g，苏梗 10g。7 剂。

二诊：4 月 21 日。药后症减，脘胀较前好转，嗳气胸闷仍有，反酸干呕已止，无胃痛，胃纳改善，大便 2 次 / 日，质偏稀，夜寐安，舌红苔白腻，脉细。前方续用，患者自行于当地卫生院转方 1 次，7 剂。

三诊：5 月 5 日。患者诉服药 2 周后，胃脘胀闷感基本消失，偶有嗳气，无反酸呕吐，无腹痛腹泻。近日胸闷又作，嗳气后可缓解，胃脘时有隐痛，饥时为甚，形寒怕风，纳便尚调，夜寐安，舌红苔薄白，脉细。治宜健中和胃。处方：桂枝 20g，炒白芍 20g，炙甘草 3g，红枣 5 枚，苏梗 10g，丹参 20g，瓜蒌皮 15g，淡竹茹 20g，玫瑰花 6g。7 剂。

四诊：5 月 23 日。患者诉药后胸闷好转，胃胀嗳气未发。今右下肢偶有拘挛，休息揉按可缓解，纳、便调，夜寐安，舌红苔薄白，脉细。予上方去丹参、瓜蒌皮，加当归 20g，牛膝 20g，7 剂。并嘱患者调摄情志，注意饮食。

按：脾胃同属中焦，为气机升降之枢纽。运化失职，湿浊内生，气机阻滞，故心下痞满；升降失常，清浊相干，积湿蕴热，胃液逆上，故嗳气、干呕、时见反酸；"湿胜则濡泄"，胃热脾寒，清气不升，故便溏泄泻。舌红苔白腻，脉细滑亦属寒热错杂、蕴热积湿之征象。《金匮要略》："呕而肠鸣，心下痞者，半夏泻心汤主之"。本案患者寒热错杂，故投以半夏泻心汤辛开苦降、消痞除满。方中以半夏为君，散结除痞、和胃降逆；"苦先入心，泻心者，必以苦"，臣以黄芩、黄连清热和中、降阳升阴；干姜辛散通阳，以助消痞；另佐党参、炙甘草补脾和中；木香温中理气；丹参活血通络；象贝、海螵蛸除湿制酸，苏梗悦脾和胃，诸药合用，调升降，健脾胃，和寒热，共奏药效。三诊时患者因病情变化，胸闷复作，故治疗随机而变。

病例 3（慢性浅表性胃炎伴糜烂，轻度肠化）

徐某，女，56 岁，家务。初诊：2017 年 6 月 3 日。

反复胃脘部胀闷不适 1 年，加重 10 天。患者 1 年来反复出现胃脘部胀闷不适，反酸，食后尤甚，伴有肠鸣辘辘，大便次多不成形，日行 2～3 次，无恶心呕吐，无嗳气等，曾间断服用西药治疗，反酸较前减少，胃脘胀闷、肠鸣无明显好转，近 10 天自觉上症加重。胃镜示：慢性浅表性胃炎伴糜烂，轻度肠化。刻下见：胃脘胀闷不适，食后尤甚，肠鸣，大便稀溏，每日 2～3 次，口干口黏，胃纳一般，夜寐欠安，多梦，下肢酸软，腰背酸痛，面色潮红，舌红，苔白腻，脉滑。

西医诊断：慢性浅表性胃炎伴糜烂，轻度肠化。

中医诊断：痞满。

辨证：脾胃升降失和，寒热之邪痞塞中焦。

治法：辛开苦降，寒热平调。以半夏泻心汤加减。

处方：半夏 15g，黄芩 10g，川连 6g，干姜 6g，炙甘草 3g，苏梗 10g，党参 15g，木香 10g，炒扁豆 20g。7 剂。

二诊：2017 年 6 月 10 日。服药 1 周后，患者胃脘胀闷较前好转，大便仍稀，次数较前减少，日行 1～2 次，肠鸣减轻，夜寐改善，下肢酸软，颈部板滞，易疲劳，舌淡红，苔白，脉细。效不更方，上方加葛根 20g，生黄芪 20g，7 剂。

以上方随症加减治疗 1 个月后，症状基本消失，胃脘无不适，纳、便调，夜寐可。

按：《伤寒论》对痞满的论述十分详尽，提出了痞的基本特征，"心下痞，按之濡"，"但满而不痛者，此为痞"，并指出了该病是因伤寒少阳病误下导致中阳受损，寒热互结中焦而成。中焦乃脾胃所居，是气机升降之枢纽，脾胃气虚，则升清降浊之力减弱，脾气不升，胃气不降，气机阻滞，寒热错杂，故而成痞。脾胃虚弱，健运失职，故见肠鸣下利；寒热之邪痞塞中焦，气机升降失常，故见胃脘痞闷；故其基本病机为：寒热虚实错杂。治宜寒温并用，辛开苦降，补泻兼施。所创诸泻心汤乃治痞之祖方，一直沿用至今。"呕而肠鸣，心下痞者，半夏泻心汤主之。"这是张仲景在《金匮要略》中对半夏泻心汤的运用指征的经典描述。本方中黄连、黄芩是仲景经典药对，味苦，性寒凉，有苦寒泄降，清热燥湿除烦之功；半夏、干姜，味辛，性温热，主入脾胃二经，半夏能降逆止呕，燥湿和胃，散结消痞，干姜温中阳散寒；党参补气健脾助运化；甘草补脾益气，调和诸药；苏梗理气消痞，调畅气机。《素问·至真要大论》曰"辛甘发散为阳，酸苦涌泻为阴"，辛能温通，苦能降泄，辛温药与苦寒药配伍，一阳一阴，一升一降，相反相成，从而达到消痞散结，平调寒热，以复脾胃升降之功，体现了中医方剂配伍的精妙。近几年来，对半夏泻心汤的现代研究越来越多，药理研究证实，黄连、黄芩具有广泛抑菌作用，对幽门螺旋杆菌、大肠杆菌等都有较强的抑制作用，党参、干姜、甘草等温补类药物可以调整人体的整个消化机能，提高机体抵抗力。故本方不仅有抗幽门螺旋杆菌、保护胃黏膜屏障的作用，还能参与免疫调节，促进胃排空、止血、健胃止痛、调整胃肠功能等。因此方证有上呕、中痞、下肠鸣，在整个胃肠道均有不同症状表现，而大多数胃肠道疾病，如慢性消化道炎症、急性胃肠炎、胃及十二指肠溃疡、反流性食管炎、功能性胃肠病等都可出现此症，故在治疗消化系统疾病中应用极为广泛。胃肠道疾患也常与情志因素有关，黄煌在《中医十大类方》中根据黄连、黄芩药性，以方测证，认为治疗胃肠道疾患，如伴见睡眠障碍、焦虑、抑郁等精神心理症状时，运用此方效果更佳。半夏泻心汤药味精简，应用广泛，只要方证相应，稍做加减即可奏效，切不可盲目多投，画蛇添足。知其要者，可引而伸之，触类旁通，也可不拘泥痞满、干呕、下利、肠鸣四症，只要切合寒热错杂、升降失调之病机，皆可用之。

病例 4（慢性萎缩性胃炎伴局部糜烂）

吴某，男，51岁，农民。初诊：2018年8月15日。

反复上腹部胀闷不适10年，加重3月余。患者10年来上腹部时感胀闷不适，进食后加重。曾在当地医院胃镜检查：慢性萎缩性胃炎伴局部糜烂。病理：（胃窦）黏膜慢性炎伴中度肠化。西药予"奥美拉唑肠溶胶囊""莫沙必利片"治疗，症状时有反复。3月前上症再次发作，性质同前。刻下见：形体消瘦，面色少华，胃脘胀闷不适，进食后加重，伴胸骨后烧灼感，嗳气，纳谷不香，口干，夜寐安，小便调，大便偏干，舌红中有裂纹，苔薄，脉弦细。

西医诊断：慢性萎缩性胃炎伴局部糜烂。

中医诊断：痞满。

辨证：胃阴不足，通降失司。

治法：甘寒养阴，通降和胃。

处方：麦冬 15g，石斛 12g，北沙参 20g，炒白芍 20g，炙甘草 3g，瓜蒌皮 20g，竹茹 20g，淮小麦 30g，佛手 10g，香橼皮 10g。7 剂。

二诊：2018 年 8 月 22 日。服药后患者上腹部胀闷及烧灼感缓解，口干时有，胃纳一般，夜寐安，二便调，舌红苔薄，脉弦细。原法既效，守方有恒，上方减淮小麦，加佛手 10g，炒麦芽 20g。7 剂。

三诊：2018 年 8 月 29 日。患者腹胀、胸骨后烧灼感已消，纳谷好转，口不干，二便调，舌红苔薄，脉弦细。临床症状基本缓解，但因其有萎缩性胃炎病史，病理提示：中度肠化。予加用理气通络、解毒化瘀之品。处方：竹茹 20g，石斛 12g，北沙参 20g，炒白芍 20g，炙甘草 3g，瓜蒌皮 20g，麦冬 15g，炒麦芽 20g，佛手 10g，藤梨根 20g，白花蛇舌草 20g，蒲公英 20g。7 剂。

此后又以上方治疗 3 月，患者腹无所苦。胃镜检查：慢性浅表萎缩性胃炎。病理示:（胃窦）黏膜轻度肠化。嘱注意饮食，静养调息，至今病情稳定，未见复作。

按：胃喜润恶燥，其气以下降为顺。胃疾日久，胃阴损伤，通降失司，故成痞满之证。胃阴不足，胃体失养，中气壅滞，故见胃脘胀闷，胸骨后烧灼感;纳运失和，胃气上逆，故见纳差、嗳气、大便难解;胃疾久稽，气血生化不足，故形体消瘦，面色少华;舌红、有裂纹，苔薄、脉细亦属胃阴不足、肝气偏旺之证。方中石斛、北沙参、麦冬滋养胃阴，生津润燥，兼清胃热，补中有清，清中有补;炒白芍味酸，养血滋阴，与甘草同用酸甘化阴;瓜蒌皮、竹茹清化痰热，和胃顺气;淮小麦养心补中;香橼皮疏理肝气。所谓"枯萎不泽,治之以润",阴复津生,胃复润降,其证自缓。因患者有"萎缩、肠化"之象,故另增藤梨根、蛇舌草二味解毒清瘀,以防变化。胃萎缩、肠化之疾,属慢疾痼症,须长期调治,故数诊之后,嘱患者注意调摄饮食,如是才有此效。

病例5(糜烂性胃炎,十二指肠多发息肉,小肠多发溃疡)

翁某,女,69岁,退休。初诊:2018年1月6日。

胃脘作胀伴反酸1年。患者1年前无明显诱因下出现胃脘胀满,常有反酸,食后尤甚,于当地医院查胃肠镜示:糜烂性胃炎,十二指肠多发息肉,小肠多发溃疡。予奥美拉唑肠溶胶囊及铝碳酸镁片等药物对症治疗,效果不显,故来就诊。刻下见:胃脘胀满,伴反酸,食后加重,常觉口干口苦,夜寐欠安,神疲乏力,腰背酸痛,纳谷尚可,大便黏溏,小便带泡沫,舌红,苔黄腻,脉弦细。

西医诊断:糜烂性胃炎,十二指肠多发息肉,小肠多发溃疡。

中医诊断:痞满。

辨证:湿热中阻。

治法:清热化湿和胃。

处方:苍术10g,六曲10g,香附15g,生山栀10g,炒枳壳15g,炒白芍20g,生甘草3g,薏苡仁60g,败酱草20g,制附子10g(先煎),生山楂20g,木香10g。7剂。

二诊:1月13日。反酸胃胀较前缓解,神疲乏力,腰背酸痛,口苦口干,二便尚调,舌红,苔黄腻,脉细。治从原法,上方减生山楂,加生黄芪20g。7剂。

三诊:1月20日。胃脘得舒,反酸明显减少,口干口苦减轻，睡眠较前好转，大便好转，精神及腰背酸痛改善，小便泡沫减少。遂守前方再进服1个月后，诸症复平。3月2日复查胃肠镜：浅表性胃炎，十二指肠息肉，小肠正常。

按：患者糜烂性胃炎，小肠多发溃疡，反复西药治疗，效果不显。观其脉症，患者年近七旬，脾肾趋亏，饮食不节，脾运失司，气滞湿阻，阻遏胃肠气机，胃失和降，故见胃脘胀满，反酸；湿邪郁久化热，湿热蕴结，息肉赘生，病久进一步损伤肠络，溃疡发作。脾喜燥恶湿，湿存则脾失健运。胃喜润恶燥，但过"润"亦阻滞气机，使胃失和降。小肠乃"受盛之官"，主受盛化物，湿邪阻滞于肠道，可使小肠受盛化物功能失调，久可化热损伤肠络。再参舌脉，可确认此病为湿热之证，病位在脾胃。治以越鞠四逆散合薏仁附子败酱散加减，以达理气化湿和胃，清热洁肠通腑之目的。临床上胃肠疾病多由湿邪作祟，我善用通法治之。越鞠四逆散理气清热化湿，气行则湿自去，湿除则热难留。薏苡附子败酱散多以治疗痢下日久，泻而不爽，或夹黏液之病，用于此，则因其温清并用，配合越鞠四逆散可增祛湿清热洁肠之功。待湿热渐化，则加黄芪、山药、白术健脾益气之品，大剂薏苡仁久服对消除息肉有一定作用。

病例6（慢性浅表性胃炎）

徐某，男，52岁，企业职员。初诊：2016年9月28日。

胃脘痞满不适1年余。患者素来多思善虑，一年来时感胃脘胀满不适，伴大便不爽、质黏。曾查血脂示：TG 1.77mmol/L，TC 5.69mmol/L。曾以促胃动力药对症治疗，未见明显疗效。胃镜示：浅表性胃炎。刻下见：患者神疲易倦，胃脘痞满不适，口黏，纳谷欠香，大便质黏，每1～2日行1次，舌淡红苔白稍腻，脉弦。

西医诊断：慢性浅表性胃炎。

中医诊断：痞满。

辨证：肝胃不和，湿浊内蕴。

治法：理气疏肝和胃，化湿泄浊。

处方：柴胡 10g，炒白芍 20g，枳壳 10g，生甘草 3g，苍术 10g，陈皮 10g，丹参 30g，泽泻 20g，生山楂 30g，茵陈 20g。7 剂。

二诊：10 月 5 日。服药 1 周后，患者胃胀明显好转，纳谷可，大便日行 1 次，质稍黏，舌淡红苔薄白，脉数。效不更方，原方加茯苓 20g。

三诊：10 月 12 日。药后胃脘胀满已消，纳谷可，大便调，舌红苔薄白，脉数。予原方 7 剂。嘱患者注意舒畅情志，保持身心健康。

按：痞满是由于中焦气机阻滞、脾胃升降失和，出现以脘腹胀满不舒为主症的病证，多由饮食不节、情志失调、药物所伤等引起。本例患者素来多思善虑，情志不畅，致肝气郁滞，失于疏泄，乘脾犯胃，气机不畅，发为痞满。故拟理气疏肝和胃、化湿泄浊，予平胃四逆散加减。平胃散是为湿困脾胃、气机阻滞而设；四逆散在《伤寒论》中原治少阴气郁之四逆证，但在今临床上凡肝郁证而见四肢厥逆，或肝脾不和以致脘腹胁肋诸痛及寒热往来皆可应用。临床上治疗肝脾不和、湿困脾胃等证时，每每合用二方；加苍术苦温燥湿、辛香健脾，泽泻渗湿利水，生山楂化积行气，茵陈清化湿。诸药合用，共奏理气和胃，化湿泄浊之功，使肝木得舒，湿浊得化，脾胃升降有序，痞满自愈。

6. 胃痛

郑某，女，62 岁，退休。初诊：2017 年 10 月 4 日。

反复胃脘部饥饿样疼痛 5 年余。患者 5 年来反复胃脘部饥饿样疼痛，夜间明显，进食后可缓解。胃镜诊断为：幽门管溃疡。反复西药治疗，效果一般。刻下见：形体消瘦，面色欠华，胃脘部疼痛，易饥少食，大便干结，口干而燥，夜寐不安，时有心烦，舌红苔薄黄，脉细数。

西医诊断：幽门管溃疡。

中医诊断：胃痛。

辨证：胃阴不足，通降失司。

治法：甘寒养阴，通降和胃。用自拟石斛养胃汤加减。

处方：石斛 12g，北沙参 20g，麦冬 15g，竹茹 20g，瓜蒌皮 15g，炒白芍 30g，麻仁 20g，炙甘草 6g，生地黄 30g，麦芽 15g，象贝 10g。14 剂。

二诊：2017 年 10 月 18 日。病史同上，药后胃痛好转，大便顺畅，惟夜寐不安，入睡困难，心情烦躁，口干而苦，舌红，苔薄黄，脉数。治宜养阴清热，和胃安神。处方：百合 20g，生地黄 60g，川连 10g，生山栀 15g，知母 20g，淮小麦 30g，山药 30g，半夏 15g，北秫米 20g，石斛 12g，炙甘草 3g，红枣 10 枚。7 剂。

三诊：2017 年 10 月 25 日。药后夜寐好转，胃脘已舒，纳谷尚可，大便通调，心情舒畅。以上方为主，加减出入，服用 2 月余，诸症平。胃镜复查：慢性浅表性胃炎。

按：本例患者幽门管溃疡，病程 5 年余，曾予西药治疗，效果一般。胃痛迁延不愈，耗伤胃阴，胃阴不足，胃失濡润，通降失司，罹患本病。叶天士云："所谓胃宜降则和者，非用辛开苦降，亦非苦寒下夺，以损胃气，不过甘平，或甘凉濡润，以养胃阴，则津液来复，使之通降而已矣。"故用方以甘凉濡润为主，用石斛、沙参、麦冬滋养胃阴，生津润燥；白芍、炙甘草酸甘化阴，缓急止痛；瓜蒌皮疏肝理气，泄木和胃；麦芽消食开胃；麻仁通降和胃；竹茹、生地黄滋阴清热；象贝清胃化痰制酸。全方合用共奏养阴生津，通降和胃之功。药后胃痛虽缓，但不寐较著，且平素多思善虑，综合患者脉症，既有胃阴不足之症，又有心火上炎，心神不宁之象。故改用百合地黄汤合半夏秫米汤、甘麦大枣汤加减，方中知母、生地黄滋阴润燥，对地黄之性，张景岳曾有"少则壅滞，多则宣通"之谓，我仿而用之，所言为实，大剂地黄可滋阴通腑；配百合并养心安神；甘麦大枣养心血、安神志，为治妇人脏躁之方；半夏、北秫米和胃安神；山药健脾和胃；因患者心火较著，故加用黄连、山栀清心除烦。全方合用旨在养阴润燥，清心安神，健脾和胃。此不治胃而胃病得愈。

病例2（功能性消化不良）

张某，男，23岁，大学生。初诊：2017年5月8日。

胃脘部隐痛不适反复3周。患者3周前出现胃脘部隐痛不适，平素身体虚弱，学习压力大，饮食不节，来我院行胃镜及彩超无殊。刻下见：形体偏瘦，嘈杂易饥，食后隐痛缓解，纳谷量少，神疲易倦，口干而燥，夜寐尚安，大便偏干，小便调，舌红苔少，脉细数。

西医诊断：功能性消化不良。

中医诊断：胃痛。

辨证：胃阴不足，通降失司。

治法： 甘寒养阴，通降和胃。予石斛养胃汤加味。

处方： 川石斛 12g，竹茹 20g，瓜蒌皮 20g，北沙参 15g，炒白芍 20g，炙甘草 3g，炒麦芽 20g，苏梗 10g，麦冬 15g，八月札 20g。7 剂。

二诊： 2017 年 5 月 15 日。病史同上，药后症减，胃脘疼痛明显好转，嘈杂易饥好转，口干仍有，程度较前减轻，纳谷好转，舌质红苔薄，脉细数。效不更方，上方加山药 30g，7 剂。

三诊： 2017 年 5 月 22 日。病史同上，药后症减，胃痛未作，偶有嘈杂不适，乏力好转，口干减轻，纳谷好转，夜寐正常，舌红苔薄，脉细。原法既效，守方有恒，上方继进 7 剂，此后随访，胃痛未再复发。

按： 患者先天不足，素体阴虚，加之学习压力，饮食不节引起脾胃受损，阴虚不荣，胃失濡养，故见胃脘隐痛；津液失于亏虚，不能上承濡养，故口干舌燥。综合脉症，乃系胃阴亏虚之证，故治宜柔养津液、复育胃阴、和胃止痛，用根据叶天士提出的"通降和胃"理论所创立的石斛养胃汤。叶天士治胃之通降法，既不是用辛开苦降之药，也不是用苦寒下达之品，而是另辟蹊径，用甘平或辛凉濡润之品，以养胃阴，从而创立了胃阴学说。石斛养胃汤全方用药以甘寒养阴为主，佐以理气和胃、缓急止痛，诸药相合，使胃阴复，津液生，胃得濡养而痛止。

病例 3（慢性浅表性胃炎伴糜烂）

黄某，女，46 岁，职员。初诊：2018 年 1 月 3 日。

胃脘隐痛反复发作 3 月余。患者近 3 月来胃脘部隐痛反复发作，饥饿时疼痛加剧，进食疼痛减轻，伴反酸嗳气，胃脘部喜暖喜按，2月前在当地医院做胃镜显示：慢性浅表性胃炎伴糜烂。予以抑酸护胃及保护胃黏膜之剂治疗，胃脘部仍隐痛，故来中医就诊。刻见：患者面色少华，神疲肢怠，四肢不温，泛吐清水，大便偏溏，夜寐尚安。舌质淡而胖，边有齿痕，苔白；脉迟缓。

西医诊断：慢性浅表性胃炎伴糜烂。

中医诊断：胃痛。

辨证：中焦虚寒，脾运不健，升降失司。

治法：温中补虚，和胃止痛。方用复方治中汤加减。

处方：党参 15g，干姜 6g，炙甘草 6g，炒白术 15g，青陈皮各 10g，姜半夏 10g，炒白芍 20g，鸡内金 20g，炒麦芽 20g，玫瑰花 6g，薏苡仁 30g。7 剂。

二诊：1 月 10 日，患者服上方后，胃痛明显减轻，食后胀满亦减，纳谷增加，泛清水明显减轻，大便稍溏，治宜守原法，上方加山药 20g，14 剂。之后随症稍做加减，又服用一月，诸证悉除。

按：脾胃虚寒是胃痛临床常见证型，一般病程较长，秋冬季节发病率、复发率较高。多因素体脾气虚或脾虚日久，损及脾阳，使脾阳也虚；或贪食生冷，损伤脾阳，导致脾阳虚，不能温煦胃肠，寒自内生。《素问·举痛论》曰："寒气客于肠胃之间，膜原之下，血不得散，小络急引故痛。"说明胃脘痛产生的原因是寒凝胃络，络脉拘急，气血运行失畅。对脾胃虚寒型胃脘痛我多用自拟复方治中汤治疗，方中干姜温里散寒止痛，温补脾肾之阳；党参、白术健脾益气，温运脾阳；青陈皮、玫瑰花理气止痛，助脾胃之运化；炒麦芽、鸡内金消食和胃健脾；炒白芍与炙甘草合用缓急止痛。诸药合用，共奏温中健脾、理气止痛之功。治疗脾胃虚寒型胃脘痛，既提高了药物的疗效，又降低了病症的复发。

病例4（慢性萎缩性胃炎伴中度肠化）

吕某，男，62岁，退休。初诊：2018年5月12日。

患者胃脘部疼痛反复发作1年余，伴有嗳气，大便次数增多，1年前行胃镜检查示：慢性萎缩性胃炎伴中度肠化。曾用促进胃肠动力药、保护胃黏膜药及中药治疗，效果不佳。刻见：面色少华，胃脘疼痛，伴嗳气，无反酸，大便偏稀，日数行，神疲易倦，夜寐可，纳谷欠佳，舌淡紫、苔白，脉细涩。

西医诊断：慢性萎缩性胃炎伴中度肠化。

中医诊断：胃痛。

辨证：脾胃气虚，胃络瘀阻。

治法：健脾益胃，祛瘀通络，理气止痛。予异功散加减。

处方：生黄芪20g，党参15g，茯苓15g，炒白术15g，丹参20g，陈皮10g，苏梗10g，九香虫6g，莪术15g，炒麦芽30g，炙甘草3g。7剂。

二诊：2018年5月19日，患者服药后，胃脘部胀闷减轻，稍有嗳气，大便好转，日行2～3次，质软，舌淡紫、苔白，脉细涩。效不更方，上方加山药20g。进14剂。

三诊：2018年6月2日，药后患者胃脘疼痛基本消除，纳谷尚可，时有嗳气，大便日行1～2次，成形，舌淡红稍紫、苔白，脉细。原法既效，守方有恒，上方继进7剂。

以上方为主，随症加减治疗近半年，患者体质明显好转，纳便正常。2018年12月19日复查胃镜示：慢性浅表性胃炎，轻度肠上皮化生。

按：叶天士提出"久病入络""久痛入络"的学术观点。胃痛日久不愈者，胃镜下可见胃黏膜呈红白相间，病理切片多提示为黏膜腺体萎缩,肠上皮化生,异型增生。此符合"久病入络"、"久痛入血"的理念。本例老年患者,罹患慢性萎缩性胃炎伴中度肠化,迁延日久,久病则入络,胃络瘀阻,故见胃脘疼痛。分析其病机,多因年老正气渐虚,饮食失节,脾运不健,胃络瘀阻,虚实夹杂,治宜健脾益气、祛瘀通络、理气止痛。处方以异功散为基础方,以健脾益气、理气和胃,加黄芪以增益气健脾之功;苏梗理气和胃;丹参、莪术、九香虫活血消瘀、通络止痛,此三药能有效减轻及消除肠上皮化生。对萎缩性胃炎的治疗既要重视患者的症状,又要结合病理检查。从中医辨证而言,多本虚标实,本虚常见脾胃气虚或胃阴不足,标实则有湿、热、寒、食、痰、瘀、毒之分。治本以异功散、黄芪建中汤、石斛养胃汤为基本方;治标,湿热用越鞠丸加味,寒湿加用干姜、附子、甘松、高良姜;食滞合保和丸;痰积用二陈汤加海贝散;化瘀常用丹参饮与刺猬皮、九香虫、莪术或失笑散;热毒加白花蛇舌草、蒲公英、藤梨根。此外,本病的治疗非一时可获效,必须守方有恒,这样才能获得佳效。

7. 腹痛

张某,男,20岁,无业。初诊:2020年8月1日。

患者于2020年7月20日中午吃肉夹馍、肠粉加汽水后出现腹痛、恶心。7月22日加重于市第二医院急诊,以"急性胰腺炎"收住入院。入院查体:意识清,精神软,脉搏129次/分,呼吸40次/分,血压121/76mmHg,T 38.3 ℃,腹痛明显,腹部膨隆,压痛,胸闷气急明显。查血常规:白细胞 19.6×10^9/L,中性粒细胞 83.2%。血红蛋白 218g/L。血生化:血浆有效渗透压 268.3mmol/L,总蛋白 188.8g/L,白蛋白34.8g/L，球蛋白154.0g/L。总胆固醇8.40mmol/L，甘油三酯7.64mmol/L，γ－谷氨酰转肽酶90IU/L，尿酸435.5μmol/L，乳酸脱氢酶418IU/L，葡萄糖15.93mmol/L，钠121.8mmol/L，氯95.70mmol/L，二氧化碳结合力12.8mmol/L。C反应蛋白82.4mg/L。血淀粉酶464U/L。全腹部CT平扫：①两肺及纵隔未见明显异常；②胰腺炎可能；③脂肪肝。诊断：急性重症胰腺炎，2型糖尿病，高脂血症，脂肪肝，慢性肾炎综合征，低钠血症。入院后：告病危，特级护理，禁食，吸氧，予"生长抑素"抑制消化酶分泌，CRRT治疗，抗感染，补液、营养支持等对症。病情未见明显好转。7月29日复查血常规：白细胞10.3×10⁹/L，中性粒细胞78.7%，血红蛋白90g/L，血小板252×10⁹/L。血生化：血浆有效渗透压：317.9mmol/L，总蛋白55.6g/L，白蛋白23.0g/L，球蛋白32.6g/L，总胆固醇6.47mmol/L，甘油三酯5.59mmol/L，γ－谷氨酰转肽酶68IU/L，脂肪酶56IU/L，尿酸435.5μmol/L，乳酸脱氢酶418IU/L，葡萄糖12.99mmol/L，肌酐46.4μmol/L，钠152.8mmol/L，氯111.60mmol/L，二氧化碳结合力12.8mmol/L。C反应蛋白222.84mg/L。血淀粉酶24U/L。凝血酶原时间12.8秒，纤维蛋白原731mg/dL。腹部（盆腔）CT平扫：VP-RADS 1类。对比7月21日片：①新见两侧胸腔积液伴两肺下叶膨胀不全；②胰腺炎伴周围急性坏死性液体积聚，较前明显进展；③肝脂肪浸润；④十二指肠憩室形成；⑤新见大量腹水。因病情进展，治疗效果差，建议转上级医院继续治疗。患者家属因考虑经济等因素，见治疗无望，于7月30日自动出院。回家后一边准备后事，一边打听治疗，8月1日经人介绍来我门诊求治。患者由其父轮椅推入。刻见：形体肥胖，两目微闭，精神萎靡，面色萎黄，两目眶暗黑，讲话断绝，胸闷气急，脘腹疼痛，饮食未进，恶心欲吐，大便略稀（曾自服大黄），小便短少，腹部膨隆，压痛明显，舌红苔花剥上有白腐苔无根，脉沉细弱。

西医诊断：①急性重症胰腺炎；②多系统器官损害。

中医诊断：①腹痛；②虚劳。

辨证：气阴两虚，脾运不健，肾气不化，食热浊毒内积，腑气不通，血水不利。

治法：益气养阴，扶元振颓，清热通腑泻实，凉血利水。

处方：制附子10g（先煎），西洋参6g，生地黄30g，生大黄10g（后下），赤芍20g，生栀子10g，枳实20g，半夏10g，六月雪20g，生石膏30g（先煎），滑石20g（包）。4剂。嘱禁食，进少量小米汤，口渴时饮少量青瓜、苦瓜汁。

二诊：8月5日。药后患者精神好转，略显烦躁，小便量增加，色稍黄，尿时略痛，大便次数增加，日3～4次，质稀，脘腹尚胀痛，压痛明显，腹膨胀减轻，恶心好转，口干，面色少华，饮食以流汁为主，舌红苔少，腐苔已祛，脉沉细弱。上方去滑石，加淮山药30g，大腹皮20g，3剂。

三诊：8月8日。复查血常规：白细胞9.5×10^9/L，中性粒细胞77.8%。血红蛋白105g/L。血生化：总蛋白74.0g/L，白蛋白27.3g/L，球蛋白46.7g/L，总胆固醇6.99mmol/L，甘油三酯5.67mmol/L，γ-谷氨酰转肽酶57IU/L，尿酸283μmol/L，肌酐55μmol/L，乳酸脱氢酶439IU/L，淀粉样蛋白168mg/L，葡萄糖12.45mmol/L，钾6.16mmol/L，钠134.1mmol/L，氯95.5mmol/L，二氧化碳结合力12.8mmol/L。C反应蛋白145mg/L。血淀粉酶87U/L。精神尚可，疲劳减轻，腹痛已止，

稍有腹胀，时胸闷咳嗽，恶心，无痰，大便好转，日1～2次，质成形，小便色清，舌红苔薄白，脉沉细。上方去生石膏、六月雪，加竹茹20g，炒鸡内金20g。4剂。

四诊：8月12日。病史同上，精神好转，疲劳减轻，心情较前舒畅，大便日2行，质成形，小便时赤，无恶心，脘腹无胀痛，稍感胸闷，时见咳嗽，舌红苔稍腻，脉细较前有力。腹部CT平扫：①胰腺肿胀伴密度不均；②腹、盆腔积液，局部呈包裹性改变；③肠系膜区、后腹膜区多发增大淋巴结；④脂肪肝表现。附见：左侧胸腔积液伴左下肺膨胀不全。治宜益气养阴，通腑泻浊，活血利水。处方：制附子10g（先煎），西洋参10g，生地黄30g，玄参20g，生大黄10g（后下），柴胡20g，赤芍20g，生栀子15g，枳实20g，猪苓20g，葶苈子20g，牵牛子30g，生山楂30g。4剂。

五诊：8月15日。病史同上，脘腹无胀痛，精神尚可，饮食适量增加，以稀软易消化食素食为主，按腹软，大便次多、质稀，小便时赤，稍有咳嗽，舌淡红苔略腻，脉细略数。复查血常规：白细胞$7.9×10^9$/L，中性粒细胞69%。血红蛋白102g/L。血小板$552×10^9$/L。血生化：总蛋白77.4g/L，白蛋白34.5g/L，球蛋白42.9g/L，总胆固醇6.99mmol/L，甘油三酯5.67mmol/L，$γ$-谷氨酰转肽酶57IU/L，尿酸436μmol/L，肌酐55μmol/L，乳酸脱氢酶439IU/L，葡萄糖8.18mmol/L，钾4.38mmol/L，钠136.8mmol/L，氯95.5mmol/L，二氧化碳结合力12.8mmol/L。C反应蛋白26.4mg/L。血淀粉酶87U/L。治宜守原法出入，上方去附子、牵牛子，加蒲公英30g，车前子20g（包），4剂。

六诊：8月19日。患者自行步入诊室，精神好转，说话自如轻松，腹无所苦，时有咳嗽，痰少色白，大便质稀，小便量多色淡，口稍腻，腹软，体重减轻，诉食欲增加，舌红苔稍白腻，脉细较前有力。腹部 CT 平扫：①胰腺炎后改变，胰腺肿胀伴密度不匀；②腹腔内可见积液，较前减少，局部呈包裹性改变；③肠系膜区、后腹膜区多发增大淋巴结。附见：左侧胸腔积液，左下肺膨胀不全。治宜化痰泄浊，清热和胃。处方：杏仁 10g，豆蔻粉 3g（冲入），薏苡仁 30g，半夏 15g，厚朴 15g，滑石 20g（包），冬瓜子 20g，桑白皮 15g，葶苈子 20g，车前子 20g（包），柴胡 20g，生栀子 15g，生山楂 20g。3 剂。

七诊： 8 月 22 日。患者自行步入诊室，精神可，说话行动自如，腹无所苦，按之软，面色欠华，思饮食，大便成形，每日 1 次，小便正常，稍咳嗽，痰少，舌红苔稍腻，脉细。胸部 CT 平扫：左肺少许炎症，左侧胸腔积液，较前吸收。复查血常规：白细胞 5.4×10^9/L，中性粒细胞 58.3%，血红蛋白 122g/L，血小板 389×10^9/L。血生化：总蛋白 84.7g/L，白蛋白 40.6g/L，球蛋白 44.1g/L，总胆固醇 7.06mmol/L，甘油三酯 4.38mmol/L，尿酸 505μmol/L，肌酐 54μmol/L，乳酸脱氢酶 286IU/L，葡萄糖 5.43mmol/L，钾 5.02mmol/L，钠 137.1mmol/L，氯 97.7mmol/L。C 反应蛋白：6.0mg/L。血淀粉酶：218U/L。上方去滑石、豆蔻粉，加生黄芪 15g。4 剂。

八诊： 8 月 26 日。患者昨天因控制饮食，出现低血糖，表现为头晕、汗出、目糊，进食后缓解，现神疲乏力，稍有头晕，面色少华，腹软无不适，易饥思食，大便略软，小便正常，舌红苔薄，脉软。治宜益气养阴，佐以清利。处方：生黄芪 15g，天、麦冬（各）15g，五味子 6g，西洋参 10g，炒白术 20g，制大黄 10g，蒲公英 20g，赤芍 20g，猪苓 10g，生山楂

20g，桑白皮 15g，冬瓜子 30g。3 剂。

九诊：8 月 29 日。精神好转，疲劳减轻，无头晕，面色欠华，易饥思食，近两天进食增加，口干，大便欠畅，小便正常，舌红苔黄白相兼，脉细。复查血常规：白细胞 $4.0×10^9$/L，中性粒细胞 48.5%，血红蛋白 122g/L，血小板 $305×10^9$/L。血生化：总蛋白 83.7g/L，白蛋白 44.7g/L，球蛋白 39g/L，总胆固醇 7.19mmol/L，甘油三酯 4.18mmol/L，尿酸 511μmol/L，肌酐 59μmol/L，乳酸脱氢酶 227IU/L，葡萄糖 7.30mmol/L，钾 4.90mmol/L，钠 138.4mmol/L，氯 99.5mmol/L。C 反应蛋白 6.0mg/L。血淀粉酶 184U/L。治守原法。上方去桑白皮、冬瓜子、制大黄，加生栀子 10g，枳实 20g，生大黄 10g（后下）。4 剂。

十诊：9 月 16 日。近半月以上方为主治疗，病情稳定。血生化：总蛋白 82.4g/L，白蛋白 42.8g/L，球蛋白 39.6g/L，总胆固醇 6.86mmol/L，甘油三酯 4.07mmol/L，尿酸 434μmol/L，葡萄糖 7.27mmol/L。血淀粉酶 132U/L。CT 平扫：左肺炎症及胸腔积液已基本吸收，胰腺肿胀伴密度不均，胰周包裹性积液，腹腔无积液。刻下：精神可，性情舒畅，易饥喜食，口干，近日牙龈疼痛，时有恶心，大便偏干，小便正常，舌红苔少，脉细数。患者病情基本控制，胸腹水消退，淀粉酶正常，血常规正常，血生化中尿酸及血脂增高，血糖不稳定，CT 显示胰腺尚肿胀。治疗宜养阴清热，消积和胃。处方：石斛 12g，麦冬 15g，生地黄 30g，山药 30g，竹茹 20g，生石膏 30g（先煎），生山楂 20g，红曲 10g，炒麦芽 30g，蒲公英 30g，枳实 10g。7 剂。嘱患者控制饮食，注意休息，因其体质损耗较大，继续调治。

按： 本病例以暴饮暴食后出现"腹痛、恶心、发热"入院，诊断为急性胰腺炎。经对症处理病情加重，出现多系统器官损害，属急性重症胰腺炎，本病例西医临床及病理表现有以下几个特点：①形体肥胖，精神极差，生活及饮食极不规律，暴饮暴食，熬夜，推测其既往有高血糖、高脂血症、高尿酸、脂肪肝等病史。②血常规示白细胞增高，血红蛋白减少，血小板增高，CRP增高。③血淀粉酶变化快。④血生化：血脂、血糖、血尿酸明显升高。⑤血总蛋白变化快，白、球蛋白比例倒置，白蛋白降低，球蛋白升高明显。⑥快速出现大量胸、腹水，肺不张。急性重型胰腺炎时，胰酶分泌增加，血供障碍，胰酶，血管活性物质，细胞因子，氧自由基，内毒素等在病程中相互诱生，并随血流释放至各系统、各器官，形成互相影响的网络样致病效因，产生各系统、各器官的损害。中医病因病机分析：患者年仅20岁，为单亲家庭，自小缺乏管教，饮食不节，饥饱无度，嗜食油腻不洁之物，以可乐代饮，长期闭户不出，打游戏通宵达旦，性格怪僻，此次发病也由饮食引发。生活不规，游戏为业，通宵达旦，日久耗气伤神，虽是青壮之年，而元气已虚，脾运不健，肾气不足，气化失司，升降无权；油腻不洁之物，加之长饮可乐饮料，损伤脾胃，湿热浊毒内积，阳明通降失司，腑实内生。虽病发于中，而上涉肺心，下损肝肾，引起五脏并损。精神萎靡，面色萎黄，两目暗黑，舌红苔花剥上有白腐苔无根，脉沉细弱乃元气耗损，气阴不足之象；而胸闷气急，脘腹疼痛，饮食未进，恶心欲吐，大便略稀（曾自服大黄），小便短少，腹部膨隆，压痛明显，乃气化失司，升降无权，湿热浊毒内积，阳明腑实，血水不利，弥漫三焦之候。扶正恐使邪炽，通腑泻实又虑耗气伤阴，治疗颇为棘手。他院因病重嘱转上级医院，患者家属因无力转院与承担治疗费用，只能自行出院。经人介绍出院后即来我处门诊。一诊治以益气养阴，扶元振颓，清热通腑泻实，凉血利水。方用制附子、西洋参、生地黄益气养阴，振奋元气，以回生气；生大黄通腑泻实，与枳实、生栀子为伍清热导滞，与赤芍相合则凉血散血，解毒消肿；半夏化痰泄浊；六月雪、生石膏、滑石清热利水。全方合用益气扶元，振奋脾肾，以复气化；清热通腑，利水泄浊，凉血散血以祛邪实。药后 4 天患者精神好转，症状有缓解，病情未见进展。随病情变化及时调整治疗方法放胆治疗。虽急危重症，但坚持用纯中医药治疗，附子、西洋参与生大黄、石膏同用，方证相应，最终得以转危为安。治疗始终扶正与祛邪兼顾，使病情基本控制，各项检查均趋好转，但患者机体各脏损害日久，尚需一些时间调治。

8. 泄泻

病例 1（过敏性肠炎，慢性萎缩性胃炎，过敏性皮炎）

顾某，女，71 岁，家务。初诊：2018 年 11 月 24 日。

反复腹泻 40 天。患者既往有糖尿病史 12 年，高血压病史 3 年，有胰腺良性肿瘤手术史 2 年。患者 40 天前受凉后出现大便次数增多，日解 20 余次，呈水样便，色黄，曾于宁波某医院住院治疗，查血常规正常；C 反应蛋白 0.63mg/L；胃镜示：慢性萎缩性胃炎；病理示黏膜慢性炎症；Hp 阴性；肠镜未见异常；腹部磁共振未见异常；免疫功能全套正常；生化、甲状腺功能、肿瘤标志物、自身抗体均正常。予头孢菌素抗感染，小檗碱、蒙脱石散、罗哌丁胺等止泻对症治疗，大便次数减少至日解 3～4 次后出院。出院后腹泻仍存，大便日解 4～5 次，呈水样便，色黄，近几日食海鲜后面部皮肤出现皮疹，瘙痒明显，无腹痛，无恶心呕吐，无畏寒发热等，近 1 月余体重下降 5 公斤左右。曾口服中药连柏姜附汤合麻黄连翘赤小豆汤加减治疗，症状均无明显改善。刻下：大便次数多，日解 4～6 次，呈水样便，未见黏液脓血，面部皮疹，瘙痒明显，形体偏胖，无畏寒发热，无恶心呕吐，无腹痛血便等，口干，胃纳一般，夜寐欠安，小便如常，舌红苔白，脉细弦。

西医诊断： 过敏性肠炎，慢性萎缩性胃炎，过敏性皮炎。

中医诊断： 泄泻，瘾疹。

辨证： 脾肾不足，固摄失司，风湿外袭，营卫失和。

治宜： 温补脾肾，涩肠止泻，疏风透疹。方予仙桔汤合赤石脂禹余粮汤加减。

方药： 仙鹤草 30g，乌梅 10g，防风 10g，桔梗 6g，蝉蜕 6g，六曲 10g，赤石脂 20g（先煎），禹余粮（先煎）20g，炙甘草 3g，诃子肉 10g。5 剂。

二诊： 2018 年 12 月 1 日。病史同上，服药后症状减轻，大便次数减少，日解 1～2 次，成形，纳一般，耳后皮肤发疹，口干好转，夜寐安，舌红，苔白，脉细弦。治宜守原法出入。上方去六曲，加连翘 10g，紫草 10g。5 剂。

三诊： 2018 年 12 月 8 日。病史同上，药后症状减轻，腹泻已止，大便日解 1 次，略稀，皮肤发疹，瘙痒，纳一般，舌红，苔薄，脉弦细。治宜守原法出入。上方去连翘、紫草，加扁豆衣 6g，茯苓皮 15g，蚕沙 10g（包）。5 剂。

四诊： 2018 年 12 月 15 日。病史同上，服药后大便好转，日解 1～2 次，成形，饮食复常，皮肤发疹好转，纳一般，口干，夜寐安，舌红苔薄，脉细。治宜守原法出入。处方：仙鹤草 30g，乌梅 10g，防风 10g，桔梗 6g，蝉蜕 6g，诃子 10g，连翘 15g，六曲 10g，炒山楂 20g，地肤子 20g，陈皮 10g，生甘草 3g。7 剂。

此后在上方基础上加减调治 1 月，大便正常，日解 1 次，饮食复常，皮疹未发，诸症均安。

按：过敏性肠炎是消化系统最常见的疾病之一，临床以腹痛，慢性腹泻为主要表现，大便次数增多，多以清水便为主，一般没有黏液及血便。本病属于胃肠功能障碍性疾病，其发病与饮食、精神、心理、环境等因素有关。因不属于感染性腹泻，故不宜应用抗生素，滥用抗生素易导致肠道菌群失调，反而加重腹泻。本病属于中医的"泄泻""下利"等范畴。本案患者年过七旬，脏腑功能衰退，脾土不能温养，运化失常，清浊相混，肾阳虚衰，固摄失司，故成泄泻。但患者体质过敏，又继发皮疹，故治疗温补脾肾，涩肠止泻，又要疏风透疹，调和营卫。方用仙桔汤合赤石脂禹余粮汤加减。仙桔汤是朱良春老先生治疗脾虚湿热型慢性泄泻常用方，取大剂量仙鹤草调和气血，不仅止痢，还能促进肠道吸收功能的恢复；桔梗，《别录》载其"利五脏肠胃，补气血，温中消谷"，《大明》载其"养血排脓"，故可排脓止痢；合赤石脂、禹余粮、诃子涩肠止泻；并佐用风药蝉蜕、防风，既能祛风止痒，又能升清止泻。风药辛温，其性升浮，其气四达，能升提下陷之中气，使清气得升，浊阴得降，故常借风药辛散上升的特性以升阳止泻。泄泻日久易耗损阴液，加乌梅、甘草酸甘敛阴，且有抗过敏的作用。全方合用，共奏温补脾肾，涩肠止泻，疏风透疹之功。服药后大便基本正常，嘱其饮食复常，皮肤发疹瘙痒明显，故适当调整上方，酌加清热利湿、解毒止痒之品治疗 1 月余，大便正常，皮疹瘙痒消退，饮食正常，纳寐可，诸症平。

病例 2（溃疡性结肠炎）

陈某，50 岁，农民。初诊：2019 年 5 月 22 日。

反复泄泻 2 月余。患者 2 月前无明显诱因出现大便不成形，日行 3 次，泄时腹痛，泄后痛减，大便夹有黏冻，于当地卫生院查肠镜示：升结肠炎，回盲瓣可见大小不同浅溃疡，表面有脓性分泌物渗出。西医诊断为溃疡性结肠炎。2019 年 4 月 10 日于当地医院住院，入院后予以"美沙拉嗪肠溶片"等对症支持治疗，症状较前缓解后于 4 月 25 日出院。服用"美沙拉嗪肠溶片"，自觉症状反复，时有腹泻，日行 3 ～ 5 次，质不成形，黏液较前减少。5 月初症状未见缓解，自行购买小檗碱服用后，便次较前减少，然大便不成形，余无不适。刻下：患者面色少华，大便不成形，日行 1 ～ 2 次，时夹黏冻，泄后乏力，纳可，夜寐尚安，舌红，苔薄白，脉细。近月来体重减轻 3 公斤。

西医诊断：溃疡性结肠炎。

中医诊断：泄泻病。

辨证：脾虚兼有湿热内蕴。

治法：理气化湿，解毒止泻。

处方：仙桔汤加减。仙鹤草 20g，桔梗 6g，白槿花 10g，地锦草 20g，木香 10g，炒白芍 20g，败酱草 20g，秦皮 20g，炙甘草 3g，黄柏 15g。7 剂，水煎服。

二诊：5 月 28 日。服药后，患者大便不成形较前好转，大便夹有黏冻，日行 1 次，神疲乏力，舌红，苔薄白，脉细。原方去败酱草，加白头翁 20g，石榴皮 20g，炒山楂 20g。共 7 剂，水煎服。

三诊：6 月 4 日。患者服药后，腹痛腹泻加重，日行 3 次，夹有黏冻，胃纳一般，舌红，苔薄白，脉细。上方去白头翁、石榴皮，加乌梅 10g，槟榔 10g。7 剂，水煎服。

四诊： 6 月 11 日。患者泄泻已止，大便成形，日行 1 次，无黏液黏冻，精神较前好转，胃纳转香，夜寐尚安，舌红，苔薄白，脉细。继续予上方治疗，7 剂，水煎服。随访 2 月泄泻未作，大便正常。

按： 溃疡性结肠炎（UC）属于炎症性肠病，以腹痛腹泻、黏液脓血便为主要临床表现的疾病。其病程较长、迁延难愈，是现代医学难治性疾病之一。近年来随着 UC 发病率不断上升，中医药治疗 UC 的优势日趋显著。本例患者年及五旬，平素体力劳动损耗较大，嗜食肥甘厚味，损伤脾胃，脾失健运，水谷不化精微，湿浊内生，湿困脾土。加之立夏过后，天气炎热，饮食不当，湿热蕴于肠道，混杂而下，发生泄泻。入院后予西药治疗，药性寒凉，损伤脾胃，则虚实夹杂。治宜理气化湿，解毒止泻。方中仙鹤草与桔梗共为君药，使泻下之黏液随便而出，给邪以出路；佐以败酱草、地锦草、白槿花逐瘀排脓；木香健脾理气；炒白芍、炙甘草酸甘敛阴，缓急止痛；秦皮、黄柏燥湿止痢。二诊加入白头翁凉血止痢，石榴皮、炒山楂涩肠止泻。然服后泄泻加重，可能是本例病人泄泻不过月余，服药后虽大便偏溏较前好转，但湿热仍蓄积肠道，使用收敛之品，邪毒不能外出，湿热之邪蕴积肠道，下迫大肠，则泄泻加重。故三诊去石榴皮，加入乌梅敛阴止泻，槟榔行气化滞，使邪去气血调和，则泄泻自止。

病例 3（慢性结肠炎）

王某，男，52 岁，工人。初诊：2014 年 8 月 2 日。

反复腹泻 4 年，加重 1 月。患者 4 年前剧烈运动后，暴饮暴食生冷之物，后出现腹痛腹泻，未予治疗，迁延至今，不间断腹胀腹泻。刻下：大便次多质稀，每日4～6次，头晕困重，心悸气短，脘腹痞满，不思饮食，肢体困倦，健忘，腰膝酸软，小便清长，舌淡苔白稍腻，脉沉细。肠镜示：慢性结肠炎。

西医诊断：慢性结肠炎。

中医诊断：泄泻。

辨证：脾运不健，寒湿中阻。

治法：温中化湿，健脾助运。

方药：党参15g，炒白术15g，干姜6g，炙甘草6g，苍术12g，陈皮10g，茯苓15g，木香10g，六曲10g，炒扁豆20g。7剂。

二诊：8月9日。腹胀腹泻、心悸气短明显减轻，但自觉脘腹痞满，肢体困重，腰膝酸软，舌脉同前。适值暑气当令，治宜芳香化湿，理气和胃。处方：苍术12g，陈皮10g，厚朴10g，苏梗9g，藿香10g，焦山楂12g，木香6g，砂仁（冲服）3g，干姜6g，半夏10g，炒枳壳10g，大腹皮10g，六神曲12g，芡实15g。7剂。

三诊：8月16日。腹泻已止，食欲好转，精神清爽，但稍有脘腹痞满，舌淡苔薄白，脉细。上方稍事变化，去枳壳、芡实，加薏苡仁20g，补骨脂20g，7剂。

四诊：8月23日。病史同上，诸症尚平，纳、便调，夜寐安，予以香砂六君子汤加减调理1月余。随访1年，腹泻未作，身体强健。

按：《景岳全书》说："泄泻之本，无不由乎脾胃。盖胃为水谷之海，而脾主运化，使脾健胃和，则水谷腐熟，而化气化血，以行营卫。若饮食失节，起居不时，以致脾胃受伤，则水反为湿，谷反为滞，精微之气不能输化，乃致合污下降而泻痢作矣。"久泻的治疗，一般多求之脾肾。本例病人心悸气短，肢体困倦，健忘，腰膝酸软，小便清长，为脾肾不足之候；但头晕困重，脘腹痞满，不欲饮食，舌苔白微腻，是湿邪困阻之症，又就诊之时，适值暑湿当令，故治疗以健脾助运，芳香化湿为法，用胃苓汤、平胃散、藿香正气散加减。此因时制宜也。

病例 4（功能性胃肠病）

王某，男，37 岁，理发师。初诊：2018 年 6 月 2 日。

反复腹泻 10 余年。患者有长期饮酒史，平素饮食及生活习惯不规律，大便次多，日解 4～5 次，质不成形，发作时腹中阵发性疼痛，腹痛即泻，泻后痛减，便中未见黏液脓血。曾在上海某医院就诊，查肠镜未见异常；胃镜示：慢性浅表性胃炎，食管炎。予中西药治疗近 1 年，症状时好时坏，反复发作。刻下：患者形体偏瘦，大便次多，日解 3～4 次，质稀不成形，未见黏液脓血，畏寒怕冷，遇风易腹痛腹泻，便后腹痛缓解，胃脘时胀，神疲易倦，胃纳欠佳，夜寐一般，舌红苔薄，脉细。

西医诊断：功能性胃肠病。

中医诊断：泄泻。

辨证：脾肾阳虚，湿热内积，肝木侮土。

治法：温运脾肾，化湿清热，疏肝健脾。取乌梅丸合痛泻要方加减。

处方：黄连 6g，黄柏 10g，干姜 6g，附子 10g（先煎半小时），炒白芍 20g，炒白术 15g，防风 10g，炙甘草 3g，木香 10g，乌梅 10g，7 剂。

二诊：2018年6月9日。服药后大便次数减少，每日2～3次，质稀，腹痛减轻，咽喉不利，纳谷尚可，夜寐一般，舌红苔薄，脉细。上方加生黄芪20g，扁豆衣6g，10剂。

上方连服1月，大便基本正常，腹痛未作，精神可，诸症俱平。

按：患者泄泻日久，病情迁延难愈，属久泻。患者长期饮酒，酿生湿热，湿热内蕴，损伤脾胃，肠道运化失司，再加之饮食不节，饥饱失常，病移日久，脾阳受损，无以温运，而内生湿热之邪滞留肠道，故见寒热错杂之象。患者生活不规律，长期熬夜，交谈中论及泄泻久治不愈，情绪欠佳，压力较大。综合病机，治疗取仲景乌梅丸组方之意平调寒热，合用痛泻要方疏肝健脾。方中干姜、附子温振脾肾阳气；黄柏、黄连苦寒燥湿止泻；本方正是遵从反激逆从法的原则，寒温并用。炒白芍、乌梅既能酸收柔肝，缓急止痛，又能制约姜、附之温燥之性；炒白术健脾燥湿止泻；木香行气止痛；防风，味辛性燥，能升清止泻，有"治风通药"之称，对慢性泄泻久治不愈者，常加风药，能取得意想不到的效果。后期再加入黄芪益气健脾，升阳止泻；扁豆衣健脾化湿。诸药合用，共奏温运脾肾，寒热平调，疏肝健脾之效，补泻兼施，最终使慢性泄泻得以痊愈。

病例5（脑梗死后遗症，功能性肠病，前列腺增生）

翁某，男，63岁。初诊：2016年3月8日。

大小便失禁3年，加重2月。患者2012年11月发生脑梗死，左侧肢体麻木，神志清，经治基本恢复。3月后出现二便不禁，时有遗溺，大便失禁，曾予中西医治疗有所好转。2月前在某医院肠镜检查提示：直肠多发息肉，予以镜下摘除，术后大便失禁加重，时有大便不自主流出，不能出门，痛苦异常。B 超示：前列腺增生，尿潴留。小便清长，尿频，夜间尤甚。刻见：形体偏瘦，表情痛苦，愁容满面，心情烦躁，言词激动，自述大便次多，日 10 余次，常有粪便从肛门流出，恶臭难闻，小便频急，滴沥不尽，尿色黄浊，常尿湿裤子，纳食尚可，夜寐不安，口角流涎，神疲乏力，面色㿠白，舌红苔薄，脉弦涩。

西医诊断：脑梗死后遗症，功能性肠病，前列腺增生。

中医诊断：泄泻，尿频。

辨证：肾气不足，气化失司，脾运不健，肝木侮土。

治疗：益气固元，泄木扶土，佐以清化。

处方：生黄芪 60g，薏苡仁 30g，炒白芍 30g，木香 10g，炒白术 20g，防风 10g，败酱草 20g，黄柏 10g，芡实 20g，炒麦芽 20g，炙甘草 3g。7 剂。

二诊：3 月 15 日。大便失禁较前明显好转，次数减少，大便质稀，小便频，心情好转，纳可，舌红苔薄，脉弦。上方减败酱草，加补骨脂 20g，14 剂。

三诊：4 月 2 日。患者大便日 2 至 4 次，无不自主流出，便成形，尿次亦减，夜间尤为明显，纳可，寐安，面露喜色，舌红，苔中剥，脉弦细。治宜补益脾肾，扶元固本。处方：薏苡仁 60g，生黄芪 60g，淮山药 30g，芡实 30g，莲子肉 20g，萆薢 20g，补骨脂 20g，乌梅 10g，炙甘草 3g，炒鸡内金 15g，14 剂。

以上方为主加减治疗 2 月，大小便基本正常，精神亦可。

按：本例患者素体虚弱，且发病日久，迁延不愈，致脾肾亏虚，元气不足，气化失司，加之病久情志不舒，肝气郁结，肝火偏亢，肝气乘脾，致二便不禁。其大便味臭，小便黄浊，则有湿热之象，病移日久，虚实互见。《内经》有"肾司二便"之教，又有"中气不足，溲便为之变，肠为之苦鸣"之论。人之二便，全借中气为之传输，故不失其常度，肾气虚则关门不固，脾气虚则仓廪失常，便泻溲数之病生焉。治疗以益气固元，泄木扶土，佐以清化为法。用大剂黄芪益气升清，固本扶元；合白术、木香、薏苡仁、芡实健脾燥湿，调理肠胃气机；炒白芍柔肝泄木，缓急止痛；防风升清止泻；黄柏、败酱草清化湿热，洁肠止泻。药后中气得增，湿热渐清，二诊则去败酱草，加补骨脂，以增补肾之力。因病延日久，非一时可收全功，故从三诊起改用补肾健脾，固本扶元，益气升清之剂，缓图而收效。

病例 6（肠易激综合征）

钱某，女，68 岁，退休。初诊：2017 年 12 月 7 日。

反复腹痛腹泻 10 年余。患者自 10 年前起每于晨起时即腹痛腹泻，泻后痛缓，大便时有黏冻及不消化食物。10 年来，患者未曾接受胃肠镜检查及正规治疗，多自行购买止泻药服用缓解症状，但病情反复发作，且有愈演愈烈之势，故来我院就诊寻求中医治疗。刻下见：患者形体消瘦，每于晨时痛泻，便质溏稀，偶有黏冻及不消化食物，每日泻 5～6 次，三餐后欲泻，平日纳谷不香，下肢酸软，夜寐欠安，小便失禁，舌红，苔白腻，脉弦细。

西医诊断：肠易激综合征。

中医诊断：泄泻。

辨证：脾肾亏虚，湿热内结。

治法：温补脾肾，清化湿热。

处方：制附子 15g（先煎），川连 10g，川柏 10g，干姜 6g，乌梅 10g，炒白芍 30g，炙甘草 3g，木香 10g，生黄芪

20g。7 剂。

二诊：12 月 14 日。药后大便次数减少，日 2 次，腹痛减轻，下肢酸软略有好转，纳谷一般，夜寐仍欠佳，小便偶有失禁，舌红，苔白，脉弦细。原方增黄芪至 30g，加补骨脂 20g，益智 20g。7 剂。

三诊：12 月 21 日。患者大便次数已基本正常，腹痛少作，夜寐好转，舌淡红，苔薄，脉细。遂以原方加减再服 3 周后，二便复常，夜寐安，精神可，纳谷香，诸症俱平。

按："湿多成五泄。"泄泻主要致病因素为湿邪，初病多由感受外邪，或饮食所伤，或情志不舒等，导致湿滞脾胃，运化失司，传导失常，升降失调而致泄泻。该患者泄泻十年有余，久泻伤正，加之年近七旬，脾肾亏虚，脾运失健，肾难主水，清浊不分，湿热内结。病为本虚标实之证，治当温补脾肾，清化湿热。方由乌梅丸化裁。用干姜、附子辛温健脾补肾；黄连、黄柏苦寒燥湿清热，一寒一热，一温一清，反激逆从，扶正祛邪；乌梅、白芍味酸收涩，缓解止痛；木香行气止痛；黄芪补气健脾升清；甘草调和。诸药合用，寒热温清补泻并施，脾肾得补，湿热得除，泄泻得止。我常以本方治疗慢性泄泻久治不愈者，屡获效验。

病例 7（直肠癌手术化疗后腹泻）

蒋某，男，53 岁。初诊：2017 年 12 月 23 日。

直肠癌手术化疗后反复大便次数增多 6 月。6 月前患者因"腹痛、大便性状改变 1 周"至宁波市某医院就诊，查肠镜示：进镜至距肛 10cm 见环周巨大增值性病变，肠腔狭窄，旁见 1.0cm 息肉，直肠肿瘤首先考虑；肠镜活检示：直肠黏膜慢性炎，腺上皮高级别上皮内瘤变（重度异型增生伴癌变）；肿瘤标志物示：癌胚抗原 5.58ng/mL。当时诊断为"直肠癌"，并于 2017 年 6 月 29 日在全麻下行"腹腔镜下直肠癌根治＋回肠造瘘＋肠粘连松解术"，术后病理示：肠癌，符合中分化腺癌，肿块旁淋巴结（1/1 颗）见癌转移；肠周淋巴结（8/15 颗）见癌转移，及癌结节形成。术后予抗感染、止痛等对症支持治疗，并行化疗，同时服用"卡培他滨片、利可君、护肝片"抗肿瘤、补血、护肝。患者化疗后出现大便次数增多，日 4 至 5 次，量少质稀，有里急后重之感，无黏液脓血便，无恶心呕吐，无发热畏寒等不适，多方治疗效果不佳。既往有"糖尿病"病史 8 年余，自服药物控制（具体不详），现血糖控制可。刻见：面色少华，形体消瘦，脱发，口臭，大便次多，量少，质偏稀，夹白色黏冻，便时有腹痛，肛门坠胀不适，有里急后重感，矢气觉舒，胃纳减退，夜寐尚安，小便短少，神疲易倦，口干口苦，舌紫黯苔白略腻，脉数。

西医诊断：直肠癌手术化疗后，腹泻。

中医诊断：泄泻。

辨证：脾肾不足，湿热瘀毒内结。

治法：益气健脾，清热化湿，祛瘀解毒。

处方：薏苡仁 30g，制附子 15g（先煎），败酱草 20g，生黄芪 30g，地锦草 20g，半枝莲 30g，炒白术 20g，当归 20g，秦皮 20g，炒麦芽 20g，刘寄奴 15g，生甘草 3g。7 剂。

二诊：2017 年 12 月 30 日。病史同上，药后症减，大便次数较前减少，日 3 至 4 次，黏冻减少，腹痛减轻，精神好转，舌紫黯苔白，脉数。效不更方，上方加炒山楂 20g，14 剂。

三诊：2018 年 1 月 10 日。服药后腹痛减轻，胃纳好转，大便次数日 3 至 4 次，肛门不适稍有好转，舌淡紫苔白，脉数。上方去刘寄奴，加陈皮 10g，14 剂。

药后上症减轻，后依照原方加减，间断服药至 2018 年 9 月，患者神疲乏力、口干口苦明显好转，大便次数较前减少，基本成形，泻时稍有腹痛，里急后重感仍存，纳谷尚可，夜寐尚安，舌淡红苔白，脉缓。复查血指标、腹部 CT 均未见异常。予健脾补肾，固肠止泻之法遣方用药，具体方药如下：生黄芪 30g，葛根 20g，党参 20g，益智仁 20g，补骨脂 20g，诃子肉 10g，炙甘草 6g，防风 10g，炒白术 30g，7 剂。上方为主，随症加减，间断服用近年，患者大便一直正常，体质好转，体重增加，纳谷正常，精神振，基本恢复至术前状态。

末次就诊： 2019 年 10 月 5 日。大便次数正常，日 1～2 次，已成形，便时无腹痛，肛门下坠不适感基本已除，纳、寐可，精神佳，面色红润，形体渐充，无口干口苦，无神疲乏力，舌淡红苔薄白，脉细。治以健脾补肾为主。处方：补骨脂 20g，益智仁 20g，生黄芪 30g，薏苡仁 30g，党参 20g，诃子肉 10g，木香 10g，炒白扁豆 20g，茯苓 20g，炒麦芽 30g，7 剂。

按： 本例患者是直肠肿瘤术后引起腹泻，为临床常见证候，且治疗困难，往往迁移不愈。《外科正宗·脏毒》又云："蕴毒结于脏腑，火热流注肛门，结而为肿，其患痛连小腹，肛门坠重，二便乖违，或泻或秘。"此案患者术前肠中积块，大便偏细，腹胀腹痛，术后大便次多量少，便时腹痛，肛门坠胀不适。患者已过知命之年，且受手术、化疗损伤，脏腑渐衰，脾肾亏虚，运化不利，湿热瘀毒内蕴，气血失和，升降失司，方成大便次多、肛门坠胀之象。患者口干口苦，舌紫黯苔白，脉数，亦为湿热内阻、瘀毒未清之征象，故治疗以益气健脾，清热化湿，祛瘀解毒，和营止泄为法。方用自拟"资生洁肠饮"，方中重用薏苡仁健脾渗湿止泻，《长沙药解》亦有言："薏苡一物而三善备焉，上以清气而利水，下以利水而燥土，中以燥土而清气。"败酱草逐瘀消肿清热；附子性辛温，用于方中可振奋阳气、流通气血；生黄芪、炒白术、炒麦芽合用以益气健脾固元；地锦草、秦皮清热化湿消痛；半枝莲清热解毒、活血祛瘀，《本草纲目拾遗》言之："（半枝莲）治诸毒"；当归、刘寄奴活血和营止痛；生甘草解毒清热、调和诸药；全方合用则湿热得清，瘀毒得解，气血和调，肠腑得洁，病邪渐去，脾运复常。待邪祛肠洁，后期以健脾补肾、益气固本为主，其中补骨脂、益智仁补肾健脾；生黄芪、党参益气固元；薏苡仁、茯苓健脾利湿；诃子肉通而不过，涩而不奎，擅止久泄；木香行气健脾止痛；炒白扁豆、炒麦芽健脾和胃，全方合用使脾肾得养、正气得充，防止病邪复袭。患者现大便次数正常，各项检查指标均未见异常，体力已恢复如前。

9. 痢疾

病例1（溃疡性结肠炎）

赵某，男，61岁。初诊：2017年9月16日。

反复腹痛、腹泻、黏液脓血便3年。患者3年前无明显诱因下出现腹痛、腹泻，伴脓血便，至当地医院就诊，查肠镜示：溃疡性结肠炎。先后予柳氮磺吡啶片口服、美沙拉嗪栓外用、糖皮质激素灌肠等治疗。治疗后好转，停药后又复发。3年来上述症状反复发作，服用多种中西药不见效，经人介绍来门诊就诊。刻下见：右侧腹痛，大便偏稀，每日3～4次，黏冻样，伴里急后重，无便血，形体消瘦，畏寒喜温，胃纳尚可，夜寐不安，舌红苔稍腻，脉数。

西医诊断： 溃疡性结肠炎（轻度活动期，慢性复发型）。

中医诊断： 痢疾。

辨证： 寒热错杂，肠络受损。

治法： 清化湿热，凉血解毒，理气止痛，和营安络。

处方： 薏苡仁30g，附子10g（先煎），秦皮20g，炒白芍20g，木香10g，地锦草20g，白槿花10g，炒麦芽20g，川柏10g，生甘草3g。7剂，水煎服，日两次分服。

二诊： 9月23日。服上方1周后，腹痛减轻，大便日2～3次，成形，胃纳可，头晕，夜寐不安，舌红苔稍腻，脉数。守原法，加用仙鹤草20g，继续服用14剂。

三诊： 10月7日。患者现无腹痛，大便每日1～2次，成形，偶有腹冷，舌淡红苔薄白，脉细。上方去川柏，加槟榔10g，继续服用14剂。

四诊： 10月21日。患者诸症缓解，大便正常，舌淡红苔薄白，脉细。缓则治本，又以参苓白术散加减益气健脾，治疗2月后，随访至今，未曾复发。

按： 患者年老脾肾不足，因饮食不洁，偏好辛辣刺激、厚味油腻，以致脾运不健，通降不利，湿热下注，内蕴大肠，气血塞滞不通，不通则痛，故见腹痛；肠络受损，血行瘀滞，肉腐血败，则见腹泻、黏液血便；又因长期服用大量西药，戕伐中阳，故见畏寒。本病属本虚标实，活动期当以清化湿热，理气止痛，和营安络为法，正所谓"理气则后重自除，行血则便脓自愈"。缓解期方可徐徐图之，温中健脾，以求其本。对慢性久病治疗当探本寻源，理清寒热虚实，特别是顽固性疾病，其病机往往错综复杂，虚实互见，寒热并存，治疗用药当相反相成，理偏求和。方用附子激发阳气，温运脾肾；薏苡仁健脾燥湿，洁肠和营；秦皮、地锦草、黄柏清化湿热，清肠止泻；白槿花收敛止泄；炒白芍缓急止痛；木香理气消滞；炒麦芽消食和胃。全方合用温运脾肾，清化湿热，和营洁肠，收敛止泻，邪祛正安，其病自愈。

病例 2（结肠炎）

余某，女，61 岁，退休。初诊：2017 年 11 月 15 日。

腹痛腹泻 1 月余。患者 1 月来腹痛腹泻反复发作，大便每日 2～3 次，量不多，质稀不成形，夹杂黏冻并少量脓血，伴腹痛，泻后腹痛不减，以右上腹疼痛为主，连及腰背，曾于当地某医院就诊，服"双歧杆菌三联活菌胶囊、美沙拉嗪肠溶片"（具体剂量不详）等西药，并中药治疗后，未见明显好转。刻下见：大便每日 2～3 次，质稀，夹杂黏冻，伴腹痛，以右上腹疼痛为主，便后疼痛不减，有里急后重之感，口干欲饮，口苦，胃脘不适时作，伴嗳气、反酸，纳谷一般，夜寐安，小便短赤，舌红苔黄稍腻，脉细弦。

西医诊断：结肠炎。

中医诊断：痢疾。

辨证：湿热壅滞，肠络受损，传导失司，肝胃不和。

治法：清化湿热，凉血止痢，疏肝和胃。

处方：白头翁 20g，秦皮 20g，川柏 10g，黄连 6g，炒白芍 30g，薏苡仁 30g，生甘草 3g，马齿苋 20g，败酱草 20g，香附 10g。7 剂。

二诊：11 月 25 日。大便次数减少，每日一行，质偏稀，夹杂少许黏冻，未见脓血，右上腹疼痛较前减轻，伴胃脘满闷，反酸。近日感受外邪，有咳嗽咳痰，痰少色黄，纳寐可，舌红苔黄稍腻，脉细数。治宜疏风清热，化痰和胃。随症调整方药，处方：桑叶10g，半夏10g，瓜蒌皮10g，黄连10g，麦冬10g，象贝10g，苏梗10g，海螵蛸20g，八月札20g，炙甘草6g。7剂。

三诊：12月2日。大便每日一行，质偏稀，无夹杂黏冻，腹痛好转，咳嗽咳痰减轻，胃脘仍时有作胀，伴嗳气，反酸，纳寐可，舌红苔黄，脉细数。上方去黄连、八月札，佐以厚朴10g，淡竹茹20g。7剂。

四诊：12月23日。大便次数较前增多，每日1～2次，质偏稀，无夹杂黏冻，伴腹痛，便后痛减，胃脘满闷，伴嗳气，咳嗽咳痰已愈，纳谷一般，夜寐可，舌红苔薄，脉细数。治宜健脾燥湿，理气和胃。处方：木香10g，炒扁豆20g，炒白芍30g，炒白术20g，防风10g，炙甘草3g，炒枳壳10g，炒麦芽30g。7剂。

后随症加减用药1月余，腹痛腹泻未见反复，无便黏冻脓血，无里急后重，胃脘亦安。

按：痢疾是由于邪蕴肠腑，气血凝滞，大肠脂膜血络损伤，传导失司，以腹痛、里急后重、下痢赤白脓血为主症的病证，其与泄泻虽均有排便次数增多的症状，但泄泻粪便稀薄无脓血，腹痛、肠鸣并见，泻后痛减。痢疾则便脓血，腹痛、里急后重并见，便后腹痛不减。本例患者因湿热之邪蕴结肠道，阻碍气机，而见腹痛；湿热内蕴，损伤肠络，瘀热互结，则下痢脓血；火性急迫而湿性黏滞，肠道气机阻滞，故腹痛欲泻但排便不爽，里急后重；热邪伤津，泻下耗液，则口干欲饮，小便短赤，舌红苔黄稍腻，亦为湿热内蕴之象。又兼患者平素多思急躁，肝失条达，横逆反胃，则见胃脘不适，嗳气反酸，不思饮食。《伤寒论》中有云："下利，欲饮水者，以有热故也，白头翁汤主之。"故拟白头翁汤加味治之，方中白头翁苦寒，能入阳明血分而凉血止痢；秦皮苦寒性涩，能凉肝益肾而固下焦；黄连凉心清肝；黄柏泻火补水，并能燥湿止利而厚肠。佐以马齿苋、败酱草、白槿花清热利湿、凉血解毒止痢；薏苡仁利水渗湿、清热排脓，兼以健脾；白芍、香附养血柔肝、理气止痛；甘草调和诸药，共奏清化湿热，凉血止痢，疏肝和胃之效。

病例 3（溃疡性结肠炎）

许某，女，62 岁，退休。初诊：2016 年 11 月 16 日。

反复腹痛、黏液血便 3 年余，再发 1 周。患者 3 年前开始出现黏液血便，每日 6～7 次，伴肠鸣，泻前腹痛，以左下腹为甚，泻后腹痛稍缓解。曾于宁波某肛肠专科医院就诊，肠镜提示：溃疡性结肠炎（左半结肠为主），服用"美沙拉嗪、双歧杆菌三联活菌胶囊"治疗 3 月后，症状稍有好转，但仍有反复。刻下见：大便稀溏，每日 3～4 次，里急后重，泻时腹痛，伴肠鸣，肛门灼热，纳谷欠香，面色少华，神疲易倦。舌淡红苔白，脉弦细。

西医诊断：溃疡性结肠炎。

中医诊断：痢疾。

辨证：土虚木乘，湿热内积，肠络失和。

治法：健脾缓肝，清化湿热。

处方：陈皮 10g，炒白术 15g，炒白芍 20g，防风 10g，制附子 10g，薏苡仁 30g，秦皮 20g，败酱草 20g，川连 6g，干姜 10g，川柏 10g。7 剂。

二诊：11 月 23 日。药后腹痛减轻，大便不成形，肠鸣仍存，肛门灼热感消减，纳谷欠佳，舌淡红苔白，脉细。原方增马齿苋20g。7剂。

三诊：11月30日。大便质稀，夹血，小腹稍痛，舌淡红苔白，脉细。处方：薏苡仁30g，制附子10g，败酱草20g，红藤20g，生地榆30g，地锦草30g，白头翁30g，秦皮20g，炒白芍20g，炙甘草3g。7剂。

四诊：12月7日。大便每日2～3次，泻时无腹痛，神疲乏力，舌淡红边瘀斑苔白，脉细。上方去红藤、白头翁，加干姜10g，川连10g。7剂。

以上方增减调治1月，诸症平，大便日一行，成形，已无腹痛等症。

按：《医方考》云："泻责之脾，痛责之肝；肝责之实，脾责之虚；脾虚肝实，故令痛泻。"可见，痛泻之证其要在于土虚木乘，肝脾不和，脾运失常。本案痛泻三载，反复黏液血便，里急后重、肛门灼热，是湿热内积，肠络受损之实症；且兼见面色少华、食谷不香、倦怠乏力等脾胃虚衰、化源欠充之虚象。可见其证情虚实交互，寒热错杂。故方用痛泻要方合薏苡附子败酱散加味。方中白术苦温补脾燥湿；白芍酸寒，柔肝缓急；陈皮辛温，理气醒脾；防风辛散，升阳除湿。四药同用，泻木益土，以治其源。同时伍用薏苡附子败酱散，此方出自《金匮要略》，原为治疗"肠痈内脓已成"而设，借用于此，取其温阳除湿，消痈排脓之功，以治结肠之溃疡，《金匮要略心典》谓："薏苡破肿毒，利肠胃；败酱治暴热火疮，排脓破血；附子假其辛热，以行瘀滞之气"。因证情痼顽、寒热错杂，在数诊之中，均随证加用川连、川柏、红藤、生地榆、地锦草、白头翁等药，其意在于清肠止血、截断病势，以增其效、毕其功。

病例 4（溃疡性结肠炎）

叶某，女，42 岁。初诊：2011 年 11 月 6 日。

腹泻腹痛 2 年。患者反复腹痛腹泻，曾在多家医院诊治，西医诊断：溃疡性结肠炎 曾予抗生素、美沙拉嗪及中药治疗 3 月余未见明显好转。现患者诉大便不成形夹红白黏冻，每日 2～3 次，伴有腹痛，肠鸣，口干而苦，夜寐欠安，神疲易倦，舌红苔黄稍腻，脉弦细。大便常规：白细胞（＋），隐血（＋）。肠镜示：溃疡性结肠炎（肛门至距肛缘 15cm 处见多发性溃疡及糜烂）。

西医诊断：溃疡性结肠炎。

中医诊断：痢疾。

辨证：湿热蕴于大肠，气血与之相搏结，气机瘀滞，肠道功能失职，脉络受损致病。

治法：清化湿热，理气和营，温清并用，取仲景薏苡附子败酱散加味。

处方：薏苡仁 30g，制附子 10g（先煎），败酱草 30g，马齿苋 30g，生地榆 30g，槐花 30g，炒白芍 30g，木香 10g，黄柏 10g，清甘草 3g。7 剂，水煎服，每天 1 剂。并予锡类散 7 支口服，每天 1 支。

二诊：2011 年 11 月 13 日。自诉服药后大便成形，黏液及红冻明显减少，腹痛减轻，大便常规正常，舌红苔薄黄，脉弦细，原法既效，守方有恒，上方加乌梅 10g，7 剂，水煎服，每天 1 剂。

三诊：2011 年 11 月 21 日。自诉服药后大便正常，每日 1 次，无黏冻，无腹痛，纳谷尚可，自觉神疲乏力，口干而黏，舌红苔薄，脉弦细。处方：薏苡仁 30g，制附子 10g（先煎），败酱草 30g，马齿苋 30g，炒白芍 30g，黄芪 30g，当归 15g，木香 10g，清甘草 3g。

四诊： 2012 年 12 月 28 日。上方服用 2 月余，大便一直正常，腹无所苦，偶感疲劳，舌淡红苔薄，脉细。予健脾益气，养血和营。处方：黄芪 30g，薏苡仁 30g，淮山药 20g，乌梅 10g，党参 20g，百合 20g，炒白芍 20g，当归 15g，淮小麦 30g，炙甘草 6g，红枣 10 枚。上方服用 1 月，大便一直正常，症状平，查肠镜示：溃疡灶已愈合，无异常改变。

按： 本例溃疡性结肠炎迁移日久，曾用中、西药治疗未效验，观其脉症乃湿热蕴于大肠，气血与之搏结，气机瘀滞，脉络受损，取仲景之薏苡附子败酱散加味，用薏苡化湿消痈肿，利肠胃，败酱草活血化瘀，清热解毒，附子温通阳气，寓托里排脓之意，加马齿苋、黄柏清化湿热，生地榆、槐花凉血止血，和营安络，炒白芍缓急止痛，木香理气清肠，全方合用清化湿热，凉血解毒，托里消痈，和营安络。锡类散出自《金匮翼》卷五，主要成分有珍珠、冰片、牛黄、青黛、壁钱炭等。具有解毒化腐的功能，主要用于咽喉糜烂肿痛。近年来，随着医学科学的不断发展，发现锡类散不但是中医喉科要药，它还有着更为广泛的临床用途。已有报道用锡类散灌肠治疗非特异性溃疡性结肠炎，有效率达到 98.3%。灌肠的效果既然很好，口服亦应有此效，遂用锡类散口服，获效果佳。三诊时大便已明显好转，湿热之邪已去，遂以"缓则治其本"为原则，予健脾益气之剂共进退。湿热是致病之本，治病之要在于除湿清热，但不可过用苦寒之品，以免苦寒伤胃，需中病即止，善后选用健脾益气之药，以使脾胃恢复其运化水湿的功能。

10. 便秘

病例 1（功能性便秘）

余某，男，56 岁，个体。初诊：2019 年 1 月 9 日。

排便不畅 8 年余。患者 8 年前因工作劳累、饮食不规律而引发便秘，8 年来大便 3～5 日一行，努挣难下，便干量少，伴腹胀，口干，无恶心呕吐，无腹痛。曾先后服用中西药、保健品、民间土方等，均未得痊愈，故来求诊。刻下见：大便 2～5 日一行，夹杂不消化食物，伴腹胀，口渴，纳谷欠香，夜寐不安，舌红偏紫苔白腻，脉弦。

西医诊断：功能性便秘。

中医诊断：便秘。

辨证：脾运不健，寒湿内积，气机瘀滞。

治法：温通寒湿，健脾理气，通便导滞。

处方：高良姜 10g，麻仁 20g，枳实 20g，厚朴 20g，生白术 30g，槟榔 15g，莱菔子 20g，鸡内金 20g，木香 10g。7 剂。

二诊：1 月 16 日。药后，患者诉大便 2～3 日一行，便偏干，腹胀及口干减轻，纳谷尚可，夜寐不安，舌红苔白，脉弦。效不更方，加杏仁 10g。7 剂。

三诊：1 月 23 日。诉大便每日 1 解，排便较前顺畅，脘腹尚舒，时有口干，较前好转，纳谷尚可，夜寐欠安，舌淡红苔白，脉弦。上方去鸡内金，佐柏子仁 20g。7 剂。

四诊：1 月 30 日。患者诉大便每日 1 解，排便通畅，纳谷可，夜寐欠安，无明显腹胀及口干等不适，舌淡红苔薄白，脉弦。续服 7 剂。

按：便秘是一种常见的胃肠道疾病，是指由于大肠传导功能失常导致的以大便排出困难，排便时间或排便间隔时间延长为临床特征的一种大肠病证。本例患者因工作繁忙、饮食不规律而引发本病，如李东垣所言："若饥饱失节，劳役过度，损伤胃气，及食辛热厚味之物，而助火邪，伏于血中，耗散真阴，津液亏少，故大便燥结。"寒湿内积，脾失运化，通降失司则便秘；腑气不通，浊气不降，则引起腹胀，食欲减退，睡眠不安等症。六腑以通为用，便秘治则，常以下法，但应辨证论治，不得一见便秘，便用大黄、芒硝、巴豆之属。《兰室秘藏·大便结燥门》谓："大抵治病，不可一概用巴豆、牵牛之类下之，损其津液，燥结愈甚，复下复结，极则以至引导于下而不通，遂成不救。"患者曾于他处服用中药半年余，方以大黄等药攻下治法，初服可通便，日久则不效，遂又加量，而收效甚微，甚则只见腹痛，不见排便。观其脉，辨其脾运不健，寒湿内积，气机瘀滞，故方用高良姜散寒温通；麻仁润肠通便；枳实并大剂量生白术行气健脾、消积导滞；槟榔、莱菔子、鸡内金、木香消食化积行气，通方无峻下药物，从证用药，即见疗效。

病例 2（功能性便秘）

夏某，男，84 岁，农民。

大便秘结 1 年余。患者于 1 年前无明显诱因下出现大便不通，呈羊屎状，4～5 日一行，需借助开塞露等方能排便。曾于社区卫生院中西医治疗，未见明显好转。既往有高血压、慢性肾炎病史，安装心脏起搏器，听力下降明显。查体：腹软，无压痛、反跳痛。刻见：大便秘结，4～5 日一行，便如羊屎，坚硬难行，形体偏胖，行动迟缓，胸闷，动则气急，口干，纳谷不香，脘腹胀满，无恶心呕吐，无腹痛等不适，小便短频，夜寐欠安，舌淡边紫苔薄白，脉结代。

西医诊断：功能性便秘。

中医诊断：便秘。

辨证：患者年过八旬，肝肾不足、津液亏虚、脉络瘀阻而发为本病。方予济川煎合枳术丸加减。

治法：滋阴补肾，润肠通便。

处方：肉苁蓉 20g，当归 20g，怀牛膝 20g，枳实 20g，玄参 20g，生地黄 60g，生白术 60g，火麻仁 30g，桃仁 10g。7剂，日 1 剂，早晚饭后温服。嘱规律饮食，多食用粗纤维食物，可食用香蕉、猕猴桃等水果，饭后规律运动，可以慢走、打太极等。

二诊：2016 年 9 月 27 日。患者大便好转，服药后前 3 天每日 1 行，后 4 天大便 2 日 1 行，胃纳一般，舌脉同上。加炒麦芽 30g，消食和胃。

上方加减治疗 2 月，大便顺畅，1 ～ 2 日一行，质正常。

按：便秘是一种比较常见的胃肠道疾病，是指排便周期延长，或者周期补偿，但粪质干结，排出艰难，或者粪质不硬，虽有便意，但便而不畅的特点。病机为大肠传导失常。辨证分型为热秘、气秘、冷秘、气虚秘、血虚秘、阴虚秘、阳虚秘。老年患者的便秘有其自身的特点，真阳亏损，温煦无权，大肠液枯，无力行舟，多为虚证。该患者肝肾不足，燥屎内结，舌淡紫苔白，为虚瘀互见之证。方以济川煎加减，用肉苁蓉、当归、牛膝、麻仁温柔通补，润肠通便；大剂干地黄滋肾养血，景岳云本品"少则壅滞，多则宣通"，故重用至 60g；加玄参以增地黄滋阴润肠之力；用大剂量生白术健脾助运、通便，现代药理研究证实，白术有促进肠胃分泌、排钠利尿、降血糖、抗血凝、强壮及抗菌作用，常用剂量为 5 ～ 15g，大剂量则有通便作用；

桃仁活血化瘀,润肠通便,具有调气行血之功。本方药简量大,旨在补下元之亏,润大肠之燥,增水行舟,活血通络。

病例 3(习惯性便秘)

赵某,女,务工人员。初诊:2015 年 6 月 2 日。

患者便秘 20 余年,间断性自行服用"芦荟胶囊""麻子仁丸"通便,服药后大便可通畅,大便呈羊屎状,质干硬,停药后大便难解,平素情绪易激动,工作劳累且压力较大,口干口苦、口臭、咽哑,晨起痰中可见少许血丝,夜寐不安,多梦,胃脘部胀闷不适,神疲乏力,头晕,舌红苔薄黄,脉弦细。

西医诊断:习惯性便秘。

中医诊断:便秘。

辨证:木火之质,痰热内积,腑气不通,升降失司。

治法:泻热通腑,用杨栗山升降散加味。

处方:蝉蜕 6g,白僵蚕 10g,片姜黄 10g,生大黄 10g(后入),生山栀 10g,枳实 20g,香附 15g,生地黄 30g,7 剂。

二:6 月 9 日。病史同上,大便已通,每日 1 次,不成形,仍有口臭,神疲易倦,夜寐欠安,口唇发紫,舌红苔薄黄,脉细。上方加柏子仁 20g,7 剂。

三诊:6 月 16 日。病史同上,大便已正常,口唇发紫减轻,口臭较前好转,稍有疲劳,舌红苔薄,脉细。上方减生大黄,加火麻仁 20g,7 剂。

按语:患者平素嗜食辛辣,加之情绪易怒,肝气郁久而化火,又与饮食之热邪搏结,使脾胃湿热内生,因而出现口干口苦、口臭;热邪伤及肠道,故出现便秘,燥屎久积不去,致使浊气不降,清气不升,因此表现出神疲乏力、头晕等症状。治宜升清降浊,清热通腑,方用升降散加减。方中僵蚕味辛苦气薄，得天地清化之气，轻浮而升阳中之阳，故能清热解郁；蝉蜕气寒无毒，味咸且甘，为清虚之品，能涤热而解毒；姜黄气味辛苦，行气散郁；大黄味苦，大寒无毒，上下通行，亢盛之阳，非此莫抑，盖此方以取僵蚕、蝉蜕，升阳中之清阳；姜黄、大黄，降阴中之浊阴，一升一降，内外通和，而热邪浊气可消矣，本方原为杨栗山治疗瘟疫之剂，我常借治内科杂病，只要病机切合，亦有很好效果。另加生山栀泻三焦之火；枳实、香附行气通腑，疏肝和营；加生地黄清热养阴生津以润肠通便，7剂即见腑气通，燥屎去，诸症减。

11. 肠覃

裘某，男，58 岁，干部。初诊：2011 年 7 月 19 日。

反复腹泻，腹胀痛半年余。患者近半年来反复腹胀痛，大便不成形，日 12 次。2011 年 6 月 30 日在宁波某医院肠镜检查示：回肠末端增生性病灶，结肠多发息肉。病理报告：横结肠 – 淋巴样息肉；直肠 – 黏膜慢性炎，符合炎性息肉；回肠末端 – 黏膜慢性炎伴淋巴组织增生，符合淋巴样息肉。7 月 5 日做胶囊内镜，报告示：①小肠多发浅溃疡；②小肠多发隆起灶（重度淋巴滤泡增生）；③小肠血管发育不良（黏膜下静脉瘤可能）；④胃窦黏膜糜烂性炎。患者拒绝西医治疗，前来我处行单纯中医治疗。现大便稀，日 1 次，不成形，脘腹略胀，纳一般，面色少华，肢冷，舌红苔薄黄，脉弦细。

西医诊断：全肠道多发息肉，小肠多发浅溃疡，胃窦黏膜糜烂性炎。

中医诊断：肠覃。

辨证：脾运不健，湿热瘀毒内积。

治法：健脾助运，化湿清热，解毒消积。

处方：薏苡仁 30g，败酱草 20g，制附子 15g（先煎），石见穿 20g，刘寄奴 15g，清甘草 6g，猫爪草 20g，藤梨根 20g，生黄芪 30g，秦皮 20g，莪术 15g，14 剂。

四诊：2011 年 8 月 23 日。二、三诊患者症状无明显变化，感觉无明显不适，上方连服 1 月。现患者多食脘腹略胀，大便先干后溏，口干，面色少华，纳一般，舌红苔中剥，脉数。上方加山药 20g，生蒲黄 20g（包煎），14 剂。

五诊：2011 年 9 月 6 日。大便基本正常，脘腹略胀，纳一般，口干，红苔中剥，脉弦细。治宜守原法出入，处方：薏苡仁 30g，败酱草 20g，制附子 10g（先煎），生黄芪 20g，三棱 15g，莪术 15g，刘寄奴 20g，炒扁豆 20g，藤梨根 30g，山药 20g，六曲 10g。14 剂。

六诊：2011 年 10 月 11 日。症状平，纳谷一般，大便正常，精神可，舌红苔薄，脉弦细。守方有恒，处方：薏苡仁 30g，败酱草 20g，刘寄奴 15g，石见穿 20g，制附子 10g（先煎），藤梨根 30g，炒白芍 30g，炙甘草 3g，鸡内金 20g，生地黄 30g，蒲公英 20g。14 剂。

七诊：2011 年 11 月 15 日。患者上周曾感冒，时有鼻塞，大便略干，咽中不适，多痰口干，舌红苔剥，脉数。治宜疏风宣窍，健脾养阴，化痰消积。处方：炒白术 20g，炒白芍 20g，防风 10g，生牡蛎 30g（先煎），石见穿 30g，薏苡仁 30g，川石斛 12g，乌梅 10g，麦芽 30g，北沙参 20g，蝉蜕 6g，六曲 10g，鸡内金 20g。

八诊：2011 年 12 月 20 日。患者近大便正常，腹无所苦，纳一般，精神可，夜寐安，口干，舌红苔薄，脉数。治守原法出入。处方：炒白术 20g，炒白芍 20g，防风 10g，生牡蛎 30g（先煎），石见穿 20g，薏苡仁 30g，鸡内金 20g，蝉蜕 6g，生甘草 6g，槟榔 10g，乌梅 10g，象贝 10g。14 剂。

至 2012 年 2 月 7 日前往上海某医院行无痛小肠镜，示：经肛小肠镜插至回肠末段，通过顺利，回盲瓣呈唇形，阑尾窝存在，依次观察直肠、乙状结肠、降结肠、横结肠、升结肠及回盲部、回肠，见回肠末段处散在颗粒样隆起，未见明显溃疡及肠腔狭窄。诊断为：慢性回肠炎性改变。同时患者胃脘已舒，大便调，舌脉正常，病愈。

按：中医中无大肠息肉的病证记载。但"息肉"一词，最早见于两千多年前的《黄帝内经》，其《灵枢·水胀》篇曰："肠覃如何？岐伯曰：寒气客于肠外，与卫气相搏，气不得荣，因有所系，癖而内着，恶气乃起，息肉乃生。"依据大肠息肉的临床表现，可归属于中医"肠癖""肠覃""泄泻""便血"等病证范畴。本病的发生与体质及饮食有关。患者年近六旬，工作较忙，且多应酬，酒食不节，脾失健运，气机不利，湿热食滞，毒瘀互结，日久而成息肉。故治疗一方面化湿清热，解毒散结，祛瘀消肿；一方面健脾益气，扶正祛邪。方以薏苡附子败酱散加减治之。方中生薏苡仁性味甘淡而寒，治以清热利湿，排脓消肿，故重用为君；败酱草辛苦微寒，可泄热解毒，散结排脓，尤其善于治疗热毒肠痈；其与前药相结合，则散结消痈之力强，故为臣药；佐以辛热之附子，一来温助阳气，扶以正气，二来以辛热消瘀滞之气，既利于消肿排脓，又利于腑气运转，为佐药；三药相结合，共凑温阳化湿，解毒消积之功。同时在此经典方的基础上，加以黄芪、山药益气健脾扶正；生地黄、元参等养阴生津；刘寄奴、石见穿、藤梨根、猫爪草、秦皮等清热利湿，解毒散结；莪术、蒲黄、红花等活血化瘀。患者先后以上述基础方加减治疗半年余，守方有恒，终达疗效。

五、肝胆病

1. 肝疫

病例 1（慢性乙型病毒性肝炎急性发作，妊娠中期）

康某，女性，30 岁，公司职员。初诊：2011 年 8 月 2 日。

患者妊娠 6 月，有乙肝病史多年，未正规诊治，既往肝功能情况不详。1 周前患者开始出现右胁肋部胀痛，间歇性出现，痛势不剧，无放射痛，伴神疲乏力，口苦而干，纳谷不香，头目眩晕，无身目发黄，无恶心呕吐，无反酸嗳气，无胸闷胸痛，无头痛耳鸣，夜寐尚安，二便尚调。舌质红，苔薄黄，脉细滑。辅助检查：肝功能：AST 300U/L，ALT 562U/L。HBV-DNA 4.17×10⁵copies/mL。

西医诊断：慢性乙型病毒性肝炎急性发作，妊娠中期。

中医诊断：肝疫。

辨证：湿热疫毒内蕴，肝气郁结，脾运不健。

治法：清热解毒，疏肝解郁，健脾利湿，兼以安胎。

处方：垂盆草 60g，鸡骨草 30g，平地木 20g，凤尾草 20g，柴胡 10g，黄芩 15g，苏梗 10g，生甘草 3g，炒白术 10g，茯苓 15g，炒麦芽 20g。7 剂。

二诊：2011 年 8 月 9 日。患者药后症减，右胁轻微作胀，偶有隐痛，纳谷欠香，大便稍稀，舌脉同前。辅助检查：肝功能：AST 170U/L，ALT 292U/L。患者症状减轻，效不更方。治法如前。上方加炒白芍 20g。7 剂。

三诊：2011 年 8 月 16 日。患者药后症减，纳谷尚可，夜寐欠安，大便略稀，舌红苔薄白脉细。辅助检查：肝功能：ALT 142U/L，AST 105U/L。患者肝功能情况明显改善，邪毒稍清，而脾胃受损。治以原法基础上加强健脾利湿。上方去平地木，加薏苡仁 20g，淮山药 20g。14 剂。

四诊：2011 年 8 月 30 日。患者诸症皆消，刻下稍有头晕，纳寐尚可，二便尚调，舌质淡红，苔薄白，脉细滑。辅助检查：肝功能：ALT 42U/L，AST 50U/L，HBV-DNA 2.31×10^3copies/mL。患者邪毒已减，正气渐耗。治宜：疏肝健脾，辅以清热解毒。处方：柴胡 10g，黄芩 10g，炒白术 15g，茯苓 15g，苏梗 10g，薏苡仁 20g，山药 20g，生甘草 3g，垂盆草 20g，鸡骨草 20g，升麻 10g，炒麦芽 20g。7 剂。

后随访足月顺产 1 男婴，健康。婴儿出生 24 小时内注射乙肝疫苗，不行母乳喂养。

按：患者素有乙肝多年，湿热疫毒内伏于肝，蕴结不解，遇感而发。时值妊娠，阴血下注胞宫，以养胎元，机体阴血相对不足，阳气偏亢，肝为刚脏，"阴常不足，阳常有余"，阴血不足，则肝失濡养，且有湿热疫毒久蕴于肝，致肝气郁结，疏泄失职，横逆犯脾，故成湿热内蕴、土壅木抑之证。肝经布于两胁，肝郁气滞，不通则痛，故见胁痛；肝阳偏亢，上扰清空，则头晕目眩，湿热蕴结肝经，则口干口苦，舌苔薄黄；肝病传脾，脾主运化及四肢肌肉，脾失健运，则食少纳呆，神疲乏力。治拟清热解毒，疏肝解郁，健脾利湿，兼以安胎。疾病初起，邪实为主，实则泻之，方中重用垂盆草、平地木、凤尾草、鸡骨草以清热解毒利湿；柴胡疏肝解郁，和解少阳；黄芩清热燥湿，解毒，安胎；茯苓、白术健脾化湿；苏梗理气宽胸安胎；麦芽理气消食；生甘草调和诸药。药后症减，邪去正虚，加用白芍养阴柔肝。待肝功恢复，湿热已清，治宜调和肝脾，扶正祛邪，故减清热解毒之药，侧重疏肝健脾。

病例 2（慢性乙型病毒性肝炎急性发作）

许某，女，30 岁。初诊：2017 年 1 月 4 日。

乏力，恶心 1 周。患者产后 54 天，目前处于哺乳期，有乙肝大三阳病史多年，既往未正规诊治，未抗病毒治疗。刻见：神疲乏力，恶心欲呕，面色少华，纳寐尚可，脘腹略胀，小便色黄，大便尚调，舌质红苔薄黄，脉弦。辅助检查：HBV–DNA 6.35×10^6 copies/mL，肝功能：TBil 30.2μmol/L，DBil 17.4μmol/L，ALT 483U/L，AST 548U/L，ALP 165U/L，GGT 126U/L。

西医诊断：慢性乙型病毒性肝炎急性发作。

中医诊断：肝疫。

辨证：湿热疫毒内蕴，肝脾失和。

治法：清热解毒，疏肝解郁，健脾利湿。

处方：茵陈 30g，田基黄 30g，垂盆草 30g，凤尾草 30g，平地木 30g，半枝莲 30g，蛇舌草 30g，生山栀 10g，车前子（包煎）20g，连翘 15g，赤芍 20g，炒麦芽 20g。7 剂。合用派苷能、苦参碱注射液静滴 1 周。

二诊：2017 年 1 月 11 日。患者药后症减，乏力、恶心缓解，二便尚调，纳寐尚可，舌质红苔薄，脉弦数。辅助检查：肝功能：TBil 27.9μmol/L，DBil 6.3μmol/L，ALT 88U/L，AST 54U/L，GGT 120U/L。药后症减，效不更方，治法如前。上方加叶下珠 30g。7 剂。

随后患者每周复诊 1 次。三、四、五诊，其间诸症渐除，曾患感冒，上方加减清热解表药后，症平。

六诊：2017 年 3 月 8 日。患者诸症皆除，惟晨起口苦，纳寐尚可，二便尚调，舌红苔薄，脉弦细。辅助检查：肝功能：ALT 56U/L，AST 49U/L，GGT 38U/L。继续清热解毒，疏肝健脾，佐以消食利湿。处方：垂盆草 30g，凤尾草 30g，平地木 30g，半枝莲 30g，蛇舌草 30g，车前子（包煎）20g，连翘 15g，赤芍 20g，炒麦芽 20g，柴胡 10g，薏苡仁 30g。7 剂。

七诊：2017 年 3 月 15 日。患者诸症已平，纳谷尚可，二便尚调，舌红苔薄，脉弦细。辅助检查：肝功能正常，HBV-DNA 1.17×10^4 copies/mL。效不更方。上方继续服用 1 月，症平，停药，随访 1 年未见复发。

按：患者素有乙肝多年，湿热疫毒内伏于肝，蕴结不解，产后气血失调，正气虚损，邪毒内盛，首先伤肝，致肝气郁结，疏泄失职，横逆犯脾，故成湿热内蕴、土壅木抑之证。湿热蕴结，则尿黄苔黄；肝气郁结，侵犯脾胃，脾失健运，水谷精微生化无源，则神疲乏力、面色少华；胃气以降为顺，肝胃气滞，胃气上逆，则见呕恶。疾病初起，病势较急，邪毒内盛，治宜祛邪为要，故全方用药均以清热解毒为主，兼以利湿，使湿热之邪从小便而出；加用柴胡疏肝解郁；炒麦芽消食助运。共奏清热解毒，疏肝解郁，利湿之功效。

病例 3（慢性乙型病毒性肝炎）

唐某，男，50 岁，工人。初诊：2017 年 12 月 13 日。

反复右上腹胀痛 2 月余。患者 10 月 1 日饮酒后出现右上腹胀痛不适，至当地某医院就诊，查生化全套：AST 42U/L，ALT 79U/L，GGT 66U/L；铁蛋白 351.3ng/mL；乙肝三系定量：HBcAb1 12.55s/co，HBsAb1 0.19IU/L，HBsAg1

1833.51IU/mL，HBeAb1 0.01s/co，HBeAg1 0.28s/co；乙肝病毒 DNA 4.63×10^{6}copies/mL。腹部 B 超：慢性肝病图像，肝多发囊肿。诊断为"慢性乙型病毒性肝炎"，予西药（具体不详）对症治疗后未见明显好转，遂来我院求诊。刻下见：右下腹时有胀痛，胃脘作胀，伴反酸，嗳气，口干口苦，多思多虑，夜寐不宁，纳谷欠香，大便偏干，1～2 日/次，舌红苔薄黄，脉弦数。

西医诊断：慢性乙型病毒性肝炎。

中医诊断：肝疫。

辨证：疫毒内结，肝胃不和。

治法：清热解毒，疏肝和胃。

处方：柴胡 10g，黄芩 10g，枳壳 10g，赤芍 20g，半枝莲 30g，蛇舌草 30g，垂盆草 30g，鸡骨草 20g，苏梗 10g，炒麦芽 20g，生甘草 3g。7 剂。西药：恩替卡韦分散片 1 粒 qd po。

二诊：12 月 20 日。药后肝区胀痛未发，胃脘不适减轻，反酸、嗳气减少，患者多思善虑，夜寐欠安，纳谷可，二便尚调，舌红苔薄，脉弦。上方去苏梗，加郁金 15g，丹参 20g。7 剂。

三诊：12 月 27 日。患者肝区无明显不适，胃脘作胀好转，夜寐改善，纳谷可，大便偏干，舌淡红苔薄，脉弦细。上方去甘草，加赤小豆 20g。7 剂。

以上方为主，随症加减 4 月余，患者肝区无不适，自觉其余症状亦消失，复查肝功能正常，乙肝病毒 DNA 低于检测下限。

按：慢性乙型病毒性肝炎，病属中医"肝疫"范畴。本例患者素来多思善虑，情志不舒，肝气郁结，疫毒内蕴，故见肝区胀痛不适；肝络失和，气机失调，疏泄失度，肝木横逆犯胃，胃失和降，故见胃脘作胀，反酸嗳气，纳谷不香；肝气郁结日久生热，挟胆气上逆，则见口干口苦；火热内扰神明，则夜寐不宁；肝火内炽，热盛伤津，则大便干结不畅；舌红苔薄黄，脉弦数，亦为肝郁内热，疫毒内蕴，肝胃不和之象。治宜清肝泻火，和胃解毒。方中柴胡疏肝解郁；黄芩清热泻火解毒；赤芍、半枝莲清热解毒、活血祛瘀；蛇舌草、垂盆草清热解毒；鸡骨草清热解毒、健脾益胃；枳壳、苏梗、炒麦芽疏肝健脾、理气和胃，生甘草调和诸药。诸药合用，共奏清肝泻火、和胃解毒之功，以此加减调治数月，诸症皆平。

2. 黄疸

病例 1（慢性乙型病毒性肝炎）

戴某，男，50岁，职员。初诊：2017年3月22日。

身目、皮肤发黄2周。患者有乙肝大三阳病史10余年，目前抗病毒治疗中（恩替卡韦片，每日一片）。刻见：身目黄染，黄色鲜明，小便短黄，右胁胀痛，已有半月，伴口干口苦，大便偏干，神疲乏力，下肢酸软，纳谷不香，夜寐尚可，舌红苔黄稍腻，脉弦。母亲有乙肝后肝硬化病史。辅助检查：3.17肝功能：TBil 63.4μmol/L，DBil 32.6μmol/L，ALB 35.6g/L，ALT 75U/L，AST 70U/L，GGT 129IU/L。AFP 165.08ug/L。HBV–DNA 2.13×10^3copies/mL。B超示：肝点状回声较密。

西医诊断：慢性乙型病毒性肝炎。

中医诊断：黄疸，肝疫。

辨证：湿热蕴结，肝失疏泄。

治法：清热解毒，利湿退黄。

处方：茵陈 30g，生山栀 10g，制大黄 10g，凤尾草 30g，平地木 30g，田基黄 30g，半枝莲 30g，蛇舌草 30g，柴胡 10g，生甘草 3g，赤芍 20g，露蜂房 10g，赤小豆 30g。7 剂。

二诊：2017 年 3 月 29 日。患者药后症减，身目黄染及胁肋胀痛减轻，口干口苦仍存，纳谷增加，夜寐尚安，大便尚调，舌红苔黄稍腻，脉弦。患者湿热稍减。治法如前。处方：上方去柴胡，加葛根 15g，车前子 20g（包）。7 剂。

三诊：2017 年 4 月 5 日。患者诸症均减，身目黄染减退，大便尚调，纳寐尚可，舌红苔薄黄，脉弦。复查肝功能：TBil 21.3μmol/L，DBil 13.5μmol/L，ALT 53U/L，AST 42U/L，GGT 71IU/L，AFP 21.51ug/L。治宜化湿清热，疏肝解毒。处方：茵陈 30g，半枝莲 30g，蛇舌草 30g，垂盆草 30g，平地木 20g，鸡骨草 20g，田基黄 30g，赤小豆 30g，升麻 10g，葛根 15g，炒麦芽 20g。7 剂。

随后患者每周复诊 1 次，以上方为主，加减治疗 2 月余，患者诸症皆除，复查肝功能正常，HBV-DNA 低于检测值。

按：患者素有乙肝多年，湿热疫毒内伏于肝，蕴结不解，胆汁外溢，终成湿热黄疸。湿热交蒸，熏蒸肝胆，肝胆疏泄失常，胆汁不循常道而外溢，上染白睛，外溢肌肤，下注膀胱，故见目黄、肤黄、尿黄；肝经布于两胁，肝郁气滞，不通则痛，故见胁肋胀痛；湿热蕴结，则舌苔黄腻，热易津伤，故口干口苦，大便偏干；肝病传脾，脾失健运，则食少纳呆，神疲乏力。方中重用茵陈为君，善清热利湿，疏肝利胆；栀子苦寒，清热泻火，通利三焦，兼可利湿，助茵陈引湿热从小便而去，给湿热以出路；大黄泻热通腑，导湿热从大便而出。三药合用，利湿与泻热并进；

合用平地木、凤尾草、田基黄、半枝莲、蛇舌草、蜂房、赤小豆以清热解毒利湿；柴胡疏肝解郁，和解少阳；赤芍清热凉血；生甘草调和诸药。诸药合用，共奏化湿清热，疏肝解毒，和营退黄之功。本例患者初诊之时 AFP 较高，心生恐惧，对此向病人做解释，实验指标当动态观察，AFP 虽作为肝肿瘤的重要指标，但在肝脏急性炎症时也会增高，治疗后若能下降当无妨，若定期检测不断升高，则当重视，以防肝脏恶性病变。

病例 2（酒精中毒性肝炎，慢性乙型病毒性肝炎）

纪某，男，45 岁，工人。初诊：2018 年 7 月 7 日。

面目、皮肤黄染，腹胀，恶心 1 月余。患者有慢性乙型肝炎病史，乙肝三系示：小三阳。有长期饮酒史。6 月 25 日实验室检查示：TBil 121.7μmol/L，DBil 108.5μmol/L，IBil 13.2μmol/L，ALT 224U/L，AST 391U/L，GGT 165IU/L，HBV-DNA（-）。B 超示：慢性肝病。刻下见：面目黄染，面色偏暗，上腹部胀满不适，恶心欲吐，进食后明显，神疲乏力，纳谷不香，小便色黄，大便偏稀，夜寐尚宁，口干口苦，舌红稍紫苔白，脉弦数。

西医诊断：①酒精中毒性肝炎；②慢性乙型病毒性肝炎。

中医诊断：酒疸，肝疫。

辨证：酒毒湿热内结，肝脾受损。

治法：清热化湿退黄，祛瘀解毒。

处方：茵陈 60g，生山栀 10g，垂盆草 30g，平地木 30g，凤尾草 30g，滑石 20g（包煎），赤芍 30g，赤小豆 30g，枳壳 10g，车前子 20g，炒麦芽 20g，猪苓 10g。7 剂。

二诊：2018 年 7 月 14 日。患者服药后面目皮肤黄染减轻，疲劳好转，恶心减轻，胃纳好转，小便色黄减，大便略稀，口干口苦仍存，夜寐宁，舌红稍紫苔白，脉弦数。效不更方，上方加佩兰10g，7剂。

三诊： 2018年7月21日。服药面目皮肤略黄，疲劳好转，恶心未作，胃纳一般，小便色黄减，大便略稀，口干口苦不明显，夜寐安，舌红稍紫苔白，脉弦数。复查肝功能：TBil 43.3μmol/L，DBil 32.9μmol/L，IBil 10.4μmol/L，ALT 23U/L，AST 24U/L，GGT 122IU/L。效不更方，上方去生山栀，加桃仁10g。7剂。

以上方为主加减治疗2月后，患者无所苦，复查肝功能正常。

按： 患者有乙肝小三阳病史，平日生活不规律，饮酒无度，酒毒与内伏疫毒互结，壅阻中焦，损伤肝脾，致脾失健运，肝失疏泄，疾病乃起。湿热阻滞中焦，脾胃气机不畅，故脘腹胀满，食欲减退，呕恶便溏；湿遏热壅，肝胆失泄，胆汁不循常道而泛溢，故面目皮肤皆黄；湿热下注则小便色黄。"肝为罢极之本"，肝病日久，肝失疏泄或肝经湿热，则筋失所养而产生疲劳；湿毒日久留滞经脉，阻遏气血流通，又致气滞血瘀；治疗宜清热化湿退黄，祛瘀解毒。方用茵陈蒿汤加减，方中茵陈苦泄下降，善清热利湿退黄；栀子清热降火，通利三焦，助茵陈引湿热从小便而去；垂盆草、凤尾草、平地木清热化湿退黄，改善肝功能，保肝降酶；赤芍清热凉血祛瘀；赤小豆清热解毒，利水祛湿；滑石、车前子利尿通淋，使湿热从小便而去；枳壳理气宽胸，消胀除痞；猪苓利水渗湿；炒麦芽消食和中；生甘草调和诸药。全方共奏清热化湿退黄，祛瘀解毒之效。肝病往往起病缓，收效亦慢，治疗当持之以恒，且日常生活与饮食非常重要，当戒酒，若为乙肝病毒携带之人，更不可饮酒，否则二者会协同对肝脏造成损害,加重病情。

病例3（急性甲型黄疸型肝炎）

徐某,女,56岁。初诊:2016年4月13日。发热,面、目发黄2周。2周前无明显诱因出现发热恶寒,咳嗽,痰少,继则面目黄染,皮肤略痒,食欲不振,腹部胀满不适,曾于当地社区医院就诊,给予抗菌、消炎等治疗后,发热,恶心,腹部不适,纳差乏力等症状未见明显好转,乃转来我院诊治,刻见:发热,面目黄染,神疲易倦,面色欠华,厌食油腻,恶心欲吐,肝区略胀,夜寐尚安,大便黏溏,日2次,小便黄赤,舌红苔白,脉弦数。查体:体温37.8℃,皮肤巩膜黄染,上腹部压痛,无反跳痛,肝脾肋下未触及,包块未触及,墨菲征阴性。实验室检查:TBil 75μmol/L,DBil 25μmol/L,IBil 50μmol/L,ALT 89U/L,AST 74U/L。肝炎病毒学检测,甲肝病毒抗体阳性,余均阴性。B超未见胆管梗阻。

西医诊断:急性甲型黄疸型肝炎（肝细胞性黄疸）。

中医诊断:黄疸,肝疫。

辨证:湿热疫毒外感,肺肝脾受损。

治法:宣肺解表,清利湿热。

处方:麻黄连翘赤小豆汤加减。炙麻黄10g,连翘15g,赤小豆30g,杏仁10g,桑白皮15g,浙贝母10g,茵陈30g,柴胡15g,生甘草3g。水煎服,7剂。

二诊:4月20日。发热退,皮肤、巩膜黄染较前减退,乏力好转,渐有食欲,肝区尚舒,无恶心呕吐,自诉近日牙龈出血,余无不适,舌红苔薄黄,脉数。上方去杏仁、麻黄,加桑叶10g,白茅根30g,牡丹皮20g,继服7剂。

三诊:4月27日。黄疸消退,牙龈出血已止,纳可,大便偏稀，小便尚调，舌红苔白，脉数。实验室复查：TBil 16.2μmol/L，DBil 6.1μmol/L，IBil 10.1μmol/L，ALT 34U/L，AST 29U/L。上方去白茅根、浙贝母，加薏苡仁20g，炒扁豆20g，7剂。

上方服用2周，诸症平复，纳、便调，口味和，面、目黄染已退，舌红苔薄，脉稍数，肝功能复查正常。又以上方去丹皮、茵陈，加陈皮10g，炒白术10g。调治2周而安。

按：《素问·六元正纪大论》说："湿热相薄……民病黄瘅。"首次提出黄疸产生的根源是湿热搏结。该例患者感受湿热疫毒，邪袭肌表，肺失宣降，郁而不达，湿热疫毒内侵脾胃，伤及肝胆，致胆液外泄，溢于肌肤而成黄疸。虽湿热在里，但黄在肌肤，故用麻黄连翘赤小豆汤表透外邪，内清湿热。加浙贝母清热化痰，茵陈清利湿热，利胆退黄，清代柯琴认为"茵陈禀北方气，经冬不凋，傲霜凌雪，偏受大寒之气，故能除热邪留结，令一身内外之瘀热，悉从小便而出"，实为治黄之要药。综合上方，有疏风宣肺，清热利湿，解毒祛邪之功，药证相符，效若桴鼓，适用于急性黄疸初起，邪郁于表、湿热内蕴的患者。现代研究表明，麻黄连翘赤小豆汤对CCl4急性肝损伤所致的肝细胞性黄疸小鼠具有明显保肝退黄作用。

病例4（酒精中毒性肝炎）

冯某，男，64岁，退休。初诊：2016年7月6日。

面目黄染，脘腹作胀1月。患者长期饮酒，每日3次，共饮高度自酿白酒约1斤余。患者1月前胃脘胀满不适，未予重视，后发现小便发黄，皮肤亦黄，喝不下酒，症状渐重，乃来门诊诊治。刻下见：胃脘胀满，皮肤面目发黄，小便黄，恶心，口苦，纳差，神疲乏力，大便黏，泻而不畅，次多，夜寐尚安，舌红，边瘀紫，苔黄稍腻，脉弦。查体：目黄，腹软，无压痛及反跳痛，肝脾未及。辅助检查：TBil 42.3μmol/L，DBil 25μmol/L，IBil 17.3μmol/L，ALT 388U/L，AST 156 U/L，GGT 860IU/L，TG 3.37mmol/L，HBV、HCV、HEV病毒指标均阴性。

西医诊断：酒精中毒性肝炎。

中医诊断：酒疸。

辨证：酒湿热毒，肝脉瘀阻。

治法：清热化湿，凉血解毒。

处方：茵陈蒿汤加减。茵陈30g，赤小豆30g，生栀子15g，葛根20g，赤芍20g，广金钱草30g，泽兰15g，滑石20g（包煎），垂盆草30g，生大黄6g（后下）。7剂，嘱其戒酒。

二诊：7月13日。面目黄染稍退，口苦好转，胃胀减轻，小便黄，大便通畅，舌红边紫苔黄稍腻，脉弦。治宜守原法出入。上方去滑石，加柴胡10g，14剂。

三诊：7月27日。面目、皮肤发黄减退，小便转清，大便正常，腹胀好转，近日时有咳嗽咳痰，纳可，舌稍紫苔薄黄，脉弦细。复查肝功能：TBil 21.6μmol/L，DBil 8.2μmol/L，IBil 13.4μmol/L，ALT 67U/L，AST 58U/L，GGT 394IU/L，TG 2.16mmol/L。上方去生大黄、生栀子，加丹参20g，象贝10g。14剂。

四诊：8月11日。患者胃脘已舒，纳谷正常，皮肤、面目无黄染，二便基本正常，时有疲劳，稍咳，口干，舌红苔薄黄，脉弦细。治拟养阴柔肝，清热解毒。处方：女贞子20g，墨旱莲20g，生地黄30g，麦冬15g，牡丹皮20g，赤芍30g，垂盆草30g，赤小豆30g，茜草15g，葛根20g，麦芽20g。

14剂。

五诊：8月25日。胃脘舒，肝区无不适，纳、便调，精神可，舌红苔薄，脉细。复查肝功能正常。上方继续调治2周。

按：本病属于中医"酒癖""酒疸"范畴。该案患者长期饮酒，酒湿热毒内积，湿热蕴肤，则目黄；湿热下注，则小便黄；湿热伤阴，则口干口苦；损伤肝脾，肝失疏泄，脾失运化，则胃脘胀满不适，纳差，疲劳乏力。酒毒蕴积日久，伤及血分，湿阻血瘀，则舌质发紫。治疗以清热化湿，凉血解毒为主。处方以茵陈蒿汤加减，以茵陈、生栀子、滑石清其湿热；生大黄下其热毒，逐瘀通经；垂盆草、金钱草利湿退黄、清热解毒；以赤芍清热凉血；以赤小豆、泽兰活血利湿，和其血分；佐以葛根升阳，理脾和胃。综上所看，诸药共用，达清热化湿、解酒祛毒、凉血消瘀、疏肝理脾的作用。酒精引起的肝损害，后期往往损伤肝阴，肝络瘀阻，故待肝功能基本恢复，善后以养阴柔肝，解毒和营为法。

病例5（淤胆型肝炎）

邵某，男，41岁，农民。初诊：2012年4月18日。

反复面目发黄1年余。患者于2011年2月发现皮肤面色发黄，神疲乏力，胃纳减退，时有腹胀。于3月14日到当地某卫生服务中心行生化检查示：TBil 209μmol/L，DBil 188.7μmol/L，TBil 20.3μmol/L，ALT 891U/L，AST 65U/L，ALP 143U/L，GGT 93U/L，HA 268.6μmol/L，予以门诊及住院治疗，经各项检查未发现明确病因，肝炎病毒系列检查均阴性，免疫功能正常，拟"淤胆型肝炎"，予激素、熊去氧胆酸、保肝护肝等治疗，病情未见明显好转，反复不愈。于2012年4月13日在上海武警某医院再次查生化示：TBil 198.7μmol/L，

DBil 57.3μmol/L，TBil 41.4μmol/L，ALT 408U/L，AST 166U/L，GGT 73U/L，HA 202.5μmol/L。今经人介绍前来就诊，刻见：患者面目发黄，黄色灰暗不泽，精神不振，形寒怕冷，口苦而腻，纳谷不香，脘腹时胀，皮肤发痒，有明显搔痕，时有咳嗽咳痰，痰色白而稠，大便偏绿，小便色黄，舌淡红边瘀斑苔白，脉弦细。

西医诊断：淤胆型肝炎。

中医诊断：黄疸。

辨证：脾肾阳虚，湿热痰瘀内积，肝络瘀阻。

治法：健脾通阳，清热化湿，化痰祛瘀，通络和营。

处方：茵陈60g，赤芍60g，制大黄15g，茯苓30g，炒白术30g，金钱草30g，郁金30g，制南星15g，桃仁10g，田基黄30g，制附子10g（先煎），生山栀15g。14剂。

二诊：2012年5月2日。病史同上，药后自觉精神好转，皮肤瘙痒减轻，面、目仍黄染，肝区略胀，纳谷欠香，小便发黄，大便增多，日2次，黏滞不爽，舌淡红苔白脉弦细。治宜守原法出入，上方去制南星，加垂盆草30g，14剂。

三诊：2012年5月17日。面目皮肤发黄减退，肤色转润，瘙痒减轻，精神好转，纳谷增加，小便黄，大便尚调，舌淡红边瘀紫苔白，脉细。血生化检查示：TBil 140.8μmol/L，DBil 125.5μmol/L，IBil 15.3μmol/L，ALT 211U/L，AST 95U/L，ALP 102U/L，GGT 67U/L。治宜通阳化湿，活血化瘀，疏肝和营。处方：茵陈60g，赤芍60g，制大黄10g，茯苓20g，炒白术20g，金钱草30g，郁金15g，赤小豆30g，桃仁10g，田基黄30g，制附子10g（先煎），生山栀15g，垂盆草60g，猪苓15g。14剂。

　　五诊：2012 年 6 月 15 日。上方遍服 1 月，患者面目皮肤淡黄，肤色转润，无明显瘙痒，疲劳好转，精神及心情舒畅，纳谷正常，小便淡黄，大便尚调，舌红边淡紫苔薄，脉细。血生化检查示：TBil 67.3μmol/L，DBil 38.2μmol/L，IBil 29.1μmol/L，ALT 102U/L，AST 67U/L，ALP 113U/L，GGT 56U/L。治宜通阳化湿，活血化瘀，疏肝健脾。处方：茵陈 60g，赤芍 30g，茜草 15g，茯苓 20g，炒白术 20g，金钱草 30g，郁金 15g，赤小豆 30g，桃仁 10g，田基黄 30g，制附子（先煎）10g，平地木 20g，垂盆草 30g，猪苓 15g，炒麦芽 20g。14 剂。

　　六诊：2012 年 8 月 12 日。上方为主随症加减服用 2 个月，患者症状基本消失，面目皮肤无黄染，二便正常，纳谷可，已可从事一般体力活，舌红边稍紫苔薄，脉弦细。血生化检查示：TBil 32.5μmol/L，DBil 20.1μmol/L，IBil 12.4μmol/L，ALT 57U/L，AST 43U/L，ALP 103U/L，GGT 54U/L。治宜疏肝健脾，通阳化湿，祛瘀和营。用茵陈五苓散加味。处方：茵陈 30g，桂枝 10g，炒白术 20g，茯苓 20g，泽泻 15g，猪苓 15g，赤芍 20g，郁金 15g，茜草 10g，赤小豆 20g，丹参 20g，薏苡仁 20g，炒麦芽 20g。以上方为主加减又调治 2 月，临床症状体征基本正常，肝功能恢复正常。

　　按：黄疸是以目黄、身黄、小便黄为主症的一种病证。《内经》中最早记载了黄疸病名和主要症状。汉代张仲景在《伤寒杂病论》中把黄疸分为黄疸、谷疸、酒疸、女劳疸、黑疸五种，并对各种黄疸的形成机理、症状特点进行了探讨，其创制的茵陈蒿汤等方剂更为历代医家沿用。而其提出的"瘀热在里"所致黄疸病机更被后世医家所发挥。近代肝病大家关幼波明确提出：

"治黄要活血,血行黄自消"。元代罗天益在《卫生宝鉴》中进一步把阳黄与阴黄的辨证施治加以系统化,程钟龄《医学心悟》创制茵陈术附汤,至今仍为治疗阴黄的代表方剂。黄疸的病因有湿邪、热邪、寒邪、疫毒、气滞、血瘀,其中以湿邪最为主要。《金匮要略》指出"黄家所得,从湿得之"。湿邪可外感,可内生,由于湿邪困遏脾胃,壅塞肝胆,疏泄失常,胆汁泛溢而发生黄疸。黄疸可分为阳黄与阴黄,阴黄黄色晦暗,病程长,病势缓,常伴纳少、乏力、舌淡、脉沉迟或细缓。本例患者面目发黄,黄色灰暗,形寒怕冷,纳欠佳,神疲乏力,舌淡边瘀斑苔白,脉弦细等特点,病情迁移日久,又经多方治疗,病因不明,肝内胆汁淤阻,中医辨证属阴黄之脾肾阳虚,湿热痰瘀内积,肝络瘀阻。治以健脾通阳,清热化湿,化痰祛瘀,通络和营。方药以茵陈术附汤加味。方中重用茵陈,因其为清热利湿退黄之要药,配以制大黄,生山栀,金钱草,田基黄清热解毒,通腑泄浊,利湿退黄;配制附子、茯苓、炒白术温中健脾化湿,振其中阳,化其寒湿之邪;另附子为大辛大热之品,通行十二经络,方中用此药可鼓动湿毒之疏泄;患者舌有瘀斑,肝酶升高,肝郁血瘀,故用属肝经之赤芍、郁金、桃仁以活血化瘀,重用赤芍是受汪承柏运用经验之启发,其用治淤胆型肝炎效果明显。本病病程较长,病机复杂,治疗不易,需缓图才可收效。

病例 6(胆汁淤积性肝病)

陈某,男性,53 岁。

因"皮肤巩膜黄染瘙痒伴小便色黄 1 月余"于 2018 年 11 月 28 日拟"黄疸原因待查,胆汁淤积性肝病"收入我院。患者 1 月前因"左眼底出血、穿孔",在宁波市某眼科医院激光及药物治疗(患者口述,具体不详)后自觉出现双手手掌皮疹发痒不适，继而出现小便颜色变黄，于 2018 年 11 月 7 日至当地社区卫生服务中心查肝功能：TBil 79.4μmol/L，ALT 301.01U/L，AST 112.1U/L，ALP 179IU/L，GGT 488IU/L，GLB 32.4g/L。后至宁波某综合性医院住院治疗，入院后予"复方甘草酸苷、丁二磺酸腺苷蛋氨酸、前列地尔、促肝细胞生长素、熊去氧胆酸胶囊"等对症支持治疗，症状未见明显好转，11 月 26 日复查生化：TBIL 127.1μmol/L，DBIL 114.1μmol/L，A 35.0g/L，G 29.1g/L，ALT 60U/L，GGT 102IU/L。患者外院住院，对症治疗 20 余天，胆红素指标不降反升，皮肤瘙痒明显，外院建议使用激素治疗，患者不愿，自动出院至我院就诊。现患者全身皮肤巩膜黄染、发痒，大便次数增多，3～4次 / 日，小便色黄，无腹胀腹泻，无恶心呕吐，无胸闷气急，无畏寒发热等不适，门诊拟"黄疸，胆汁淤积性肝病"收住入院。患者皮肤巩膜黄染明显，神清，精神可，胃纳可，大便次多，夜寐欠安，近 1 月体重下降约 8 公斤。既往体质可，1998 年乙肝病史，否认结核史、疟疾史，否认"心脑血管、肺、肝、肾、内分泌"等脏器重大疾病史，否认输血史、外伤史、手术史，否认药物、食物过敏史。外院住院，其间辅助检查：胆胰管 MRCP：①慢性肝病、肝损改变；②余上腹部 MR 扫描未见明显占位性病灶；③双肾小囊肿。胸部 CT：两下后胸膜略增厚，余两肺及纵隔未见明显异常。体液免疫功能：补体 C1q 187.45mg/L，免疫球蛋白 G 11.95g/L，免疫球蛋白 A 3.10g/L，免疫球蛋白 M 0.79g/L，补体 C3 1.61g/L，补体 C4 0.31g/L。男性肿瘤标志物：甲胎蛋白小于 1.3ng/mL，癌胚抗原小于 0.5ng/mL，铁蛋白 1404.5ng/mL。肝纤四项：血清三型前胶原 N 端肽 8.7ng/mL，血清 IV 胶原 73.316ng/mL，血清层黏蛋白 26.029ng/mL，血清透明质酸 90.29ng/mL。艾滋病毒抗原抗体、梅毒螺旋体抗体、乙肝三系、甲肝、丙肝、丁肝、戊肝等检测均未见明显异常。嗜酒史 27 年，长期饮用各类酒品，近三月未饮酒、否认吸烟史。11 月 29 日入院检查，尿液常规，胆红素：17μmol/L。生化全套：TBil 136.6μmol/L，DBil 121.2μmol/L，IBil 15.4μmol/L，A 38.3g/L，ALT 69U/L，AST/ALT 0.54，γ-GT 81U/L，HA 375.0μmol/L，GLU 6.64mmol/L，TC 0.30mmol/L，TG 3.44mmol/L，患者要求以中医为主的治疗。现见：神志清晰，形态自如，语声清晰，气息平稳，形体偏胖，面目黄染，色不鲜，皮肤瘙痒，口干而苦，稍有恶心，纳谷不香，大便黏溏不畅，次数增多，小便黄赤，夜寐欠安，心烦易怒，舌淡红稍紫，苔稍黄腻，舌下脉络色暗红，脉细弦。

西医诊断：黄疸原因待查，胆汁淤积性肝病。

中医诊断：黄疸。

辨证：瘀热内积，毒损肝络，肝脾失和。

治法：清热化湿，祛瘀解毒，疏肝健脾。

处方：绵茵陈 60g，赤芍 30g，炒白术 15g，郁金 15g，制附子 10g（先煎），凤尾草 30g，地耳草 30g，垂盆草 30g，猪苓 10g，地肤子 20g，制大黄 6g，车前子 20g（包煎）。7 剂，本院常规水煎服，日服 2 次，上下午分服。西药治疗：复方甘草酸苷注射液，注射用兰索拉唑，注射用还原型谷胱甘肽，熊去氧胆酸胶囊，丁二磺酸腺苷蛋氨酸等支持治疗。

二诊：12 月 5 日。复查生化：TBil 105.4μmol/L，DBil 90.1μmol/L，IBil 15.3μmol/L，A 39.0g/L，ALT 76U/L，AST/ALT 0.50，γ-GT 72U/L，HA 424.8μmol/L，GS 8.23mmol/L，TC 5.35mmol/L，TG 3.83mmol/L。腹部超声：脂肪肝倾向，肝

点状回声稍增粗，左肾囊肿。服中药1周后，患者皮肤瘙痒较前好转，恶心不适消失，但大便排解不畅，口渴明显，患者舌脉同前，拟上方去附子，加穿山甲粉，继续中药治疗，具体如下。处方：绵茵陈60g，赤芍30g，生山栀10g，郁金15g，穿山甲粉2g（冲服），凤尾草30g，地耳草30g，垂盆草30g，猪苓10g，地肤子20g，生大黄10g（后入），车前子20g（包煎），7剂，本院常规水煎服。

三诊：2018年12月17日。肝功能复查：TBil 69.3μmol/L，DBil 56.8μmol/L，AST 101U/L，ALT 278U/L，AST/ALT 0.36。西药治疗同前。患者面目黄染减退，皮肤无瘙痒，口时干苦，右胁作胀，小便稍黄，大便泻而不畅，脘腹时胀，舌红苔薄黄，脉弦数。患者黄疸渐退，肝络瘀毒渐消，但三焦气分湿热尚盛，宜清化湿热，通腑和营。处方：绵茵陈30g，赤芍30g，生山栀10g，郁金15g，凤尾草30g，地耳草30g，垂盆草30g，猪苓10g，生大黄10g（后入），鸡骨草30g，豨莶草20g，枳实15g，7剂，本院常规水煎服。

四诊：2018年12月24日。生化全套：TBil 50.8μmol/L，DBil 38.7μmol/L，AST 56U/L，ALT 168U/L，HA 32.1μmol/L，BON 2.69mmol/L，Cr 55μmol/L，GS 6.49mmol/L，TC 5.60mmol/L，TG 2.96mmol/L。12月27日患者面目无明显黄染，皮肤淡黄，无瘙痒，精神好，纳便基本正常，遂要求出院。转名医门诊继续治疗。治以健脾化湿，疏肝和营。处方：绵茵陈30g，赤芍20g，茯苓20g，郁金15g，丹参20g，赤小豆30g，车前子20g，猪苓10g，柴胡10g，生白术20g，豨莶草20g，枳实10g。

两周后复查肝功能：TBil 20.5μmol/L，DBil 6.2μmol/L，

AST 43U/L，ALT 51U/L。继续中药调治两周停药，随访2月一切正常。

按：本例住院患者长期饮酒，形体偏胖，又因目疾服用不详药物，出现皮肤过敏，肝功能损害，虽他院住院治疗，但黄疸加重，转来我院。从其发病过程看，患者无各种肝炎病毒感染史，长期饮酒，肝脾受损，因药物而诱发，酒湿热毒蕴结中焦，脾胃运化失常，湿热瘀毒交蒸于肝胆，肝失疏泄，肝络受损，胆汁不循常道而外溢，浸淫肌肤，下注膀胱，故见身目小便俱黄，舌淡红稍紫苔黄腻，脉弦细均为湿热瘀毒内积之象。综上，本病属祖国医学"黄疸"范畴，病在肝胆脾胃，湿热瘀毒内积。故治疗以清热化湿，祛瘀解毒，疏肝健脾。方用大剂绵茵陈清热化湿退黄；配凤尾草、地耳草、垂盆草三草以增茵陈清化湿热，解毒退黄，护肝保肝之功；赤芍、制大黄清热凉血，祛瘀退黄，关幼波先生有云"治黄必治血，血行黄易却"，汪承柏教授喜用大剂赤芍治疗淤胆型肝炎；加炒白术、郁金疏肝健脾；猪苓、车前子利尿祛湿，仲景有"诸病黄家，但利其小便"之教；地肤子祛风燥湿止痒；病移日久，且患者舌淡红，故酌配制附子旨在激发阳气，以增化湿退黄之功。药后患者黄疸稍退，症状减轻，但有化热之象，故二诊去附子，加生栀子以增清化三焦湿热之力，并加穿山甲粉，其化瘀散结之力非他药能及，对淤胆型肝炎及阻塞性黄疸，我常酌情配用，起效明显。三诊后患者瘀毒渐消，黄疸渐退，但肝酶增高，三焦气分湿热尚盛，故治疗宜以清化湿热，通腑和营为主，待病邪渐消，湿热得清，则以健脾化湿，疏肝和营善后。

病例7（酒精性肝硬化）

施某，男，70岁，退休工人。初诊：2017年9月20日。

面目黄染 1 月余。刻下见：面目黄染，面部红丝赤缕，胸前蜘蛛痣，肝掌，神疲易倦，脘腹胀满，胁痛隐隐，纳谷不香，小便短赤，大便稀溏，口干口苦，舌质红边有瘀斑苔黄腻，脉弦滑。患者有饮酒史 40 余年，每日 2～3 顿，每餐高度白酒半斤。查肝功能示：TBil 51.1mol/L，DBil 24.7mol/L，IBil 26.4mol/L，ALT 115U/L，AST 107U/L，γ-GT 458IU/L；病毒性肝炎抗原均阴性。B 超示：①肝硬化；②脾大。

西医诊断： 酒精性肝硬化。

中医诊断： 酒疸。

辨证分析： 长期饮酒，酒湿热毒损伤肝脾，脾失健运，肝失疏泄，气血失调，酒毒日渐深入营血，损伤肝络，肝血瘀阻。

治法： 清热化湿，解毒消瘀。

处方： 清化瘀毒方加减。桃仁 15g，赤小豆 30g，泽兰 10g，茵陈 30g，炒白术 20g，生山栀 10g，葛根 15g，生地黄 30g，炙鳖甲 20g（先煎），垂盆草 30g，制大黄 10g，生甘草 3g。14 剂，水煎分服，每日 2 次。

二诊： 2017 年 10 月 4 日。患者服药后面目黄染减退，腹部胀满减轻，口干口苦减轻，仍感疲劳，纳谷一般，大便偏稀，舌质红边瘀点苔黄稍腻，脉弦。效不更方，上方去制大黄，加地鳖虫 10g，炒扁豆 20g。14 剂，水煎分服，每日 2 次。

三诊： 2017 年 10 月 20 日。患者服药后疲劳减轻，面目黄染已退，无腹部胀满，晨起口苦，口干仍存，纳谷欠香，大便好转。舌质红边瘀点苔白，脉弦。复查肝功能基本正常：TBil 22.3mol/L，DBil 7.5mol/L，IBil 14.8mol/L，ALT 51U/L，AST 43U/L，γ-GT 124IU/L。原法既效，治守原法，并佐以养阴柔肝，健脾和胃。上方去垂盆草、地鳖虫，加麦冬15g，炒麦芽20g。14剂，水煎分服，每日2次。

上方连服2个月，患者症状基本消失，纳、便调，肝功能正常。嘱患者戒酒，适当增加营养，防过度劳累。

按： 酒精引起的肝损伤有逐年增多的趋势。本患者有长期大量饮酒史，酒湿热毒长期蕴积体内，致肝脾失调，肝失疏泄，脾失健运，气血失调，日久酒毒渐入营血，损伤肝络，肝血瘀阻，遂成酒疸、酒积。此乃酒毒、湿、热、瘀血相互搏结，肝脾功能受损而成。治疗上应清化瘀毒，活血消瘀，疏肝健脾和胃。用自拟清化瘀毒方加减，方中以桃仁、地鳖虫活血化瘀散结；赤小豆、泽兰清热利湿；制大黄清泄湿热，活血祛瘀，使内郁湿热酒毒从二便而泄；茵陈、生山栀清热化湿，解毒退黄；葛根清解酒毒；炒白术健脾化湿；垂盆草清热利湿，保肝降酶；炙鳖甲、生地黄养阴柔肝，软坚散结，清解酒毒，调节肝脏免疫功能；甘草调和诸药。全方共用清化酒毒，凉血消瘀，健脾化湿。待酒毒解后，再予养阴柔肝健脾之品，以利肝脏修复。

病例8（药物性肝损害）

陈某，男，54岁，干部。初诊：2010年10月17日。

面目皮肤发黄，腹胀，口苦1周。患者有银屑病史，2月前经朋友介绍服用从外地购得的"克银丸"（中成药，无生产厂家），自觉银屑病好转，但出现脘腹作胀，1周前皮肤面目发黄，并逐渐加深，口苦而腻，恶心欲吐，食欲不振，头晕且胀，心烦燥热，小便色黄，大便腻溏，夜寐不安，皮肤瘙痒。检查肝功能：TBil 212μmol/L，DBil 184μmol/L，ALT 410U/L，AST 312U/L，ALP 274IU/L，γ-GT 572IU/L；病毒指标HBV、HCV、HEV均阴性。无饮酒史，体检：巩膜黄染，皮肤深黄色，肝肋下 2cm，中等硬度，压痛明显，脾可触及，腹胀满，按之稍痛。舌紫红，苔稍黄腻，脉弦。

西医诊断：药物中毒性肝炎。

中医诊断：黄疸。

辨证：患者误服不明成分中成药，导致急性肝损害，药毒内积，脾运失健，肝郁血瘀。

治法：清热化湿，活血解毒，疏肝理脾。

处方：茵陈 50g，生大黄 15g，生山栀 15g，郁金 20g，赤芍 30g，泽兰 15g，赤小豆 20g，枳壳 10g，垂盆草 30g，鸡骨草 20g，车前草 20g，炒麦芽 20g，陈皮 10g，生甘草 6g，八月札 20g，7 剂。嘱停服治疗银屑病药。

二诊：10 月 24 日。药后患者脘胀恶心减轻，口苦心烦好转，纳谷稍开，夜寐好转，小便黄，大便次数增多，舌红稍紫苔黄，脉弦。继服上方。

三诊：11 月 1 日。患者皮肤面目发黄渐退，脘腹无胀满感，纳谷好转，口干，夜寐尚安，小便色黄，大便正常，皮肤瘙痒减轻，复查肝功能：TBil 137μmol/L，DBil 125μmol/L，ALT 276U/L，AST 182U/L，ALP 119IU/L，γ-GT 341IU/L。舌红偏紫苔稍黄，脉弦。患者湿热渐化，瘀毒渐减，治宜化湿清热，解毒和营，疏肝健脾。处方：茵陈 30g，生大黄 10g，生山栀 10g，赤芍 20g，郁金 15g，垂盆草 30g，鸡骨草 20g，车前草 20g，白术 10g，泽兰 10g，炒麦芽 20g，六一散 20g（包），紫苏梗 10g，薏苡仁 20g，14 剂。

四诊：11 月 30 日。以上方为主调治近月，患者面目、皮肤黄疸渐退，精神可，夜寐安，纳谷一般，稍感口苦，皮肤无瘙痒，脘腹无胀痛，小便稍黄，大便正常，舌红苔薄黄，脉弦。肝功能复查：TBil 29μmol/L，DBil 21μmol/L，ALT 92U/L，AST 78U/L，ALP 43IU/L，γ-GT 112IU/L。治宜疏肝健脾，兼清余邪。处方：当归 15g，赤白芍各 15g，麦冬 10g，郁金 15g，茜草 10g，茵陈 20g，清甘草 3g，鸡骨草 20g，佛手 10g，生地黄 20g，炒麦芽 20g，六一散 20g（包），八月札 15g，茯苓 15g。

此上方为主，又治疗 1 月，患者症状基本平复，纳、便调，口味和，寐安，复查肝功能正常。

按： 本例患者罹患银屑病，服药不慎，导致药物中毒性肝炎，面目黄染，皮肤瘙痒，属中医阳黄。药毒内侵，湿热郁蒸，肝郁血瘀，瘀热互结，脾运不健，诸证蜂起。治疗遵仲景瘀热在里，以清化湿热，活血解毒，疏肝理脾为法。方中重用茵陈蒿汤清热化湿，凉血通腑，消瘀散热；赤芍、泽兰凉血消瘀；配垂盆草、鸡骨草、赤小豆、车前草清化湿热，利水通淋，亦遵仲景"诸病黄疸，但利其小便"之旨；佐以郁金、枳壳、八月札、陈皮、炒麦芽疏肝理脾。全方合用，共奏清热化湿，解毒活血，疏肝理脾之功；待病邪渐去，湿热见减，则制小茵陈蒿汤之量，增健脾化湿之品。然后又以疏肝健脾，清化瘀热收功。

3. 肝着

病例 1（脂肪肝）

张某，男，45 岁。初诊：2018 年 8 月 8 日。

既往有脂肪肝病史 4 年，发现右肾结石 1 年。2018 年 7 月 29 日肾功能及血脂检查：UA 615μmol/L，TC 5.43mmol/L，TG 4.62mmol/L。刻下症见：形体偏胖，汗多易出，神疲易倦，纳食一般，口干而苦，大便次多质稀，舌红苔腻，脉弦。

西医诊断： 脂肪肝，右肾结石。

中医诊断： 肝着。

辨证： 患者形丰，多食少动，湿热膏浊结聚成痰，土壅木郁，肝之疏泄功能失调，以致痰湿阻于肝络而成肝着。

治疗： 清热利湿，化痰通络。

处方： 苍术 15g，黄柏 10g，牛膝 20g，生山楂 30g，泽泻 20g，生蒲黄 20g（包煎），制大黄 10g，广金钱草 30g，土茯苓 30g，决明子 30g，郁金 15g，刘寄奴 15g。7 剂。

二诊： 2018 年 8 月 8 日。药后汗出减少，纳食可，口干尚可，小便解时不畅，大便一日 3 次，舌红苔薄黄，脉缓。上方减蒲黄、大黄，加虎杖根 20g，地龙 10g，7 剂。

三诊： 2018 年 8 月 29 日。上方服后患者身体觉舒，近几日应酬饮酒较多，出现怕热易汗出，口臭，无腰部酸胀，小便欠畅，纳可，大便质稀，日两次，舌红苔薄黄，脉缓。上方减蚕沙，加萆薢 20g，7 剂。

四诊： 2018 年 9 月 5 日。药后仍觉怕热，易汗出，小便解不畅，时有无力感，大便调，纳食尚可，舌红苔薄，脉细。上方减虎杖，加生黄芪 30g，7 剂。

五诊： 2018 年 9 月 12 日。药后仅余后背发热，易汗出，口臭，小便解时无力不畅，大便调，舌淡红苔薄，脉细。上方减黄芪，加生地黄 30g，7 剂。

患者以上方加减再服药 4 周，临床症状基本缓解。

按： 脂肪肝古称之为"肝着"。多发生在多食懒动，嗜食肥甘厚味或长期饮酒，湿热内生，损伤肝胆，致肝疏泄功能失调，日久留而成痰，痰瘀互结，阻滞血络，堆积而成。方以三妙丸合活血化瘀、解郁散结、泄膏祛油之品。苍术、黄柏、牛膝清热利湿，清化膏脂；生山楂、生蒲黄消食导滞，活血化瘀；泽泻利水渗泄泻热；制大黄、刘寄奴化瘀通下；决明子、广金钱草、郁金、土茯苓清肝之热，疏肝理气，清热利湿。患者三诊后即觉身体得舒，但生活上饮食不予节制，大量饮酒后，症状加重，湿热更甚，因此肝着患者需要平时养成良好的生活习惯。

病例 2（酒精性脂肪肝）

应某，男，46 岁，企业职工。初诊：2018 年 10 月 3 日。

肥胖伴腹胀、乏力 3 年余。患者平素形体偏胖，长期饮酒，每日二三两白酒，近 3 年来体重又增，伴反复腹胀、神疲乏力，无恶心呕吐，无身目黄染，无腹痛腹泻等，至当地卫生院查腹部 B 超提示：脂肪肝，曾予水飞蓟宾片、多烯磷脂酰胆碱胶囊等药物对症治疗，未见明显疗效。近期复查腹部 B 超提示：脂肪肝。血生化：ALT 70U/L，AST 49U/L，GGT 62U/L，UA 572μmol/L，TG 1.78mmol/L。刻下见：患者形体肥胖，头面较油腻，脘腹作胀，神疲易倦，口干口苦，时有头晕目糊，皮肤瘙痒，大便偏溏，小便色黄，纳谷可，夜寐尚安，舌淡紫苔薄黄，脉弦。查体：BMI 25.9，肝掌，未见蜘蛛痣。

西医诊断：酒精性脂肪肝。

中医诊断：肝着。

辨证分析：长期饮酒无度，湿热内蕴，毒邪损伤肝脾，肝失疏泄，脾失健运，生湿酿痰，气血郁滞，日久成瘀，痰瘀互结，以致肝着。

治法：清热解毒，化湿泄浊，疏肝健脾，活血和营。

处方：桂枝 20g，茯苓 20g，苍术 15g，丹参 30g，鸡骨草 20g，泽泻 20g，郁金 15g，赤小豆 20g，车前子 20g，土茯苓 30g，垂盆草 30g。7 剂。嘱患者戒酒，清淡饮食，加强运动。

二诊：10 月 10 日。服药后患者腹胀乏力、头面油腻较前减轻，头晕好转，目糊仍存，皮肤瘙痒时作，大便偏溏，纳寐安，舌淡紫苔薄黄，脉弦。予上方加晚蚕沙 20g（包）。7 剂。

三诊：10 月 17 日。患者诉已戒酒，形体偏胖，腹胀乏力减轻，无头晕，口干口苦，大便好转，小便色黄，纳寐安，舌红苔薄黄，脉弦。效不更方，去鸡骨草，加生山栀 15g。7 剂。

四诊：10 月 24 日。患者肝区无不适，腹胀基本未发，乏力好转，无皮肤瘙痒，小便色黄，大便尚调，纳寐可，舌红苔薄黄，脉弦。上方去蚕沙，加广金钱草 20g。7 剂。

五诊：10 月 31 日。药后腹胀未作，形体偏胖，无神疲乏力，无头晕目糊，无皮肤瘙痒，晨起口苦，二便尚调，纳谷可，夜寐安，舌红苔薄，脉弦。药已见效，守法有恒，上方去生山栀，加绵草薢 20g。7 剂。

以上方为主，随症加减服用 1 个月后，临床症状基本缓解。

按：脂肪肝是指由于各种原因引起的肝细胞内脂肪堆积过多的病变。一般分为酒精性脂肪肝和非酒精性脂肪肝两大类。临床表现多样，疲乏感是脂肪肝患者最常见的自觉症状。轻度脂肪肝多无临床症状，中重度脂肪肝有类似慢性肝炎的表现，如食欲不振、神疲乏力、恶心呕吐、肝区隐痛等。本病属祖国医学"肝着"范畴，指肝脏受邪而疏泄失职，经脉气血瘀滞，着而不行所致的病症。本例患者长期饮酒，湿热毒邪损伤肝脾，使肝失疏泄，脾失健运，生湿酿痰，日久湿热蕴结，气血瘀滞，脂质沉积，以致肝脏着而不行，发为本病。脂质沉积，则见肥胖；脾虚不能运化水谷，则见腹胀、乏力；湿热上犯头面口舌，则见头面油腻、口干口苦;湿热泛溢肌肤则见皮肤瘙痒;湿热下注则见便溏尿黄;痰扰清窍则见头晕;肝开窍于目,肝失疏泄则目糊;气血瘀滞,经脉不通则见舌淡紫。治疗以化湿泄浊,疏肝健脾为法。方取桂枝温通经脉;茯苓、苍术燥湿健脾,化湿利水;丹参活血通经;鸡骨草、垂盆草、土茯苓清热解毒祛湿;郁金行气解郁;泽泻、赤小豆、车前子利水渗湿明目。全方合用,共奏清热解毒,化湿泄浊,疏肝健脾,活血和营之效。对脂肪肝预防比治疗更重要,要改变不良生活习惯,加强运动,戒酒节食,消除肥胖,才能获得满意效果。

4. 肝积

病例 1(酒精性肝硬化)

郑某,男,47 岁。初诊:2017 年 3 月 22 日。

腹胀,便次增多,乏力近两年。患者两年来大便次数增多,质稀,每日 3～4 次,伴神疲乏力,口干口苦,脘腹时胀,曾至某医院检查,彩超提示:肝硬化,门脉高压,脾肿大。因患者有长期饮酒史 20 余年,每日 2～3 餐不等,每餐饮高度白酒半斤,故考虑酒精性肝硬化。血生化检查:GGT 189U/L,UA 489μmol/L,TC 5.53mmol/L,TG 2.69mmol/L。刻下见:大便次数增多,神疲乏力,口干口苦,面部多血丝,面色偏暗,纳谷尚可,夜寐一般,舌红苔黄腻,脉弦。查体见:颈部数枚蜘蛛痣,双手肝掌,腹平软,无压痛及反跳痛。

西医诊断:酒精性肝硬化。

中医诊断:肝积。

辨证:酒湿内蕴,蕴积化毒,肝脾失和。

治法:清热利湿,凉血解毒,健脾和营。

处方：赤芍30g，赤小豆30g，泽泻20g，生山楂30g，丹皮20g，冬葵子30g，苍术10g，黄芩10g，龙胆草6g，生山栀10g。7剂。

二诊：3月29日。大便次数较前减少，质偏稀，口干，无口苦，舌红苔黄稍腻，脉弦。治从原方，7剂。

三诊：4月5日。大便次数正常，精神可，口干，舌红苔薄黄，脉弦。上方减龙胆草，加生地黄20g。7剂。

四诊：4月12日。大便调，精神可，口干略苦，舌红苔薄黄，脉弦。肝功能复查：ALT 66U/L，GGT 111 U/L，TC 5.47 mmol/L，TG 2.25mmol/L。上方加决明子30g、生蒲黄20g。7剂。

以上方为主加减治疗2月余，症状基本消失，精神可，纳、便调。复查血生化指标：TG 2.67mmol/L，其余指标均在正常范围值内。

按：酒精性肝硬化是由长期嗜饮烈性酒毒之物引起，酒具湿热二性，蕴积化毒，贼戕脏腑，纵酒日久，酒湿热毒，损伤肝脾，肝失疏泄，脾运不调，痰湿蕴结，阻于中焦，气机不畅，脉络受阻，血行不畅，气滞血瘀，气、血、痰互结于腹中而成积块，出现肝硬化。湿热困脾，运化失司，则大便次数增多，且质黏；肝胆湿热，肝气上逆，故见口干口苦；脾遭湿困，运化不健，清气不升，则神疲乏力；究其根本，宜清热利湿，凉血解毒。方中赤芍、丹皮清热凉血；赤小豆利水解毒；黄芩、生山栀、龙胆草清热燥湿，泻火解毒，尤龙胆草长于泻肝胆实火；冬葵子、泽泻利水泄热；苍术燥湿健脾；生山楂化积行气，且具有降血脂作用。诸药合用，共奏清热利湿，凉血解毒，健脾和营之功效。并嘱患者戒酒，清淡饮食，以助恢复。

病例 2（慢性乙型肝炎肝硬化）

周某，男，54 岁，工人。初诊：2017 年 4 月 25 日。

慢性乙型肝炎继发肝硬化 20 年。患者于两天前查肝功能示：ALT 75U/L，AST 50U/L，TBil 34μmol/L，DBil 10.6μmol/L，IBil 23.4μmol/L，A/G 0.83，TC 5.5mmol/L。乙肝三系示乙肝小三阳。母亲有乙肝肝硬化病史，父亲体健。长期饮酒史。刻下见：面色晦暗，神疲乏力，胃脘饱胀感，无恶心呕吐、反酸嗳气等不适，肝区无明显不适，情绪不佳，偶有鼻衄及牙龈出血，口干而燥，纳谷尚可，小便色黄，大便尚调，夜寐尚宁，舌红苔薄黄，脉弦细。

西医诊断：慢性乙型肝炎肝硬化。

中医诊断：肝疫，肝积。

辨证分析：患者有乙肝病史，原为湿热疫毒内伏，又喜饮酒，酒湿热毒损伤肝脾，肝失疏泄，脾失健运，肝胃不和，日久则损伤肝阴，肝血瘀阻而成肝积。

治法：清热化湿，疏肝和胃，解毒和营。

处方：茵陈 30g，赤小豆 30g，茜草 15g，泽兰 10g，赤芍 20g，丹皮 20g，田基黄 30g，凤尾草 30g，白茅根 30g，女贞子 20g，旱莲草 20g，炒麦芽 20g。7 剂。

二诊：2017 年 5 月 2 日。患者服药后症状减轻，面色少华，疲劳好转，情绪好转，胃脘已舒，肝区无不适，口干仍存，牙龈少量出血，鼻衄 1 次，纳谷尚可，小便色黄，大便调，夜寐宁，舌红苔薄黄，脉弦细。效不更方，上方去泽兰，加焦山栀 10g。14 剂。

三诊：2017 年 5 月 16 日。患者服药后症状减轻，疲劳好转，精神可，胃脘舒，肝区无不适，情绪平稳，口干减，无牙龈出血，鼻衄未作，纳谷尚可，二便调，夜寐宁。舌红苔薄黄，脉弦细。复查肝功能：ALT 50U/L，AST 41U/L，TBil 24μmol/L，DBil 8μmol/L，IBil 16μmol/L，A/G 1.12，TC 5.31mmol/L。效不更方，上方去焦山栀，加广金钱草30g。14剂。

四诊： 2017年7月12日。以上方为主随症加减服用近2月，患者症状减轻，精神可，胃脘舒，肝区无不适，情绪平稳，口干减，无牙龈出血，鼻衄未作，纳谷尚可，二便调，夜寐宁，舌红苔薄黄，脉弦细。复查肝功能各项指标均未见异常。效不更方，上方加炒白术20g，14剂。

以上方为主加减又治疗2个月，患者诸症均平，复查肝功能未见异常，停药随访。

按： 患者有乙肝肝硬化家族史。乙肝病毒携带，湿热疫毒内伏，又喜饮酒，日久，酒毒引发疫毒，损伤肝脾，肝失疏泄，脾失健运，肝络瘀积而成本病。肝脾失和，则见疲劳、胃脘饱胀；毒损肝络则牙龈出血，鼻衄；病移日久则损伤肝阴，肝血瘀阻而成肝积。治疗以清热化湿，疏肝和胃，解毒和营为法。方中茵陈清热化湿，解毒退黄；赤小豆清热解毒，利水祛湿；茜草、泽兰、赤芍凉血散瘀，解毒和营；丹皮、白茅根凉血止血，解毒和营；田基黄、凤尾草清热化湿退黄，改善肝功能受损，保肝降酶；女贞子、旱莲草酸甘化阴，养阴柔肝；炒麦芽疏肝和胃。全方合用旨在清解疫毒，疏肝和胃，凉血和营，消瘀散结。病移日久，当缓图收功。

病例3（心源性肝硬化案）

陈某，女，52岁。初诊：2019年9月14日。

反复心慌心悸4年余，右胁肋部胀闷不适1月。患者4年余前劳累后出现心慌心悸，胸闷气促，休息后可缓解，疲劳及运动后易作，无头晕头痛，无恶心呕吐，无畏寒发热等不适，当地医院就诊后服用药物对症治疗（具体不详）。后患者心悸胸闷程度逐渐加重，发作频率逐渐增高，遂至宁波市某医院住院治疗，排除禁忌证后行"三尖瓣置换术"，手术过程顺利，术后上症好转，予以出院。出院后患者心慌心悸偶作，长期口服"华法林片"控制病情。2015 年 5 月复查心超提示：三尖瓣置换术后，置换的三尖瓣位人工置换瓣起闭良好；右室明显增大；左室壁及室间隔厚度正常上限。2018 年 11 月复查心肌酶谱示：肌酸激酶：238U/L，肌酸激酶 MB 同工酶：29.6U/L。一直口服"华法林片，2 片 / 日；美托洛尔 25mg，2 片 / 日；呋塞米片 20mg，1 片 / 日；螺内酯片 20mg，1 片 / 日"。1月前无外伤无感染情况下患者自觉右胁肋部胀闷不适，无面目黄染，无肝掌、蜘蛛痣，无腹痛腹泻，于当地医院就诊，诊断为"肝硬化，脾大，肝功能异常"（具体不详），未服药治疗。刻下：面色少华，形体偏瘦，爪甲淡紫，心慌心悸，肝区胀闷不适，偶有头晕、胸闷，口干口苦，胃纳一般，夜寐尚安，大便时不成形，小便尚调，舌淡红苔薄白，脉细。肝功能检查：TBil 21μmol/L，DBil 6mol/L，IBil 15mol/L，ALT 62U/L，AST 78U/L，A/G 1.02。患者既往有"先天性心脏病"病史。

西医诊断： ①先天性心脏病；②心源性肝硬化；③肝功能异常。

中医诊断： ①心悸；②肝积。

辨证分析： 心血不足，心脉瘀阻，血不养肝，肝失疏泄，肝络瘀阻。

治法： 养血活血，疏肝和营。

处方：赤芍 15g，赤小豆 30g，茜草 10g，泽兰 10g，桃仁 10g，川芎 10g，柴胡 10g，丹参 20g，垂盆草 30g，生地黄 20g，桔梗 6g。7 剂。

二诊：2019 年 9 月 21 日。病史同上，心悸胸闷较前好转，肝区已舒，易疲劳，口干而燥，胃纳尚可，舌淡红苔白，脉细。

处方：桂枝 15g，茯苓 20g，炒白术 20g，猪苓 10g，薏苡仁 20g，茜草 10g，泽兰 15g，赤小豆 20g，鸡骨草 20g，陈皮 10g，车前子 20g（包）。7 剂。

三诊：2019 年 9 月 28 日。病史同上，药后症减，胃纳尚可，大便次多，日 2～3 次，口苦好转，耳鸣，双眼飞蚊症，舌红苔薄白，脉细。上方加丹参 30g，14 剂。

四诊：2019 年 10 月 12 日。药后症减，"华法林"已减至 1 粒，日一次，大便好转，心悸胸闷减轻，晨起刷牙时干呕恶心，手指麻木，舌红苔白稍腻，脉细。肝功能检查正常。效不更方，上方去鸡骨草，加薤白 10g，7 剂。

五诊：2019 年 10 月 19 日。服药后胸闷心悸基本缓解，肝区无不适，纳、便调，夜寐尚安，舌淡紫苔薄白，脉沉细。原方 7 剂。

按：《内经》云："肝藏血，心行之。"此案患者心慌心悸，胸闷气促，肝区胀闷，肝功能异常，故属中医"心悸""肝积"范畴。患者先天不足，心脉失养，又年过五旬，脏腑渐衰，加之曾行手术治疗，更耗气血，心血不足，心失所养，故见心慌心悸、胸闷气促；心气血亏虚，推动无力，血脉失充，无以养肝，血虚肝亏，肝络失和，气机不畅，疏泄失调，肝络瘀阻，则见肝区胀闷、口苦、肝功失调；肝病传脾，脾失健运，因而纳减、便稀；舌淡红苔薄白，脉细亦为心血不足、肝失疏泄之象。《笔花医镜》言："心之虚，血不足也……（肝）其性刚，赖血以养。"故当治以养血活血、疏肝和营之法。方中赤芍清热凉血散瘀，缪希雍称此药"凉肝故通顺血脉，肝主血，入肝行血"；赤小豆入心经，利水和血解毒；茜草归肝经，凉血活血、祛瘀通经；泽兰、桃仁、丹参同用以增活血祛瘀之效；川芎行气活血，王好古称其："搜肝气，补肝血，润肝燥"；柴胡和解表里、疏肝升阳；垂盆草清热化湿，护肝降酶；生地黄清热凉血、养阴生津；桔梗利胸膈、载药上行。服药 7 剂后心悸胸闷较前好转，肝区得舒，神疲仍有，口干而燥，舌淡红苔白，脉细。思其病程日久，气机阻滞，运化不利，水湿内蕴，故拟温阳化水之法治之，方用苓桂术甘汤加减。药后疗效佳，此后又增丹参、薤白活血宽胸，如此服药 1 月余后上症基本缓解，纳、便调，夜寐安。治病必追根溯源，察其肝病根源在于心血不足，血不养肝，肝络瘀阻，方能恰中肯綮，使疾病向愈。

5. 鼓胀

病例 1（酒精性肝硬化失代偿期）

吴某，男，53 岁，农民。初诊：2017 年 5 月 10 日。

尿少、腹胀半月余。患者于 5 月 3 日在外院查肝功能示：TBil 35.9mol/L，DBil 15.6mol/L，TBil 20.3mol/L，ALT 159U/L，AST 175 U/L，A/G 0.83，AFP 57.8ug/L；B 超示：①肝硬化，中等量腹水；②脾大。患者有酒精性肝炎肝硬化病史 10 余年。有饮酒史 30 余年，每日 2～3 餐，每餐白酒 2～4 两，现已戒酒 10 余年。刻下见：形体消瘦，肌肤甲错，面色晦暗，倦怠乏力，腹部膨隆，青筋显露，胸前见蜘蛛痣数枚，肝掌，胃脘饱胀感，食欲减退，无恶心呕吐、反酸嗳气等不适，情绪烦躁，口干口苦，小便量少而色黄，大便干，夜寐尚宁。舌质红瘀点苔薄黄稍腻，脉弦细。

西医诊断：酒精性肝硬化失代偿期。

中医诊断：鼓胀。

辨证分析：患者有长期饮酒史，酒湿热毒内积，损伤肝脾，脾失健运，肝血瘀阻，日久及肾，致水瘀互结而为酒臌。

治法：利水泄浊，活血消瘀，健脾和营。

处方：茵陈30g，炒白术20g，泽兰10g，赤小豆30g，赤芍20g，女贞子20g，旱莲草20g，炙鳖甲20g（先煎），广金钱草30g，猪苓10g，生地黄30g，腹水草30g，葫芦壳30g。14剂，水煎分服，每日2次。

二诊：2017年5月24日。患者服药后疲劳减轻，情绪好转，腹胀减轻，小便量增多，口干口苦仍有，纳谷欠香，大便难解，面目暗黄，舌质红瘀点苔黄腻，脉弦细。效不更方，上方改茵陈60g，加生大黄6g（后下）。14剂，水煎分服，日2次。

三诊：2017年5月24日。患者服药后精神好转，腹胀逐渐消退，腹部无明显膨隆，按之腹软，口干口苦减，纳谷尚可，小便量多，大便正常，舌质红，有瘀点，苔薄白，脉弦。复查肝功能：TBil 23mol/L，DBil 8mol/L，IBil 15mol/L，ALT 48U/L，AST 40U/L，A/G 1.12。上腹部B超示：①肝硬化；②脾大。效不更方，上方去生大黄、腹水草，加生麦芽20g。继续调治3月后，患者症状基本消失，复查肝功能恢复正常，B超显示未见腹水。

按：患者有长期大量饮酒史，酒湿热毒长期蕴积体内，肝脾失调，脾失健运，肝血瘀阻，病久及肾，肝脾肾三脏皆损，三焦气化不利，水湿内停，水液潴留，致腹部日渐膨大，形成酒臌。此属酒精性肝硬化后期出现腹水，治疗上应治水为先，化瘀软肝，兼顾胃气。方中大剂量茵陈清热化湿，解毒退黄；炒白术健脾益气，燥湿利水；泽兰、赤芍凉血散瘀，解毒和营，活血利水；赤小豆、广金钱草清热解毒，利水祛湿；猪苓淡渗利水；炙鳖甲、生地黄养阴柔肝，清解酒毒，软坚散结，调节肝脏免疫功能；女贞子、旱莲草酸甘化阴，养阴柔肝；腹水草、葫芦壳行水消肿；生麦芽疏肝和胃。全方共奏利水泄浊，活血消瘀，健脾和营之功。待腹水消退，再以解毒化瘀，健脾疏肝缓图之，使酒臌重症得以转机。

病例 2（肝硬化失代偿期）

陈某，男，76 岁，退休。初诊：2019 年 1 月 15 日。

主诉：反复腹胀 20 年，加重 1 月。患者 20 年前无明显诱因下出现脘腹作胀，伴嗳气反酸，食欲减退，大便欠畅，2 日一行，当时无恶心呕吐，无腹痛腹泻，无乏力纳差，无肝区不适，无畏寒发热，无胸闷气急等症状，于当地医院查腹部 B 超示：肝硬化，伴有少量腹腔积液。患者否认乙肝、丙肝肝炎病史。有吸烟史，否认饮酒史。当地医院未明确其病因，经保肝、利水治疗后症状缓解。退休后常自行服用各类"保健品"增强免疫力。间断查 B 超均提示肝硬化伴有少量腹腔积液。患者未予重视，服用蜂胶等保健品自行治疗腹腔积液，症状未见好转。1 月前患者疲劳后出现脘腹胀满不适，伴乏力纳差，嗳气反酸，口苦口干，小便量较前减少，大便偏干，无畏寒发热，无恶心呕吐，无胸闷气急，无腹泻便秘等不适。于当地医院查 B 超示：肝硬化，腹腔积液较前增多，门脉高压，脾大，胃底静脉曲张。血常规：血红蛋白90g/dL。肝功能：TBil32μmol/L，AST64U/L，ALT53U/L。遂住院治疗，予补液、利尿、保肝等对症支持治疗后，腹水未见明显好转，遂来我处门诊。刻下见：患者面色萎黄，形体消瘦，脘腹作胀，食后加重，嗳气则舒，无反酸恶心，肝区尚舒，口气较重，口苦口干，大便欠畅，2日一行，胃纳尚佳，上肢震颤，夜寐尚安，自述长期服用各类保健品。现服用呋塞米片20mg，qd，螺内酯80mg，qd，24小时尿量约1200mL。查体：皮肤、巩膜无黄染，未见肝掌，蜘蛛痣。腹部膨隆，腹壁静脉曲张，全腹无压痛、反跳痛，肝脏胁下未及，移动性浊音（+）。否认高血压、糖尿病病史。舌红裂缝苔薄，脉弦数。

西医诊断： 肝硬化失代偿期。

中医诊断： 鼓胀。

辨证分析： 肝阴不足，脾运不健，血水毒互结，络脉失和。

治法： 养阴柔肝，活血利水解毒，健脾和胃。

处方： 赤小豆30g，茜草10g，泽兰10g，猪苓10g，腹水草20g，白茅根30g，大腹皮20g，麦冬15g，生地黄20g，车前子20g（包煎），半枝莲30g，半边莲30g。14剂，每日1剂，早晚分服。并嘱患者勿再服用保健品。

二诊： 2019年1月29日。复查腹部B超：肝硬化，腹腔少量积液，门脉高压，脾大，胃底静脉曲张。血常规：血小板100×10⁹/L。服药后腹胀较前好转，大便欠畅，质成形，口干而燥，夜寐多梦，胃脘嘈杂易饥，夜间尤甚，舌红裂缝少苔，脉细数。守方有恒，上方去麦冬、半枝莲、半边莲，加炒白术

20g，炒麦芽 20g。14 剂。

三诊：2019 年 2 月 12 日。查体：腹部平软，移动性浊音（﹣）。服药后，患者腹胀已消，24 小时尿量约 1000mL。晨起口苦，口干而燥，纳谷尚可，大便次数增多，每日 2 次，夜寐安，舌红少苔，脉弦细。嘱患者减少利尿剂用量，监测 24 小时尿量。原方既效，上方去炒麦芽，加牵牛子 20g，半边莲 30g，生山栀 10g，茵陈 20g。14 剂。

四诊：2019 年 3 月 5 日。病史同上，2 月 28 日复查腹部 B 超：肝硬化，脾大，腹腔积液 15mL。患者腹胀已消，仍感口苦，口干而燥，24 小时尿量约 1000mL，大便日 2 次，质成形，夜寐尚安，舌红苔薄，脉弦细。原法守恒，上方加垂盆草 30g。14 剂。再次嘱咐患者不要服用保健品。

五诊：2019 年 3 月 26 日。3 月 25 日查腹部 B 超：肝硬化，脾大。患者自述已停利尿剂，情绪舒畅。药后胃脘已舒，胃纳可，上肢震颤，口干而燥，晨起口黏，大便日 2 次，舌红裂缝少苔，脉弦。治宜养阴柔肝，活血利水，健脾和营。处方：赤小豆 30g，茜草 10g，泽兰 10g，猪苓 10g，腹水草 20g，白茅根 30g，大腹皮 20g，麦冬 15g，生地黄 20g，车前子 20g（包煎），炒白术 20g，半边莲 30g。治疗至 6 月症状与体征基本消退，肝功能正常，B 超示：肝硬化，脾肿大。

按：患者长期服用各类保健品，有害成分积聚于体内，损伤肝脏，日久及肾。观其脉症，邪毒积于体内，日久不化，肝失疏泄，木横侮土，脾失健运，清浊不分，津液代谢失调，水湿积于腹中。加之患者年逾七旬，肝肾日渐亏虚，肾火虚衰，气化失司，水不涵木，则肝阴不足，气血壅结更甚，则腹腔积液日久难去，郁而化热。脾气虚弱，而胃纳尚佳，则中焦无以运化，枢机不利，传化迟缓，食物留于肠中较久，日久化热，大便为之燥。舌红裂缝少苔亦为阴虚之症。大便难解，浊阴上泛，则口苦口臭。故应养阴柔肝，活血利水，健脾和胃。用赤小豆利水除湿；茜草、泽兰凉血散瘀，解毒和营；腹水草、大腹皮、猪苓、半枝莲、半边莲利水消肿；白茅根、车前子清热利尿，滋阴生津；麦冬、生地黄养阴生津。共奏养阴利水之功。待腹水较前消退，则加强健脾疏肝之法，继续治疗。患者肝硬化腹水的病因为过度服用保健品，应嘱咐患者切勿再服用保健品，以防腹水再生。

6. 胁痛

病例 1（药物性肝损害）

鲁某，女，49岁，家务。初诊：2018年8月5日。

肝功能反复异常1年余。患者2016年2月检查后确诊"乳腺癌"，同年3月在当地医院于全麻下行"乳腺癌根治术"，术后至今共行化疗8次。2016年9月起服用"他莫昔芬片"辅助治疗，服用2月后患者自觉肝区时有胀闷不适，遂至当地医院查肝功能示：ALT 72U/L，AST 51U/L，GGT 34IU/L。予"护肝片"等西药对症治疗后肝功能一直反复不愈，未停用"他莫昔芬片"。此后肝区胀痛感持续存在，伴食欲减退，恶油腻，纳谷不香，易疲劳。刻下见：患者形体偏胖，多思善虑，心烦易怒，神疲乏力，右胁作胀痛，胃纳欠香，大便偏溏，小便尚调，夜寐安，舌红苔黄稍腻，脉弦细。复查肝功能示：ALT 126U/L，AST 58U/L，GGT 110IU/L。查体未见目身黄染、肝掌及蜘蛛痣。既往无"肝炎"等肝病病史，无长期饮酒史。

西医诊断：药物性肝损害。

中医诊断：胁痛。

辨证：药毒损肝，肝郁脾虚，湿热内蕴，毒瘀内结，发为本病。

治法：清热解毒，化湿泄浊，疏肝健脾。

处方：丹皮 10g，生山栀 10g，柴胡 10g，炒白术 15g，生甘草 6g，苏梗 10g，黄芩 10g，垂盆草 30g，赤小豆 20g，郁金 10g，赤芍 15g，生麦芽 30g。7 剂，水煎服。并嘱患者停用"他莫昔芬片"。

二诊：8月22日。肝区作胀较前减轻，胃纳一般，进食后胃脘胀闷，大便成形，小便尚调，夜寐安，舌红苔黄，脉弦细。加生山楂 20g。7 剂。

三诊：9月2日。药后患者肝区无明显不适，情志改善，胃纳尚可，餐后胃胀，大便欠畅，小便调，夜寐安，舌红苔薄黄，脉弦细。以上方为主，随症加减服用2月后复查肝功能，各项指标均在正常值范围内。

按：本例患者有乳腺癌病史，自身免疫力低下，又兼手术、化疗攻伐，脏腑气血亏虚，药毒易侵。又长期服用"他莫昔芬片"，日久药毒郁积于肝，致使肝损，使其失于疏泄，致气机郁滞，则见肝区作胀疼痛；肝病及脾，肝郁脾虚，脾失健运，则见纳差、恶心；脾虚无力运化水湿，升降失司，则见大便溏薄；病来忧思，情志不畅，肝郁日久化火，心神疲扰，则夜寐欠安。治疗此疾先嘱停服他莫昔芬片，中医以疏肝健脾，化湿解毒为法。方取丹皮入血分，栀子主气分，二药为伍，以清热凉血、泻肝胆郁热；柴胡疏肝理气，与郁金同用以复肝疏泄条达之性；白术健脾燥湿；生甘草补脾益气、调和诸药；生麦芽消食和中；苏梗理气宽中；黄芩、垂盆草、赤小豆、赤芍清热利湿解毒。全方以疏肝健脾，化湿解毒为主，药性平和，以复肝脏疏泄条达之性。

病例 2（药物性肝炎）

张某，女，47 岁。初诊：2017 年 3 月 14 日。

反复肝功能异常 6 年。患者于 2011 年因荨麻疹服中药治疗半年，致肝功能异常，住院治疗后恢复正常。2015 年 7 月服质子泵抑制剂后致肝功能异常，停药，服用护肝片后恢复正常。2016 年 7 月服抗 HP 药物后肝功能异常，住院治疗后 AST 仍高。平素口服熊去氧胆酸胶囊、双环醇片。2017 年 3 月 13 日查肝功能：ALT 121U/L，AST 104U/L。自觉疲劳、恶心，右胁隐痛，胃脘隐痛，大便偏稀，夜寐尚安，胃纳尚可，体重下降 3kg，舌红苔黄，脉稍数。乙肝三系、乙肝病毒、自身免疫检查未见异常。

西医诊断：药物性肝炎。

中医诊断：胁痛。

辨证：脾虚湿阻，热毒内结。

治法：健脾化湿，清热解毒。

处方：薏苡仁 30g，炒白术 10g，猪苓 10g，紫苏梗 10g，陈皮 10g，淮山药 20g，赤小豆 20g，茵陈 20g，生甘草 3g。7 剂。

二诊：3 月 21 日。面色少华，恶心感，无呕吐，肝区疼痛感，舌脉同上，上方减猪苓，加竹茹 20g，炒白芍 20g。7 剂。

三诊：3 月 28 日。3 月 27 日复查肝功能正常，胃脘稍有不适，夜寐欠安，偶感恶心，舌红苔薄，脉细。上方减茵陈，加用淮小麦 30g，7 剂。

按：肝功能异常可见于多种疾病，凡是各种原因引起肝细胞变性、坏死均可出现肝功能异常，以病毒性肝炎最常见，其次为酒精及脂肪肝，药物引起的肝损伤亦有增多之势。本例患者为中老年女性，多种药物均引起肝功能损伤，所以临床用药尤其需注意，在慎用与停用有肝损的药物同时，中医治疗用药亦需密切观察，根据患者临床症状与体征，从健脾化湿解毒入手。方以炒白术、淮山药、薏苡仁健脾祛湿；猪苓化湿利尿，利小便实大便；赤小豆、茵陈清热利湿，退黄解毒；陈皮、苏梗理气和胃。全方平和中正，考虑患者较为消瘦，体质较差，且肝功能异常不严重，故标本兼顾，在增强正气的同时解毒祛邪。

7. 腹胀

周某，女，70岁，退休。初诊：2018年9月5日。

脘腹胀满，乏力，肝功能异常2月余。患者有"高血压病""2型糖尿病"病史10余年，长期服用"非洛地平缓释片、琥珀酸美托洛尔缓释片、盐酸二甲双胍片"等药物降压、降糖治疗。2月前出现胃脘作胀，神疲乏力，查肝功能发现GGT 69U/L，未予治疗，2月后复查ALT 135U/L，AST 120U/L，GGT 83U/L，GLU 7.63mmol/L，遂来求诊。刻下见：患者时感胃脘作胀，神疲乏力，右胁胀闷，纳谷欠香，大便偏稀，尚成形，2～3次/日，小便调，夜寐欠安，长期服用"艾司唑仑"助眠，舌淡红苔白腻，脉弦涩。既往无"肝炎"等肝病病史，无长期饮酒史，无相关家族史。

西医诊断：药物性肝损害。

中医诊断：腹胀。

辨证：肝失疏泄，脾虚失运，湿浊内盛。

治法：疏肝健脾，化湿泄浊。

处方：苍术15g，丹参30g，泽泻20g，荷叶10g，郁金

15g，桂枝 10g，薏苡仁 30g，葛根 20g，猪苓 10g，赤小豆 20g。7 剂，水煎服。

二诊：9 月 12 日。患者面色少华，时感乏力，肝区胀闷反复发作，纳谷一般，食后胃胀，夜寐早醒，二便尚调，舌淡红苔白稍腻，脉弦涩。上方去郁金，加陈皮 10g，枳壳 10g，砂仁粒 6g（后下）。7 剂。

三诊：9 月 19 日。药后症减，患者神疲乏力减轻，肝区时有作胀，纳谷可，胃脘尚舒，二便调，夜寐欠安，舌淡红苔白，脉弦涩。效不更方，7 剂。治疗 1 个月后复查 ALT 36U/L，AST 34U/L，GGT 45U/L，GLU 5.6mmol/L。诸症平，2 月后随访复查肝功能各项指标均在正常值范围内。

按：本例因其年老体弱，脏腑亏虚，自身机能下降，身缠数病，且均患病日久，需长期大量服用多种药物，大大增加肝脏负担，日久引起肝脏受损。患者所服诸药皆针对其基础疾病的治疗，不便停服，做适当调整，选择对肝损小的药物。对这类病人的中医治疗要着眼于整体，仔细辨证，审度用药。本例患者中医辨证为肝失疏泄，脾虚失运，湿浊内生，治疗以健脾疏肝，化湿泄浊为法。药用苍术、荷叶、泽泻、薏苡仁、猪苓、葛根健脾渗湿，升清降浊；桂枝通阳化气，以助水湿气血之运；丹参、郁金、赤小豆疏肝和营，解毒活血。随症加减，缓图收功。

8. 肝痈

孙某，男，46 岁，出租车司机。初诊：2019 年 8 月 6 日。

反复发热，右胁疼痛 20 余天。患者 20 天前无明显诱因下发热，当时最高体温 40.8℃，意识清楚，伴寒战，肝区压痛明显，无胸闷气急，无咳嗽咳痰，无腹胀腹痛，无便秘泄泻，自行服用解热镇痛药后症状未见明显缓解。于 2019 年 7 月 19 日入住当地医院，入院后完善相关检查，血常规：HGB 89g/L，生化常规：GGT 124U/L，腹部 MRI：肝脓肿考虑。予静脉滴注头孢哌酮钠舒巴坦等对症支持治疗后体温较前下降，然热势反复，外科建议超声引导下行脓肿穿刺引流术。患者拒绝，要求中药保守治疗。刻下见：患者形体偏胖，寒战发热，最高体温 38.7℃，自觉肝区隐痛，口干口苦，神疲乏力，大便欠畅，日 1 行，夜寐尚安，胃纳少，无胸闷气急，无咳嗽咳痰，无腹胀腹泻等不适。查体：T 37.8℃。皮肤巩膜无黄染，无肝掌及蜘蛛痣，全腹软，肝脏胁下可及，质软，肝区叩击痛（+），脾未触及，双下肢无水肿，未引出病理征。舌红苔黄腻，脉数。患者既往体质一般，"糖尿病"病史 3 年余，服用"二甲双胍片每次 0.5g，每日 2 次"降血糖，血糖控制一般。

中医诊断：肝痈。

西医诊断：肝脓肿。

辨证：湿热内蕴肝脏，气血壅滞，热胜肉腐，化为痈疡。

治法：清热解毒，通腑泄热，消痈排脓。

处方：大柴胡汤合薏苡附子败酱散加减。柴胡 20g，栀子 15g，茵陈 30g，生大黄 10g（后下），制附子 10g（先煎），薏苡仁 30g，败酱草 20g，冬瓜子 30g，赤小豆 30g，赤芍 20g，地鳖虫 10g。5 剂，水煎服。

二诊：2019 年 8 月 14 日。服药后患者发热已退，1 周内无寒战，大便已通，日 1 行，质成形，自觉肝区无不适，神疲乏力，口唇干裂，口干口苦，夜寐尚安，胃纳可，舌红苔黄，脉弦。效不更方，上方去地鳖虫，加蒲公英 30g。7 剂，水煎服。

三诊： 2019 年 8 月 21 日。8 月 20 日复查腹部 CT：肝区不均质回声。发热已退，精神好转，肝区时胀，大便日一行，质偏稀，夜寐尚安，胃纳可，舌红苔白腻，脉濡。守方有恒，上方加郁金 10g。7 剂，水煎服。

四诊： 2019 年 8 月 28 日。服药后，肝区无不适，纳可，二便调，舌红苔黄腻，脉弦细。上方加滑石 20g（包煎）。14 剂，水煎服。

按： 患者出租车司机，形体肥胖，平素喜静而少动，嗜食肥甘厚味，加之暑月湿热，食物易腐，饮食不慎，邪毒入侵，湿热内蕴，损伤肝脾，脉络瘀滞，血败肉腐而成痈。未及五旬，正气尚胜，邪正相争，热势较高。病延日久，正气渐伤，加之西药寒凉，损伤脾胃，余毒未去，故热势减轻，神疲乏力。湿热内蕴，则口干口苦、大便欠畅。《医学入门》载："肝与大肠相通，肝病宜疏大肠。"故宜清热解毒，泻热通腑，消痈排脓。用大柴胡汤合薏苡附子败酱散加减，柴胡疏肝清热，透热外达；栀子清热泻火；生大黄通腑泄热，凉血和营；薏苡仁甘淡化湿消痈；制附子托里排脓；败酱草清热排脓解毒；茵陈、赤小豆、冬瓜子清利肝胆湿热，消痈排脓；赤芍、地鳖虫清热凉血，逐瘀排脓。全方合用，共奏清热解毒，泻热通腑，消痈排脓之功。患者湿热较重，遂加入蒲公英、郁金、滑石泻肝胆湿热，使湿热去，脓肿缩小得愈。

9. 胆胀

病例 1（急性胆囊炎）

贝某，女，60 岁，退休。初诊：2018 年 1 月 10 日。

右上腹胀痛不适反复半月，加重 3 天。半月前患者因食用油腻食物后右上腹胀痛不适反复发作，疼痛时连及背部，转侧不利，进食油腻后加重。1月8日在社区卫生院检查彩超示：胆囊略肿大，胆囊壁毛糙。刻下见：面色少华，右上腹胀痛，连及背部，口干口苦，纳呆，闻油腻时有恶心，二便尚调，夜寐尚宁，舌质红苔黄腻，脉弦数。

西医诊断：急性胆囊炎。

中医诊断：胆胀。

辨证：过食肥甘厚腻，湿热蕴结，肝胆瘀滞，通降失司，发为胆胀。

治法：清热化湿，疏肝利胆。

处方：柴胡 20g，炒白芍 20g，枳壳 10g，生甘草 3g，广金钱草 30g，郁金 15g，蒲公英 20g，鸡内金 15g，黄芩 10g，茵陈 20g，制大黄 10g。7 剂。

二诊：2018 年 1 月 17 日。服药后患者右上腹胀痛明显好转，背部仍稍有不适，口干口苦减轻，纳谷好转，二便调，夜寐宁，舌质红苔稍黄腻，脉弦细。效不更方，原方继进，7 剂。

三诊：2018 年 1 月 24 日。服药后患者右上腹胀痛及背部痛基本消失，无明显口干口苦，纳谷正常，二便调，舌苔转为薄白苔。上方去大黄，加炒麦芽 30g，再继服一周，诸证俱平。

按语：胆胀是指胆腑气郁，胆失通降所引起的以右胁胀痛为主要临床表现的一种疾病。当今社会胆胀的发病率呈上升趋势，其原因可能与人们饮食结构的变化有关。中医药治疗本病效果较好，远期疗效尤其是减少复发的疗效更为显著。胆胀病始见于《黄帝内经》，《灵枢·胀论》记载："胆胀者，胁下痛胀，口中苦，善太息。"《伤寒论》中虽无胆胀之名，但其所论述的一些症状都类似本病，如《辨太阳病脉证并治》中的"呕不止，心下急，郁郁微烦者"，《辨少阳病脉证并治》中的"本太阳病，不解，转入少阳者，胁下硬满，干呕不能食，往来寒热"等，该书中所立的大柴胡汤、大陷胸汤、茵陈蒿汤等皆为临床治疗胆胀的有效方剂。

胆腑内藏精汁，若胆道通降功能正常，在肝胆疏泄作用下，胆液经胆道排入肠中，助脾胃腐熟消化水谷。若因饮食偏嗜，忧思暴怒，外感湿热，虚损劳倦，胆石等原因导致胆腑气机瘀滞，或郁而化火，胆液失于通降即可发生胆胀。胆胀病病机主要是气滞、湿热、胆石、瘀血等导致胆腑气郁，胆液失于通降。病位在胆腑，与肝胃关系最为密切。日久不愈，反复发作，邪伤正气，正气日虚，加之邪恋不去，痰浊湿热，损伤脾胃，脾胃生化不足，正气愈虚，最后可致肝肾阴虚或脾肾阳虚的正虚邪实之候。

本例患者因过食肥甘厚腻，生湿蕴热，湿热内侵，蕴结胆腑，气机瘀滞，胆液通降失常而为之瘀滞，瘀滞则胀痛，痛胀发于右胁，而为胆胀。胆腑气郁，胆液通降失常，胆胃气逆，胃失和降而出现恶心、纳呆。口干口苦、舌红苔黄腻均为胆腑湿热之象。予四逆散加减疏肝利胆，清热化湿。方中柴胡用至20g疏肝利胆；炒白芍缓急止痛；枳壳行气散结，以增强柴胡疏肝理气之效；广金钱草、蒲公英、黄芩、茵陈清热化湿利胆；大黄通腑利胆，清利清热；郁金、行气止痛；鸡内金既能消食健脾；生甘草调和诸药；全方合用疏肝理气、清热利胆，通腑和营，收效明显。

病例2（慢性胆囊炎）

张某，女，37岁，职员。初诊：2015年11月11日。

右上腹疼痛反复发作1月余，加重1天。患者1月前右上腹疼痛反复发作，时痛时止，未系统治疗。1 天前右上腹疼痛复作，较前加重，持续不止，夜间明显，难以入睡。刻下见：痛苦面容，手按腹部，神疲乏力，纳谷欠香，大便偏干，小便尚调。舌红裂纹苔薄，脉细。查体：腹软，右上腹压痛，无反跳痛。B 超检查示：肝脏多发囊肿，胆囊炎。

西医诊断：慢性胆囊炎。

中医诊断：胆胀。

辨证：气阴不足，肝失疏泄，胆络失和。

治法：养阴柔肝，利胆通络。

处方：芍药甘草汤合四逆散加减。炒白芍 60g，炙甘草 6g，柴胡 10g，枳实 10g，茵陈 20g，炒麦芽 20g，制大黄 6g，制香附 10g。7 剂。

二诊：11 月 18 日。腹痛明显减轻，大便次数增多，纳可，舌红裂纹苔薄白，脉细。上方去大黄，加佛手 10g，7 剂。

三诊：11 月 25 日。腹痛减轻，大便不畅，舌红裂纹苔薄，脉细。上方去佛手，加生地黄 20g，7 剂。

四诊：12 月 2 日。上腹疼痛已止，近日时发脐周疼痛，大便偏稀，舌淡红裂纹苔薄，脉细。治宜健脾缓中。处方：桂枝 10g，炒白芍 30g，党参 15g，炙甘草 6g，红枣 10g，元胡 15g，木香 10g，炒白扁豆 20g。7 剂。

上方连服 2 周而安。

按：胆囊炎属于中医"胁痛""胆胀"的范畴，《黄帝内经》有"不通则痛""不荣则痛"。本案主要为"不荣则痛"，张某右上腹疼痛发作日久、便干纳差、舌质红有裂纹、脉细等症状，概为肝阴亏虚、络脉失养之象，与肝胆脾胃相关。肝主藏血，主筋，肝经循行两胁，肝体阴用阳。肝阴失荣，则筋急腹痛；肝体失用，疏泄失常，则大便干而不畅，脾胃运化不及，纳谷不香。故治疗可选用酸甘辛味之药，酸入肝以濡养，甘入脾以缓急，辛入肺以发散。处方以芍药甘草汤合四逆散加减。芍药重用至60g，倍加柔养之力，辅以炙甘草，酸甘化阴，缓急止痛；柴胡、制香附疏肝利胆；大黄、枳实、茵陈清热通腑利胆；佐以炒麦芽消食健胃。全方养阴柔肝，缓急止痛，利胆通腑，清热和营。四诊时，患者右上腹痛转为脐周痛，大便变稀，则用健脾缓中。

病例 3 胆胀（胆囊结石，胆囊炎）

金某，男，28 岁，职员。初诊：2018 年 4 月 25 日。

右胁疼痛连及后背 1 月余。1 月前患者因进食油腻食物后急性胆囊炎发作，住院治疗后好转。胆囊多发结石病史数年。刻下见：形体偏胖，右胁疼痛连及背部，口干口苦，纳谷不香，厌食油腻，二便尚调，夜寐欠安，舌质红苔白，脉弦细。

西医诊断：胆囊结石，胆囊炎。

中医诊断：胆胀。

辨证：湿热内侵，蕴结胆腑，气机瘀滞，胆液通降失常而为胆胀。

治法：清热化湿，疏肝利胆，化瘀排石。

处方：柴胡 15g，炒白芍 20g，枳壳 15g，生甘草 3g，广金钱草 30g，郁金 20g，鸡内金 15g，黄芩 10g，莪术 15g，茵陈 20g，生山楂 30g，制军 10g。7 剂。

二诊：2018 年 5 月 5 日。服药后患者右胁痛明显好转，背部仍稍有不适，口干口苦减轻，纳谷好转，二便调，夜寐好转，舌质红苔白，脉弦细。效不更方，原方去黄芩，加决明子 20g。7 剂。

三诊：2018 年 5 月 16 日。服药后患者右胁痛基本消失，疼痛 1 次，无明显口干口苦，纳谷正常，大便次数增多，舌质红苔白，脉弦细。上方去鸡内金，加石见穿 20g。7 剂。

患者继服上方加减治疗一个月后，右胁疼痛未作。

按语：胆石症属于中医"胆胀"范畴。中医药治疗本病效果较好，远期疗效尤其是减少复发的疗效更为显著。本例患者由于过食肥甘厚腻，生湿蕴热，湿热内侵，蕴结胆腑，气机瘀滞，胆液通降失常而为之瘀滞，郁久化热，煎熬成石，阻滞胆道，胆络不利，进食油腻后又引发湿热阻滞胆道而发生右胁疼痛。胆腑气郁，胆液通降失常，胆胃气逆，胃失和降而出现纳差、厌食油腻。予大柴胡汤加减清热化湿，疏肝利胆，化瘀排石。方中柴胡疏肝利胆；炒白芍缓急止痛；枳壳行气散结，以增强柴胡疏肝理气之效；生甘草调和诸药；广金钱草、黄芩、茵陈清热化湿利胆；郁金行气止痛；鸡内金既能消食健脾；制军活血祛瘀，缓泻通腑利胆；莪术破血行气，消积止痛；二诊中决明子，清热通便，使湿热从大便而解。三诊中石见穿活血化瘀、清热止痛消石。全方合用清热化湿，疏肝利胆，化瘀排石。

病例 4（急性胆囊炎，胆囊结石）

张某，男，79 岁，退休。初诊：2017 年 9 月 13 日。

反复右上腹疼痛 20 天。患者 8 月 29 日因右上腹痛伴畏寒发热 4 天，于当地某医院就诊，查体见右上腹触痛明显，查血常规：WBC $11×10^9$/L，RBC $3.98×10^{12}$/L，Hb 124g/L，CRP 258.5mg/L；血生化：TBil 148μmol/L，ALB 36g/L，K^+ 3.36mmol/L，GLU 9.55mmol/L，UA 202μmol/L；上腹部 B 超：胆囊炎，胆囊结石（颈部嵌顿可能）。诊断为"急性胆囊炎"收住入院。其间经抗炎、护肝等治疗后体温恢复正常，好转出院。现上腹痛又发，呈绞痛。刻下见：面目略黄，右上腹痛拒按，无发热，食少纳呆，口干口苦，神疲乏力，小便短赤，大便秘结，舌红苔黄稍腻，脉弦缓。

西医诊断：急性胆囊炎，胆囊结石。

中医诊断：胆胀。

辨证：湿热内蕴，瘀滞肝胆，煎熬胆汁，聚结成石，阻滞胆道，不通则痛。

治法：疏肝利胆，清热化湿。

处方：柴胡 20g，炒白芍 30g，枳壳 10g，生甘草 3g，广金钱草 30g，蒲公英 20g，黄芩 10g，生山栀 10g，茵陈 30g，鸡内金 15g，生地黄 20g，生大黄 10g（后下）。7 剂。

二诊：9 月 20 日。右上腹绞痛仍有反复，未见发热，纳谷欠香，口干减轻，口苦仍存，小便色偏黄，大便欠畅，舌红苔黄稍腻，脉弦缓。原方 7 剂。

三诊：9 月 30 日。腹痛较前减轻，无畏寒发热，纳谷好转，稍有口苦，小便尚调，大便偏干，舌红苔黄，脉弦缓。患者自行于当地卫生院转方 1 次，7 剂。

四诊：10 月 21 日。三诊后腹痛未发，纳谷尚可，偶有口干口苦，二便调，舌红苔薄黄，脉弦缓。上方去生大黄、茵陈，加麦冬 15g。7 剂。

四诊后患者诸症皆平，腹痛 1 月未发，未再复诊。

按：本例患者虽为急性发病，但其中胆石非朝夕生成，为湿热蕴结肝胆日久，煎熬胆汁，聚结而成。胆石阻塞胆道，胆液排泄失常，不通则痛，故发为右上腹绞痛；肝胆失调，胆汁分泌排泄受阻，而影响脾胃受纳腐熟及运化，故见食少纳呆；脾胃不健，气血不充，精气不足，则见神疲乏力；肝主升发，而胆气以下降为顺，胆气不利，气机上逆，则见口干口苦；湿热蕴阻，则见小便短赤，大便秘结。故以疏肝利胆、清热化湿为治则，拟四逆散加味。方中柴胡、枳壳疏肝解郁，行气利胆；白芍养阴柔肝，缓急止痛；甘草缓急和中；广金钱草、蒲公英清热祛湿利尿；黄芩、生山栀清热燥湿，泻火解毒；麦冬、生地黄清热凉血，养阴生津；鸡内金健脾消积；生大黄通便。其中蒲公英、黄芩、生山栀在现代药理研究中证明，有保肝、利胆作用。使肝胆气机升降有序，胆汁排泄通畅，则诸症可安。

六、肾、膀胱病

1. 淋证

病例 1（急性肾盂肾炎）

孙某，女，43 岁。初诊：2017 年 5 月 23 日。

尿频尿急 3 天。患者 3 天前出现小便频数，尿急，尿时疼痛，自行口服左氧氟沙星胶囊未见好转，随后前来就诊。一年前因此病曾使用抗生素治疗后好转。刻下见：面色少华，眼眶发黑，自觉神疲乏力，腰酸背痛，纳谷欠香，月经刚净 3 天，经色稍紫，量正常，口干口臭，尿频急，近 1 小时 1 次，尿时疼痛，尿色黄，大便偏干，舌淡红苔薄黄，脉细。查尿常规：白细胞（++++），尿红细胞（+++）。

西医诊断：急性肾盂肾炎。

中医诊断：淋证。

辨证：元气不足，湿热下注，膀胱气化失司。

治法：补气利尿，清热通淋。

处方：生黄芪 15g，苍术 15g，黄柏 10g，生地黄 20g，车前子 20g（包煎），六月雪 20g，半枝莲 30g，蛇舌草 20g，鸭跖草 20g，滑石 20g（包煎），生甘草 3g。7 剂，每日 1 剂，水煎分 2 次服。

二诊： 5 月 30 日。药后症减，尿频急基本消失，腰背酸痛，时有疲劳，纳一般，口干，夜寐欠安，舌红苔薄黄，脉细。尿常规检查正常。治宜守原法出入。上方去半枝莲、蛇舌草、鸭跖草，加知母 20g，淮山药 20g，益智仁 20g。7 剂。

三诊： 6 月 6 日。自觉小便正常，腰背酸痛，时有疲劳，夜寐欠安，面色少华，纳谷一般，时有口渴，大便欠畅，舌淡红苔薄，脉细。治宜滋阴补肾，健脾安神。处方：麦冬 15g，五味子 6g，生地黄 30g，淮山药 20g，山萸肉 10g，丹皮 15g，茯苓 20g，白术 20g，益智仁 20g，淮小麦 30g，柏子仁 20g。7 剂，水煎分 2 次服。

按： 淋证是指以小便频急短涩、淋漓不尽、尿道滴沥刺痛，或痛引腰腹、小腹拘急为证候的一类病症。《金匮要略》中论其症状为："淋之为病，小便如粟状，小腹弦急痛引脐中。" 祖国医学认为湿热和肾虚是淋证的主要病因。本例患者素体薄弱，多有劳累，肾气不足，故诊见神疲乏力，腰酸背痛，眼眶发黑；而尿频数、尿急、口臭、苔薄黄均为湿热之邪熏蒸下焦所致；故其病机虚实夹杂，既有下焦湿热又兼肾气亏虚，乃本虚标实之证。急则治其标，先用二妙散。黄柏，取其苦以燥湿，寒以清热，其性沉降，长于清下焦湿热；苍术，辛散苦燥，长于健脾燥湿；六月雪、半枝莲、蛇舌草、鸭跖草清热利湿，凉血止血；滑石、车前子利尿通淋，清下焦湿热；加生黄芪、生地黄益肾气，清热养阴以扶其正。全方合用以清利下焦湿热，利尿通淋为主，并兼顾元气。故药后小便得利，湿热得清。二诊起减清热通淋之品，加滋阴益肾之品以恢复患者体质。三诊在此基础上增健脾和胃，养心安神，调和扶正。《黄帝内经》云："诸湿肿满，皆属于脾。"张秉成《成方便读》亦谓："湿热之邪，虽盛于下，其始未尝不从脾胃而起，故治病者必求其本。"而后痊愈，随访未见复发。

病例 2（前列腺肿瘤术后）

徐某，男，58 岁，职员。初诊：2016 年 7 月 19 日。

小便淋沥不畅，尿血 1 月余。患者于 2 月前行前列腺肿瘤手术，术后恢复尚可，1 月前出现小便不畅，淋漓不尽，尿色红，经用抗生素等治疗未见明显好转，前来中医就诊。刻见：形体较胖，表情痛苦，排便滴沥不畅，尿色红赤，尿道疼痛，伴有腰背酸痛，口干而燥，胃纳欠香，大便偏干，舌红苔剥根稍黄，脉滑数。尿常规：红细胞（++）。

西医诊断：前列腺肿瘤术后。

中医诊断：淋证。

辨证：气阴两虚，膀胱气化失司，湿热水瘀互结下焦。

治法：益气养阴，化瘀利水，清利下焦。

处方：生黄芪 20g，生地黄 30g，怀牛膝 20g，半枝莲 30g，半边莲 30g，蛇舌草 30g，虎杖 20g，白茅根 30g，赤小豆 30g，石见穿 20g，海金沙 20g（包），生甘草 3g。7 剂。

嘱患者禁饮烈酒，少食辛辣肥甘之品，少饮咖啡，少食柑橘、橘汁等酸性强的食品。不能因尿频而减少饮水量，多饮水可稀释尿液，防止泌尿系感染及膀胱结石。饮水应以凉开水为佳，少饮浓茶。

二诊：7 月 26 日。药后排尿好转，小便色黄，胃纳可，口干舌燥，神疲乏力，舌红苔少脉滑数。上方加滑石 20g（包），14 剂。

三诊：8 月 9 日。小便颜色较前好转，排尿困难减轻，次数偏多，口干存，舌红苔少，脉滑。尿常规：红细胞（-）。上方减蛇舌草、石见穿，加山药20g，益智仁15g。14剂。

四诊： 8月23日。患者偶有尿频尿急，腰背酸，夜寐欠安，纳谷可，舌红苔薄脉滑数。尿检正常。治宜补肾益气，清利下焦。处方：生黄芪30g，生地黄30g，山药20g，怀牛膝20g，虎杖20g，杜仲20g，半枝莲30g，白茅根30g，车前子20g，补骨脂20g，7剂。上方继服1月症状平，小便基本正常，精神亦可。

按： 患者为中老年男性，根据其症状及舌苔脉象，考虑本质为素体亏虚，脾肾不足。前列腺肿瘤术后，膀胱的气化功能失司，水瘀互结，故见排尿不畅，瘀滞损伤脉络，故见血尿。病在下焦，湿热易聚集之所，故见舌苔根黄。肾元不足，湿热之邪蕴结膀胱，乃发本病。故治疗上遵循益气养阴，化瘀利水，清利下焦之法。方用黄芪、山药、生地黄益气健脾，补肾养阴；蛇舌草、半枝莲、半边莲清热解毒，利尿通淋；石见穿、海金沙祛瘀和营，利尿通淋；怀牛膝补益肝肾，利水通淋；虎杖清热解毒、活血化瘀，加用白茅根清热利尿止血。后续减少清热解毒利尿之品，以益气补肾为主，佐以清解，使病康复。

病例3（双肾结石，右侧输尿管下段结石）

葛某，男，48岁。初诊：2018年1月3日。右侧腰背部疼痛伴小便淋沥不畅5天。患者于5天前出现排尿不畅，右侧腰背部疼痛，小腹胀痛，恶心呕吐，呕吐物为胃内容物或痰涎，无下肢放射痛，无头晕心悸等不适。曾在外院行腹部CT示：双肾小结石，大小约7mm×5mm，肾脏积水，右侧输尿管下段结石。尿常规：红细胞（+++）。西医医生建议手术治疗，患者拒绝，遂经介绍来诊。刻下见：右侧腰背部疼痛明显，小便欠畅，无明显恶心呕吐，胃纳尚可，大便调，夜寐欠安，舌淡红苔薄白，脉弦。

西医诊断：双肾结石，右侧输尿管下段结石。

中医诊断：石淋。

辨证：湿热蕴结下焦，尿液煎熬成石，膀胱气化失司。

治法：利尿排石，益气通淋。

方药：石韦30g，瞿麦30g，车前子20g（包煎），乌药10g，制附子10g（先煎），海金沙30g（包煎），广金钱草30g，莪术15g，怀牛膝20g，生甘草3g。7剂。

二诊：2018年1月10日。腰背部疼痛较前减轻，无恶心呕吐等不适。舌脉同前。上方改乌药30g，广金钱草60g，7剂。加强止痛排石功效。

三诊：2018年1月17日。腹痛未作，偶感右侧腰酸，可正常工作生活。上方加王不留行子10g，7剂。

四诊：2018年1月24日。患者述药后3天尿中排出1米粒大小石头，1月23日复查腹部CT示双肾结石，右肾积水。腰背部已无疼痛，无恶心呕吐，时有神疲乏力，舌淡红苔薄脉细。治宜温肾益气，排石通淋。处方：制附子20g（先煎），石韦30g，瞿麦30g，乌药30g，广金钱草30g，海金沙20g（包煎），车前子20g（包煎），虎杖根20g，地龙10g，怀牛膝20g，鹿角霜10g。7剂。

上方加减治疗1个月后复查CT示：双肾小结石，最大2mm。嘱患者运动，以助结石排出。半月后，患者来电感谢，小便排出米粒样大小结石数枚，免去手术之苦。

按：巢元方在《诸病源候论》中指出："诸淋者，由肾虚而膀胱热故也。"肾与膀胱相表里，肾主水开窍于二阴，水液的运行与肾的气化关系密切，气化正常则水液运行正常。湿热下注，肾气不足，气化失司，煎熬尿液，结为砂石。故治疗以温肾通淋，利尿排石为法。方以石韦、瞿麦、车前子利尿通淋，凉血清热；海金沙、广金钱草消石通淋；莪术破血通气，消积止痛；甘草调和诸药，兼能清热、缓急止痛；方中用制附子、乌药温肾散寒，旨在升发肾阳，附子可以振奋肾阳以蒸动其气，补命门之火，助肾之气化，使肾的气化旺盛，则水液运行正常，且在气化的推动下，有利于结石的排除；乌药，归肺、脾、膀胱、肾经，其通阳明、少阴经，气雄性温，故快气宣通，疏散凝滞，甚于香附，温肾散寒，别具功效。全方温肾益气，利尿通淋排石。二诊后加重乌药，附子用量，旨在激发肾的气化功能，以利结石排出，患者连服2个多月，终使结石得以从尿而出。

2. 尿血

病例1（IgA 肾病）

刘某，女，26岁，职员。初诊：2017年2月26日。

乏力、腰酸近1年，加重伴发热、咽痛、肉眼血尿4天。患者于1年前刚入职，工作紧张，压力较大，出现神疲乏力，腰背酸痛，小便时见红赤，反复感冒，曾在宁波某医院查尿常规：潜血（++），尿蛋白阴性。临床诊断为：慢性肾小球肾炎，肾活检病理诊断：局灶增生性IgA肾病。服用缬沙坦片治疗，病情尚稳定。4天前因感冒发热，咽痛，肉眼血尿，自服清开灵冲剂未效，乃来我处就诊。刻见：低热，神疲乏力，咽喉疼痛，稍有咳嗽，痰少，肉眼血尿，尿中多泡沫，大便干，口渴，下肢稍肿，夜寐欠安，舌红苔薄黄，脉细数。查体：T 37.7℃，BP 106/68mmHg，咽充血，双侧扁桃体Ⅰ度肿大。尿常规：潜血（+++），尿蛋白阴性。24小时尿蛋白定量：1.02g/24h。血常规，肝、肾功能正常。

西医诊断：IgA肾病。

中医诊断：尿血。

辨证：风热外感，热伤血络。

治法：疏风清热，凉血止血。

处方：麻黄连翘赤小豆汤加减。炙麻黄6g，连翘15g，赤小豆20g，杏仁10g，桑白皮15g，金银花15g，白茅根30g，牛蒡子10g，生石膏30g（先煎），小蓟20g，生甘草3g，芦根30g。7剂，每日1剂，水煎服。

二诊：2017年3月4日。患者药后发热已退，咽喉疼痛明显好转，疲劳改善，肉眼血尿消失，尿色黄，下肢浮肿亦消，惟口干喜饮，大便偏干，动则汗出，舌红苔薄黄，脉细数。尿常规：潜血（+），尿蛋白阴性。治宜守原方出入，上方去麻黄、生石膏，加瓜蒌皮15g，生地黄20g。7剂，用法同上。

三诊：2017年3月18日。患者服上方2周，咽痛消失，腰酸明显改善，小便色淡黄，下肢未见肿胀，大便基本正常，每日1次，时有疲劳，夜寐多梦，易出汗，纳谷正常，舌红苔薄，脉细数。尿常规：潜血（+）。24小时尿蛋白定量：0.26g/24h。血肝、肾功能正常。辨证：气阴不足，余邪未尽。治宜益气养阴，清热安络。处方：生黄芪20g，知母20g，生地黄30g，山药20g，芦根30g，赤小豆20g，白茅根30g，连翘15g，黄柏10g，丹皮15g，鹿衔草20g，生甘草3g。14剂，每日1剂，水煎服。

以上方为主治疗1月余，症状基本平复，尿检正常。

按：本例年轻女性为IgA肾病患者，因工作压力大，作息不规律致病，病延近年，近日又因外感引发，上呼吸道症状与肉眼血尿并见。《灵枢·本输》曰："少阴属肾，肾上连肺。"《身经通考》云："肾病必先求之于肺。"肺上开于咽，外感风热之邪，经口鼻入咽犯肺，肺失宣降，邪热循经脉入里，致三焦气化不利，邪热蕴久成毒，热毒灼伤脉络，发为IgA肾病。是以咽喉疼痛，扁桃体肿与小便短赤，大便干燥并见。治疗当疏风清热利咽与解毒凉血止血并用。麻黄连翘赤小豆汤是仲景用治瘀热在里发黄之剂。麻黄连翘赤小豆汤是表里双解之剂，解表发汗以散在表之寒湿，清利小便以泄在里之热，而发汗、利小便均是除湿清热之途径，即"开鬼门，洁净府"之意。方以麻黄、杏仁辛散表邪，开提肺气以利水湿；连翘、桑白皮、赤小豆辛凉而苦，清热利湿；甘草益脾和胃，盖土厚可以御水湿之蒸；因本例患者热邪较著，故加金银花、牛蒡子疏散风热；生石膏、芦根以清里热；白茅根、小蓟凉血止血。诸药协同，清透风热，利湿解毒，凉血止血，表里双解。正如叶天士所云："或透风于热外，或渗湿于热下，不与热相搏，势必孤矣。"药后外散风热，内清湿热，病情缓解，再以益气养阴，清热安络收功。

病例2（血尿待查）

蒋某，男，70岁，慈溪。初诊：2018年6月8日。

肉眼血尿1个月。患者于1月前无明显诱因下出现血尿，尿色深红，间夹血块，尿常规检查示：红细胞（++++），肉眼血尿，蛋白（++）。于5月13日以"尿血待查"收住当地人民医院。入院后B超检查示：双肾正常，前列腺增生，膀胱残余尿18mL。膀胱镜检查示：前列腺增生，余未见异常。尿常规：红细胞（++++），肉眼血尿，蛋白（++）。24小时尿蛋白定量：尿微量白蛋白52.7mg/L，24小时尿微量白蛋白168.6ng/24h。

既往有高血压、糖尿病史，口服阿司匹林片，入院后已停用。予消炎、抗感染、止血治疗未见明显好转，于 5 月 27 日转鄞州某医院诊治，经腹部 CT、膀胱镜等检查未见明显异常，治疗 1 周血尿仍在。今日由其女陪同来诊。查尿常规：红细胞（++++），肉眼血尿，蛋白（++）；血常规：WBC $2.9×10^9$/L，Hb 85g/L，PLT $176×10^9$/L。刻见：面色苍白，神疲乏力，腰背酸痛，表情痛苦，尿色深红，尿中夹有血块，色紫红，尿时无疼痛，夜寐不安，入睡困难，口干而苦，舌淡红苔黄稍腻，脉弦。

西医诊断：血尿待查。

中医诊断：尿血。

辨证：古稀之年，肾阴不足，相火内动，络脉受损。

治法：滋阴补肾，清热凉血，安络止血。

处方：知母 20g，黄柏 15g，生地黄 60g，淮山药 20g，山萸肉 10g，丹皮 20g，茯苓 20g，虎杖 20g，大小蓟各 20g，血见愁 20g，白茅根 30g，马鞭草 30g，7 剂。

二诊：6 月 15 日。病史同上，肉眼血尿明显，尿色深红，无疼痛，有血块，腰酸明显，精神不振，心情不畅，口干，乏力，肢软，夜尿频多，舌淡红，苔薄黄，脉弦细。尿血日久，元气亏虚，肾虚固摄无权，治宜补肾益气，滋阴摄血。处方：生黄芪 60g，制附子（先煎）10g，补骨脂 20g，益智仁 20g，阿胶珠 9g（烊化），生地黄 60g，大小蓟各 20g，刘寄奴 15g，三七粉 3g（冲入），马鞭草 30g，7 剂。

三诊：6 月 22 日。药后患者疲劳好转，精神稍振，夜尿次数减少，尿色稍淡，血块尚多，口干喜饮，舌淡红，苔稍厚而干，脉弦细。尿常规：红细胞（+++），肉眼血尿，蛋白（+）。

病已起效，原方增凉血止血之品。处方：生黄芪 60g，制附子30g（先煎 1 小时），水牛角 30g（先煎），虎杖根 20g，丹皮20g，生地黄 60g，大小蓟各 20g，刘寄奴 15g，三七粉 3g（冲入），马鞭草 30g。7 剂。

四诊：6 月 29 日。药后第 3 天起尿色转黄，未见肉眼血尿，精神明显好转，心情亦爽，昨天尿常规检查：尿淡黄色，红细胞（－），蛋白（－）。夜尿尚多，寐欠安，舌淡红苔稍腻。原方加薏苡仁 30g，7 剂。

五诊：7 月 12 日。服上方 2 周，自述两周来小便淡黄色，未见肉眼血尿，心情舒畅，精神亦好转，夜尿 2 ～ 3 次，夜寐好转，纳谷一般，舌淡红苔薄，脉弦细。尿检正常。治宜补肾益气，安络和营。处方：生黄芪 60g，制附子 10g（先煎），熟地 30g，虎杖根 20g，丹皮 20g，山药 20g，白茅根 20g，刘寄奴 15g，山萸肉 20g，补骨脂 20g，益智仁 20g。7 剂。上方服用 1 月，血尿未作，症平。

按：本例患者年及古稀，罹患血尿，出血量多，经住院治疗未见明显好转，每日肉眼血尿，心生焦虑，一诊时据症辨证，用滋阴补肾、清热凉血、安络止血之法，用之不见其效，思其出血日久，元气耗损，固摄无力，故改投补肾益气、滋阴摄血，用大剂生黄芪益气固元，配附子以温振肾气，以达益肾固摄之功；补骨脂、益智仁温肾助阳，补益命门，敛摄肾气，以助芪、附温肾益气之力；阿胶珠、生地黄滋阴补血止血；大、小蓟，马鞭草凉血止血；刘寄奴，三七粉活血止血。全方合用补肾益气，温摄命门，滋肾养血，化瘀止血。药后患者精神明显好转，夜尿减少，尿赤色转淡，惟尿时多夹血块，故三诊时加重凉血活血之品。去温补之补骨脂、益智仁，加水牛角、虎杖、丹皮以凉血活血止血，正合"见血休止血，祛瘀首当先"之教，药后患者出血明显减少，尿色转淡，未见肉眼血尿，尿检亦正常，逐以原方继进，后改用补肾益气，安络和营之方善后，使顽固血尿得以康复。

3. 水肿

病例 1（原发性肾病综合征）

张某，男，74 岁。初诊：2015 年 11 月 7 日。

患者反复双下肢水肿 1 年半。1 年半前患者无明显诱因下出现乏力，双下肢浮肿，曾到当地医院诊检，查尿常规：蛋白（+++），潜血（－），24 小时尿蛋白定量 4.5g，血浆白蛋白 26g/L，肝肾功能：正常，否认糖尿病、高血压、乙型肝炎等病史，考虑"原发性肾病综合征"，经对症治疗未见明显好转，于 2014 年 10 月 25 日赴上海某医院行肾活检，病理诊断为"膜性肾病 II 期"，曾先后用雷公藤总甙片、贝那普利、肾炎康复片、黄葵胶囊等治疗，双下肢水肿缓解不明显，多次检测尿蛋白（++ ～ +++），24 小时尿蛋白定量 33 ～ 58g，血浆白蛋白 22 ～ 27g/L。经人介绍来诊，刻见：精神疲倦，周身水肿，双下肢尤甚，按之凹陷不易恢复，面色㿠白，唇色淡，畏寒肢冷，腰部酸痛，行动迟缓，脘腹胀满，纳谷欠香，大便溏，尿多泡沫，舌淡胖嫩边有齿痕、苔白不腻，脉沉细。尿常规：尿蛋白（+++），24 小时尿蛋白定量 45g，血生化：ALB 26g/L，BUN 17mmol/L，Scr 156μmol/L。

西医诊断：原发性肾病综合征。

中医诊断：水肿（阴水）。

辨证：脾肾阳虚，气化失司，水饮内泛。

治则：温肾暖脾，利水消肿；方以真武汤加减。

处方：制附子 15g（先煎），炒白术 20g，茯苓 30g，炒白芍 15g，生姜 10g，水蛭 6g，丹参 30g，益母草 30g，党参 20g，甘草 6g。7 剂，每日 1 剂，水煎服。

二诊：11 月 14 日。全身水肿明显消退，双下肢足踝处时有微肿，面色较前红润，畏寒肢冷好转，活动后略感腰部酸楚，脘腹胀满减轻，大便成形，舌淡边齿痕苔白微黄，脉沉细。尿常规：蛋白（++），24 小时尿蛋白定量 2.1g，血浆白蛋白 29g/L。效不更方，原方加白花蛇舌草 30g。14 剂。

三诊：12 月 26 日。上方为主适当加减治疗 1 月余，患者肢体水肿消退，精神明显好转，怕冷亦减轻，腹无所苦，纳便基本正常，舌淡红苔薄白边有齿印，脉弦细。查尿常规：蛋白（+-），24 小时尿蛋白定量 1.8g，血生化：ALB 32g/L，BUN 8mmol/L，Scr 102μmol/L。治宜守原法出入。处方：附子 15g（先煎），炒白术 20g，茯苓 20g，炒白芍 20g，猪苓 10g，黑大豆 30g，丹参 30g，益母草 20g，生黄芪 30g，玉米须 20g，六月雪 20g，益智仁 20g，地龙 10g。14 剂。

患者服用此方加减至 2016 年 2 月。病情稳定，症状平，纳、便调，查尿常规：蛋白（±），24 小时尿蛋白定量 2g，血浆白蛋白 34g/L，肾功能正常。

按：膜性肾病是慢性肾炎的常见病理类型，临床表现以肾病综合征为主。现代医学单纯应用激素疗效不明显，需联合免疫抑制剂治疗。本患者曾应用雷公藤总甙片效果不佳，加之老年，联合应用激素恐不良反应较多，根据患者症状与体征辨证为脾肾阳虚型，阴水证。应用真武汤加减取得了良好疗效，真武汤出自《伤寒论》辨少阴病脉证并治："少阴，水气病，二三日不已，腹痛，小便不利，四肢沉重疼痛，自下利者，此为水气……真武汤主之。"具有温补肾阳、化气利水之功。方中附子具有回阳救逆、温补脾肾、散寒制水之功，与白术合用温肾暖土，散寒制水；生姜、茯苓温中散寒而利水；白芍破结行水以散水逆；高度水肿循环受阻，用益母草活血利水；水蛭、丹参活血散瘀，与温阳药合用以改善血行及肢体末端循环。全方合用温肾健脾，利水消肿，活血和营。药后效果明显，后加重补肾益气之品以巩固疗效。

病例 2（糖尿病性肾病，肾病综合征）

王某，女，65 岁。初诊：2015 年 9 月 5 日。

反复双下肢浮肿，腰酸 3 月余。患者近 3 月来出现颜面、双下肢凹陷性水肿，尿中泡沫增多，腰酸痛乏力。既往"2 型糖尿病"病史 20 余年，发现"2 型糖尿病性肾病"5 年，肌酐升高 2 年余，平素予以西药降糖、降压、降蛋白尿、补充必需氨基酸、纠正贫血及护肾排毒等治疗。刻见：颜面、双下肢凹陷性水肿，尿中泡沫增多，腰酸痛乏力，上腹饱胀，面色苍白，少气懒言，形寒肢冷，纳谷欠香，舌淡胖，边有齿痕，苔白腻，脉沉细。检查：尿常规：尿蛋白（+++），红细胞（弱阳性）；尿微量总蛋白 24.8g。肝功能：白蛋白 27g/L；肾功能：肌酐 234μmol/L，尿素氮 9.01mmol/L；空腹血糖 10.4mmol/L。

西医诊断：①糖尿病性肾病；②肾病综合征。

中医诊断：①水肿；②消渴肾病。

辨证：阴虚日久，阴损及阳，脾肾俱虚，气化失司，水湿浊瘀内停。

治法：温阳益气，健脾补肾，利水消肿，泄浊祛瘀。

处方：制附子 20g（先煎），肉桂粉 3g（冲入），山茱萸

15g，山药 15g，生黄芪 40g，白术 15g，泽泻 15g，生地黄 20g，茯苓 15g，生大黄 10g，淫羊藿 15g，益母草 15g，玉米须 20g，六月雪 20g。7 剂，水煎服，每日 1 剂，分 2 次服用。

二诊：2015 年 9 月 12 日。患者服药 1 周后双下肢水肿明显消退，诸较前好转，但腹胀仍存，时有恶心，予上方加半夏 15g，陈皮 10g。14 剂。

遵上方加减服用 2 月后患者纳谷较前明显好转，泡沫尿较前较少，水肿消退，2015 年 11 月 15 日复查尿常规：蛋白（－），红细胞（弱阳性）；尿微量总蛋白 2.7g。肝功能：白蛋白 32g/L，肾功能：肌酐 116μmol/L，尿素氮 6.73mmol/L。

按："消渴肾病"多是"消渴病"未及时治疗，血糖控制不佳，缠绵不愈，病延日久而成。消渴日久，津液亏耗，气阴两虚，脏腑经络失去营养，功能日渐虚羸，"五脏之伤，穷必及肾"，肾脏虚衰，无力蒸化水液，水湿潴留，湿浊内蕴，水谷精微外溢，大量蛋白尿漏出；肾病及脾，肾水反侮脾土，肾阳不足，脾阳不运，水湿停聚，出现水肿，恶心纳差，胀满，肢冷等症；此外，由于阴阳互根，气血相关，阴可及阳，阳可累阴，气病延血，血病碍气；该病病程较长，病情复杂，虚实夹杂，阴阳俱损，气血同病。柯琴有云："欲煖脾胃之阳，必先温命门之火……命门有火，则肾有生气矣……胃得气而土自生也。"故治从整体出发，知其因，辨其证，明其脏腑传变，祛邪扶正，平衡阴阳，脾肾同治，取金匮肾气丸合真武汤加减治之。方中重用生黄芪，取其温阳益气，达表固卫，利水消肿，收涩蛋白尿之功；配重剂制附子、肉桂粉、淫羊藿温补肾中之阳，意在激发肾气，以复脾肾功能；茯苓、白术健脾利水消肿；生地黄、北沙参、山茱萸、山药滋补脾肾，收涩肾精，且可制附桂之刚燥，成阴阳双补，刚柔相济之剂；泽泻、玉米须利水渗湿；益母草、大黄、六月雪活血祛瘀，利湿泄浊。全方合用补益脾肾，阴阳互济，补泻兼施，反激逆从，难病可疗。

病例 3（甲状腺功能减退症）

沈某，女，45 岁，职员。初诊：2017 年 5 月 24 日。

反复颜面部、下肢浮肿 20 余年。患者 20 余年前出现颜面部、下肢浮肿，逐渐加重，夏季明显，未予重视，未及时治疗。10 余年前体检后发现"甲状腺功能减退症"，此后长期服用"优甲乐"对症治疗。刻下见：颜面部、下肢浮肿，双目突出，眼睑下垂，面色少华，头晕时作，腰背酸痛，下肢酸软，纳谷可，夜寐安，二便尚调。舌淡红苔薄白，脉沉细。

西医诊断：甲状腺功能减退症。

中医诊断：水肿。

辨证：脾肾阳虚，水湿泛溢。

治法：健脾补肾，通阳利水。

处方：茯苓 20g，桂枝 10g，白术 20g，炙甘草 3g，生黄芪 30g，制附子 10g（先煎），菟丝子 20g，巴戟天 20g，蒲种壳 30g，猪苓 15g。7 剂。

二诊：5 月 31 日。药后症减，眼睑、下肢浮肿较前减退，头晕时作，腰背酸痛好转，纳谷可，夜寐安，二便尚调。舌淡红苔薄白，脉细。效不更方。

三诊：6 月 7 日。服药后颜面部浮肿减退，下肢仍有浮肿，尤下午明显，头晕时作，面色少华，舌淡红苔薄白，脉细。药既见效，治从原方，上方去蒲种壳，加当归 20g，鸡血藤 20g，枸杞子 20g，7 剂。

以上方为主，连服两个月后颜面部、下肢浮肿基本消退，头晕未作，面色好转，纳谷可，夜寐安，二便调。嘱患者动静结合，做适当的锻炼，饮食应加强营养，忌生冷之品。

按： 本例患者有"甲状腺功能减退症"病史10余年，双目突出，眼睑下垂亦为典型甲减面容表现。甲减病人出现浮肿，是由于体内黏液性物质代谢障碍，堆积在皮下组织的缘故。甲减病人的成纤维细胞分泌透明质酸和黏多糖，具有亲水性，阻塞淋巴管，引起黏液性水肿，多数表现为非可凹陷性水肿，可与肾病性水肿相鉴别。本案选用苓桂术甘汤治疗水肿，主要是从辨证角度考虑取方。苓桂术甘汤在临床的应用不应局限于主治胸胁支满，目眩心悸，短气而咳等病证，本案病机为脾肾阳虚、水湿泛溢，故取苓桂术甘汤健脾利水、温阳化饮之效，方中重用甘淡之茯苓为君，健脾利水、渗湿化饮；桂枝为臣，温阳化气；白术为佐，健脾燥湿；炙甘草一合桂枝以辛甘化阳，以襄助温补中阳之力，二合白术益气健脾，崇土以利治水，三可调和诸药；黄芪补气健脾，利水消肿；制附子补火助阳；菟丝子、巴戟天补肾助阳；蒲种壳、猪苓利水消肿。全方合用，共奏健脾补肾，通阳利水之效。

病例4（Ⅱ期膜性肾病）

王某，男，56岁，农民。初诊：2017年10月25日。

反复下肢浮肿6月余，再发5天。6月前患者于劳累后出现下肢浮肿，伴小便多泡沫，至当地医院就诊，查体见双下肢凹陷性浮肿，无明显肾区叩击痛。遂住院治疗，其间查双肾B超：未见明显异常。肾小管功能检测：尿β2微球蛋白1.4mg/L，尿视黄醇结合蛋白1.9mg/L，尿N-酰-β-D氨基葡萄糖苷酶28.8IU/L；尿四蛋白：微量白蛋白4810.0mg/L，尿免疫球蛋白536.0mg/L，α_1微球蛋白64.4mg/L，尿转铁蛋白

477.0mg/L；尿常规：尿蛋白（+++），尿潜血（+）；甲状腺功能常规：促甲状腺素5.924mIU/L，总甲状腺素50.41nmol/L，游离甲状腺素8.47pmol/L。诊断为"Ⅱ期膜性肾病、甲状腺功能减低"，予"他克莫司胶囊、环孢素"等对症治疗（具体用药用量不详）后好转出院。5月、7月因上症复发于当地医院住院2次，予"甲泼尼龙片、环孢素"等对症治疗后好转出院。5天前下肢浮肿又发，且自诉服用西药后出现皮肤发疹发痒（具体药物不详）。刻下见：下肢中度凹陷性浮肿，伴小便多泡沫，皮肤瘙痒，有散在红色皮疹，面色少华，神疲乏力，口干而稍苦，大便尚调，纳谷一般，夜寐安，舌红苔薄黄，脉弦数。

西医诊断：Ⅱ期膜性肾病。

中医诊断：水肿。

辨证：脾肾亏虚，气阴不足，湿热下注。

治法：益气养阴，清利下焦。

处方：生黄芪30g，生地黄30g，山药30g，地龙10g，连翘15g，六月雪20g，玉米须20g，益母草20g，猪苓10g，蝉蜕6g，赤小豆30g。7剂。

二诊：11月1日。双下肢浮肿较前减轻，小便多泡沫，皮肤瘙痒好转，皮疹隐退，面色少华，口干而燥，纳可寐安，舌红苔薄黄，脉弦数。效不更方，续服7剂。

三诊：11月8日。双下肢轻度浮肿，小便有泡沫，皮肤瘙痒偶发，纳可寐安，舌红苔薄，脉弦数。患者自行于当地卫生院转方1次，上方7剂。

四诊：11月22日。两天前因疲劳双下肢又出现浮肿，伴小便泡沫，神疲乏力，纳谷尚可，夜寐安，舌红苔薄，脉弦。从上方，加附子10g（先煎），7剂。

以上方为主，随症加减治疗 3 月余，患者浮肿消退未发，小便泡沫少见，精神好转，纳谷可，夜寐安。

按：膜性肾病是以肾小球基底膜上皮细胞下免疫复合物沉积伴基底膜弥漫增厚为特征的一组疾病，是成人肾病综合征最常见的病理类型之一。该病归属中医学的"水肿""虚劳"等范畴。《素问·至真要大论》中有言："诸湿肿满，皆属于脾。"《素问·水热穴论》指出："肾者，胃之关也，关门不利，故聚水而从其类也，上下溢于皮肤，故为肤肿。"脾主运化，有转输、布散水精之功；肾主开阖，有蒸化水液，通利小便之能，故本病病机以脾肾两虚为本，脾肾亏损，气化开阖不利，水液内停，发为水肿，则见双下肢浮肿。《金匮要略》提出："诸有水者，腰以下肿，当利小便。"故治宜清利下焦，利水消肿。又因此前患者曾于西医院住院 3 次，其间使用激素和免疫抑制剂等药物治疗，而大剂量或长期使用激素等药物，易耗伤气阴，积累热毒，故见面色少华，神疲乏力，口干，舌红苔薄黄，脉弦数。治宜益气养阴，佐以清利。方中生黄芪补气健脾，利水消肿，且现代药理研究表明，黄芪对肾炎、肾衰、肾病综合征等均有治疗作用；生地黄清热凉血，养阴生津；山药益气养阴，补脾固肾；地龙、连翘、六月雪、玉米须、益母草、猪苓、赤小豆清热利水消肿、活血通络；蝉蜕清热透疹，诸药合用，脾肾双补，气阴兼顾，以治其本；清热利水，解毒活血透疹，以治其标。药后邪祛正安，则病渐愈。

4. 尿频

病例 1（神经性尿频）

雷某，女，42 岁，工人。初诊：2017 年 8 月 19 日。

反复小便频数20余年，并逐渐加重，小便次多，量少，日解10～20余次，严重时每4～5分钟解1次，严重影响到工作及日常生活，苦不堪言，多次查尿常规均正常，西医诊断为：神经性尿频，曾用中、西药治疗，均未取得满意疗效，故在同事推荐下来吾处就诊。刻下：形体肥胖，小便频数，甚至4～5分钟1次，每次量不多，无尿痛，无血尿，无泡沫尿，伴小腹胀，口不渴，心烦不安，夜寐多梦，胃纳可，大便调，舌淡红，苔薄，脉沉细。

西医诊断：神经性尿频。

中医诊断：尿频。

辨证：肝胆气郁，心火亢盛。

治法：疏肝解郁，清心安神。

处方：柴胡10g，黄芩10g，半夏10g，茯苓10g，党参15g，煅龙骨30g（先煎），煅牡蛎30g（先煎），淮小麦30g，炙甘草3g，竹叶10g，莲子20g，石菖蒲10g。7剂。嘱患者保持心情舒畅，分散精力，适当运动。

二诊：2017年8月26日。服药后症状减轻，小便次数有所减少，但仍较频数，胃纳可，大便调，舌淡红，苔博白，脉细。上方去竹叶、茯苓，加生黄芪30g，益智仁20g。7剂。

三诊：2017年9月2日。药后症减，小便次数减少，每2～4小时1次，夜寐安，胃纳可，舌淡红，苔薄，脉细。原法既效，守方有恒，上方继服7剂。

四诊：2017年9月9日。服药后小便次数明显减少，每4～5小时1次，夜寐安，胃纳可，大便调，舌质淡红，苔薄，脉细。效不更方，上方去煅牡蛎，加山药20g。7剂。

按：尿频是以小便频数为特征的疾病，病因较为复杂，多与肾气不固、膀胱湿热、肾阴亏虚等因素有关，故临床上从肾与膀胱论治为常法。本病并无肾虚及膀胱湿热的症状表现，故常法治疗疗效不显。从《伤寒论》与《金匮要略》中可知，仲景治疗小便不利的病证，不单从肾与膀胱考虑，还从肝胆脾胃等脏腑多个方面思考，所以要详查症情，审因求本。患者平素精神易紧张焦虑，实乃精神因素致病之征兆，肝主疏泄，调畅情志，调节津液的输布与代谢，情志不畅，肝胆气郁，疏泄失常，三焦决渎失职，膀胱气化失司，故见小便频数不利；肝郁化火，上扰心神，心火亢盛，心主神明，与小肠相表里，心火下移小肠，泌别失职，故见心烦不安、夜寐多梦。方用柴胡龙骨牡蛎汤加减，疏肝解郁，清心安神。方中小柴胡汤去姜、枣转枢解郁，畅达气机，通利三焦；茯苓养心气，利小便；煅龙骨、煅牡蛎镇静安神，收敛固涩；竹叶清心除烦；莲子清心安神；石菖蒲化痰开窍宁神；淮小麦养心安神；炙甘草和中。诸药合用，共奏转枢少阳，疏肝解郁，清心安神，收敛固涩之功。方药对症，故诸症悉除。《伤寒论》云："伤寒八九日，下之，胸满烦惊，小便不利，谵语，一身尽重，不可转侧者，柴胡加龙骨牡蛎汤主之。"因其"胸满烦惊""谵语"皆属精神神经症状，"小便不利"也可看作为心身疾患的小便异常，故此方常被广泛应用于神经官能症类疾病，常需结合精神疏导等心理治疗，并嘱患者易情移性，调节情绪，分散注意力，这样有助于疾病的康复。

病例 2（尿崩症）

胡某，男，57 岁。初诊：2017 年 10 月 7 日。口渴喜饮，小便频数 10 年余。患者近 10 年来口渴引饮，每日饮水达 5kg 以上，小便频数，每日约 20～30 次，尿色清澈，身体困倦，胃纳不佳，口干而黏，曾至各大医院检查治疗未见效果。2012年10月赴上海某医院诊治，诊断为尿崩症，曾用垂体后叶素、抗利尿剂及中医药治疗无效。刻见：形体略胖，口渴引饮，日饮水 5 壶热水瓶以上，小便频数，夜寐欠安，心烦易醒，神疲乏力，大便先干后溏，双手指指缝湿烂，胃纳不佳，口干而黏，舌红苔薄黄，脉沉细。2013 年行前列腺手术，术后恢复可。尿检正常，尿比重：1.001。

西医诊断：尿崩症。

中医诊断：尿频，消渴。

辨证：肾气不足，气化失司，兼有湿热。

治法：益气补肾，佐以清化。

处方：生黄芪 60g，制附子 10g（先煎半小时），滑石 20g（包），虎杖 20g，黄柏 10g，生地黄 30g，通草 6g，赤小豆30g，14 剂。

二诊：2017 年 10 月 25 日。患者口渴稍缓，小便频数，尿液清澈，小腹作胀，四肢发冷，大便次多增多，夜寐欠安，易醒，腰背部酸痛，神疲困倦，有腰椎间盘突出病史，舌淡红苔白，脉沉细。治宜温肾通阳，益气固摄。处方：制附子 30g（先煎半小时），生黄芪 60g，补骨脂 20g，山药 30g，熟地黄30g，益智仁 20g，生牡蛎 30g（先煎），生甘草 15g，7 剂。

三诊：2017 年 11 月 1 日。患者药后口渴好转，日饮水2～3 热水瓶左右，尿频急亦见减，白天 10 次，夜间 5～7 次左右，夜寐好转，腰背酸痛减轻，纳谷欠香，小腹作胀，舌红苔薄，脉沉数。上方加炒鸡内金 20g，14 剂。

四诊：2017 年 11 月 15 日。口渴引饮明显好转，但小便频数反复，大便不调，有里急后重感，夜寐欠安，精神较前好转，舌脉同上。治宜守健脾补肾，益气固摄。处方：制附子40g（先煎半小时），生黄芪60g，补骨脂20g，山药30g，熟地黄30g，益智仁20g，生牡蛎30g（先煎），芡实30g，葛根30g，炒鸡内金30g。7剂。

五诊：2017年12月1日。上方连服2周，口渴引饮基本缓解，日饮水1热水瓶左右，尿频时有反复，大便次稍多，质软，稍有头晕，胃纳可，舌淡红苔薄白，脉细数。治宜补肾益气，健脾升清。处方：制附子10g（先煎半小时），生黄芪100g，补骨脂20g，山药30g，熟地黄30g，益智仁20g，党参30g，葛根30g，升麻15g，柴胡15g，炒鸡内金30g。7剂。

六诊：2017年12月27日。上二诊病情稳定，原方继服。现口稍干，日饮水基本如常人，夜寐好转，日间3小时左右小便1次，夜尿明显减少，2～3次，精神振，胃纳可，舌红苔薄脉细。上方加益智仁20g。又调治1月，小便基本正常，病情稳定，随访1年未复发。

按：尿崩症是由于下丘脑-脑神经垂体损伤后，致使抗利尿素分泌缺乏或减少所引起小便增多。此外，亦有部分是由于肾小管对抗利尿激素失去反应而引起本病。前者称脑垂体性尿崩症，后者为肾性尿崩症。中医将本病归属于"尿频""消渴"范畴。本例患者中老年男性，从事体力劳动，发病日久，病因不明，曾多方治疗未能获效。久病及肾，一诊时辨证为肾气不足，气化失司，兼有湿热，治以益气补肾，佐以清化。方用大剂生黄芪益气升清;配制附子温肾以助肾气之化，唐容川言："人身之气，生于肾中一阳，附子可以振肾阳以蒸动其气。附子助热，热生于水中，是得天水之阳，故附子入气分以助阳，能补命门之火，是以火化水，为肾与膀胱要药。"微微生火，取少

火生气之义,振奋肾阳以蒸动其气,助阳化气,使小便恢复正常;
生地黄滋水补肾,以缓其渴;滑石、虎杖、黄柏、通草、赤小
豆清利下焦湿热,全方益气补肾清化为主,药后下焦湿热得清,
口渴引饮见减,但尿频数如旧,且增形寒怕冷、腰背酸痛等症,
故二诊祛清利之品,增附子之量以温肾益气,促进肾气之化;
再加补骨脂、山药、益智仁、生牡蛎以补肾固摄;且加大剂甘草,
现代药理证明甘草有肾上腺皮质激素样作用,能使多种实验动
物的尿量及钠排出减少。药后病情逐步缓解,但病延日久,非
一时能收全功,故顺此思路,嘱病人坚持服药,后又增加补中
益气,健脾助运之品。治疗近 5 个月终使病情得以控制。

病例 3(糖尿病性肾病,高血压病)

许某,男,56 岁,个体。初诊:2016 年 11 月 16 日。

头晕、口干、尿频反复发作 5 年余。患者有糖尿病史 5 年
余,高血压病史 10 年,长期服用降压及降糖药物。2016 年 11
月 15 日检查血生化:GLU 8.11mmol/L,UA 423mmol/L,Cr
98μmol/L,TG 2.01mmol/L,TC 6.03mmol/L,PRO(++); 彩
超:甲状腺多发结节,脂肪肝,左肾结石,右肾盂积水。刻下
见:形体消瘦,头晕目糊,口渴喜饮,咽喉有痰,尿频急,夜
间又甚,腰背酸痛,神疲乏力,胃脘不适,偶有反酸,纳谷尚
可,大便调,夜寐尚安,舌红苔稍腻而干,脉弦数。

西医诊断:糖尿病性肾病,高血压病。

中医诊断:尿频,消渴。

辨证:肾阴不足,气化失司,痰热内结,肝木侮土。

治法:滋水涵木,清热滋阴,化痰泄浊。

处方:生地黄 30g,麦冬 15g,丹皮 20g,山药 20g,玉米
须 20g,六月雪 20g,赤小豆 20g,煅瓦楞子 20g,川连 10g,

川柏 10g，知母 20g，瓜蒌皮 10g。7 剂。嘱患者注意饮食，舒畅心情。

二诊：11 月 23 日。服药后头晕神疲好转，反酸止，口干、尿频仍存，大便偏稀，舌红苔薄，脉数。效不更方，原方去瓜蒌皮，加冬葵子 30g。14 剂。

三诊：12 月 7 日。复查尿常规：PRO（＋），GLU（＋＋＋）。药后胃脘不适好转，大便改善，口干、尿频依然，舌红苔薄，脉数。处方：知母 20g，川柏 10g，生地黄 30g，山药 30g，玉米须 10g，川连 15g，黑大豆 30g，六月雪 20g，半枝莲 30g，生黄芪 30g。7 剂。

以上方为主，连服 3 个月后症状减轻，头晕未发，胃脘无不适，腰酸改善，纳寐可，大便调，口干、尿频、疲劳等症好转。复查尿常规：PRO（＋），GLU（＋）。

按：消渴是由于先天禀赋不足、饮食不节、情志失调、劳倦内伤等导致阴虚内热，表现以多饮、多食、多尿、消瘦为主要症状的病证。《素问·奇病论》首先提出消渴之名，且认为阴虚内热是其主要病机。阴虚为主，燥热为实，二者互为因果。肺、胃、肾为主要病变脏腑，尤以肾为关键。本例患者，年近花甲，肾元亏虚，肾阴不足，肾精不能上充髓海，故见头晕；神失阴精充养，故神疲；腰为肾之府，故见腰酸；脾运不健，水湿运化无力，变生湿浊，郁而化热，则口干多饮，咽喉有痰，小便量多色黄；肾水不足，肝失滋养，肝木易亢，横侮脾胃，脾胃气机失调，胃酸随胃气上逆，而见反酸；脾虚不能转输水谷精微，则水谷精微下流注入小便，而小便味甘。《景岳全书·三消干渴》云："凡治消之法，最当先辨虚实，若察其脉证，果为实火致耗津液者，但去其火则津液自生，而消渴自止。若由真水不足，则悉属阴虚，无论上、中、下，急宜治肾，必便阴气所充，精血渐复，则病必自愈。"方中生地黄、麦冬、知母滋补阴血，清热生津；山药益脾固肾；玉米须、六月雪、赤小豆利水渗湿；川连、川柏清热泻火；丹皮清肝经之热；煅瓦楞子制酸；瓜蒌皮清热化痰。诸药合用，共奏滋水涵木，清热滋阴，化痰泄浊之功。

七、肢体病

1.痹证

李某，女，45岁。初诊：2016年7月5日。

膝关节疼痛半年。患者近半年来两膝关节疼痛，反复发作，每遇阴雨天加重，曾于当地诊所予激素类药物治疗，未予确诊，初服药后，疼痛减轻，之后多次服用，关节仍然疼痛，无明显好转。1周前因外感出现咽痛，畏寒，无发热，流鼻涕，膝关节疼痛再次发作，晨起关节僵硬不舒。刻诊：形寒怕冷，膝关节疼痛，局部发热，咽痛不适，身体困重，神疲乏力，纳谷欠香，夜寐不安，口黏不渴，小便色黄，大便黏滞不爽，舌红，苔薄稍腻，脉濡。查体：T37.5℃，膝关节无肿大变形，皮肤略红，皮温增高。实验室检查：ASO 607，RF（＋），ESR 104mm/h，CRP 51.6IU/L。

西医诊断：类风湿关节炎。

诊断：痹病。

辨证：风湿热邪，痹阻络脉。

治法：疏风胜湿，清热通络。

处方：麻黄连翘赤小豆汤加味。炙麻黄10g，连翘15g，杏仁10g，赤小豆20g，桑白皮15g，生甘草3g，秦艽20g，豨莶草20g，独活10g，滑石20g，香薷10g。7剂，每日1剂，水煎服。

二诊：7 月 12 日。发热已退，怕冷好转，咽部无不适，纳谷乏力好转，膝关节疼痛较前稍减轻，腰痛，活动略受影响，夜寐尚安，小便色略黄，大便好转，舌红苔薄黄，脉濡。治宜补肾强骨，祛风胜湿，逐痹通络。处方：独活 10g，桑寄生 15g，木瓜 15g，五加皮 20g，乌梢蛇 12g，桂枝 10g，生黄芪 30g，忍冬藤 20g，海风藤 30g，络石藤 20g，鸡血藤 20g，炒麦芽 20g。14 剂。

三诊：7 月 26 日。连服 2 周，膝关节及腰痛已缓解，精神好转，纳便尚调，近日咳嗽有痰，咽痛，口干，舌红苔薄，脉细数。实验室复查：ASO 100，RF（－），ESR 15mm/h，CRP 8IU/L。上方减络石藤、鸡血藤，加连翘 15g，杏仁 10g，继服 14 剂。

四诊：8 月 10 日。药后膝关节及腰痛基本缓解，肢体活动灵活，无困重感，精神亦可，纳、便调，夜寐时醒，舌红苔薄，脉细。治宜守原法出入，上方去杏仁、连翘，加夜交藤 10g，当归 20g。继续调治 1 个月，身体基本恢复正常。

按：类风湿关节炎属中医"痹证"范畴。《内经》中提出痹证的病因为风寒湿三气，如"风寒湿三气杂至合而为痹也"，"所谓痹者，各以其时重感风寒湿之气也"，"逆其气则病，从其气则愈，不与风寒湿气合，故不为痹"。观本例患者临床表现，乃外感风寒湿邪，入里化热，湿热之邪流注经络，痹阻筋脉关节而致。《金匮要略心典》云："寒湿之邪，非麻黄不能去。"《药性论》言："麻黄可治身上毒风顽痹。"治当解表清热，利湿除痹，通络止痛。方用麻黄连翘赤小豆汤轻清宣化，解表清热；加秦艽、豨莶草、独活，以祛风湿，通络宣痹；合滑石、香薷，加强利湿解表之力。诸药合用,表里共清,通络祛邪,故表解湿去,邪清络畅,痛止病缓。

2. 脉痹

病例 1(左下肢小动脉栓塞)

邢某,女,59 岁,退休。初诊:2007 年 1 月 2 日。

左下肢麻木发凉 2 月。该患者 2 月前始感左下肢麻木,肿胀,怕冷,当时入住某院内科,经超声检查后发现左下肢小动脉栓塞,给予改善循环治疗后肿胀有好转,但左下肢麻木、发凉感无改善,又至上级医院血管外科就诊,考虑暂不予支架等治疗,予华法林抗凝治疗,患者服用华法林后出现牙龈出血,INR 高,屡次调整剂量均不理想,故而自停西药来我处就诊。刻见:左足尚能行走,但不稳,皮色不变,麻木感较甚,时有刺痛感,左下肢略肿胀,按之欠温,面色㿠白,形寒怕冷,跌动脉重按不可得,腘动脉搏动存在,纳食可,二便尚调,夜寐欠安,入睡困难,舌淡边紫,苔薄白,双手尺脉沉细,重按可得。

西医诊断:左下肢小动脉栓塞。

中医诊断:脉痹。

辨证:气血不足,寒凝经脉,脉络瘀阻。

治法:益气养血,温经通脉。

处方:生黄芪 30g,桂枝 15g,炒白芍 15g,当归 20g,川芎 10g,丹参 20g,牛膝 15g,鸡血藤 20g,薏苡仁 30g,炙甘草 6g,大枣 10 枚,生姜 10g。7 剂。

二诊:1 月 9 日。麻木感较前有所好转,左足底麻木较重,无明显痛觉,仍有形寒怕冷,舌脉同前,睡眠有所好转,上方加制附子10g（先煎），7剂。

三诊：1月16日。症状较前明显好转，麻木感偶有发作，自觉有热气绕腰膝，夜寐安，食纳可，行走稍多即左下肢疼痛，需休息后方能继续行走，亦不能快行，舌淡边紫，苔薄白，双手尺脉沉细。上方去薏苡仁，加宣木瓜10g，地龙10g，14剂。

四诊：2月1日。自觉麻木感明显好转，久坐久立后才有发作，自诉既往偶有胸闷，现也未再发作，舌象同前，尺脉好转，轻取可得。治宜益气养血，温经活血通脉。处方：生黄芪30g，桂枝20g，炒白芍20g，当归20g，制附子10g（先煎），川芎10g，丹参20g，牛膝15g，鸡血藤20g，地龙10g，炙甘草6g，大枣10枚，桃仁10g。上方继服14剂病情基本恢复。

按：本例患者年近六旬，气血不足，血脉瘀阻，发为脉痹。治宜益气养血，温经通络，方用黄芪桂枝五物汤加减。黄芪桂枝五物汤始见于《金匮要略》："血痹，阴阳俱微，寸口关上微，尺中小紧，外证身体不仁如风痹状，黄芪桂枝五物汤主之"，具有益气通阳，和营行痹的功效。方中黄芪能补脾肺之气，为补气要药；桂枝温经通脉，辅以芍药、姜、枣温运气血，畅行血脉，调营卫而除痹；加川芎、丹参活血化瘀、通经止痛；怀牛膝活血祛瘀，滋补肝肾，引血下行；薏苡仁主筋急拘挛，祛风湿痹；鸡血藤行血补血，舒筋活络。该患者以养血益气温通为主，盖因患者年近六旬，生有四子，气血两亏，未经调养，疾病益深，后期出现动脉栓塞，虽有跌动脉重取不得，但尚能行走，唯有麻木为甚，面色㿠白，舌淡边紫，尺脉需重取，为气血两虚夹瘀之证，加上形寒怕冷，考虑肾阳虚衰，不能温阳化气行血，一诊黄芪桂枝五物汤加味后症状已缓解。二诊乘胜追击，加用附子以增温经通脉之功，效果益加明显。三诊、四诊为巩固疗效，桃仁、地龙均有活血通痹作用，地龙为血肉有形之品，活血通痹作用更强。

病例2（风心病，双上肢动脉栓塞）

张某，男，45岁，渔业生产者。初诊：2007年4月14日。

患者从事海产养殖15年余，长年守海塘，近年来，自觉心慌心悸，双下肢关节疼痛。1年前在当地医院查血沉增快，抗"O"、类风湿因子阳性，血黏度高，曾按"风心病"治疗，效果不佳，因自恃年轻，未重视，未再服药，10余天前突感双上肢疼痛难忍，尤以肘关节以下为甚。在本市某医院就诊，经西医诊断为"风心病""双上肢动脉栓塞"，予活血改善循环治疗，右侧上肢疼痛减轻，皮色皮温正常。现觉心慌、心悸、咳嗽痰白，气短乏力，肢软，头昏头胀痛，左手臂及手指麻木疼痛冷感，尤以肘关节部位为甚，遇寒加剧，眠差纳少，口干不欲多饮，小便黄，舌质红苔薄黄腻，左脉细涩欲绝，时有时无，右脉细弦。

西医诊断： 风心病，双上肢动脉栓塞。

中医诊断： 心悸，脉痹。

辨证： 心血不足，寒湿痹阻，入里化热。

治法： 养血通脉，温经散寒，佐以清化。

处方： 当归四逆汤加减。当归15g，桂枝10g，炒白芍30g，通草6g，细辛3g，炙甘草6g，大枣10枚，丹参20g，生黄芪30g，地龙15g，红花6g，薏苡仁30g，秦艽20g。7剂。

二诊： 4月21日。药后诸证减轻，左脉沉细，右脉细弦，手足仍感冷，前臂紧痛，头昏、头胀痛，咳嗽减少，用当归四逆汤已见效用，仍按原方加减。处方：当归15g，桂枝15g，细辛 10g，生白芍 30g，丹参 20g，地龙 10g，生黄芪 30g，红花 9g，川芎 10g，薏苡仁 30g，秦艽 20g，大枣 10 枚，炙甘草 6g。7 剂。

三诊： 左脉细弱，但搏动稳定，右脉细弦，血压 110/70mmHg，双上肢血压基本相同，诸证减轻，原方继进，因该患者居住海岛，就诊不便，症状已好转，上方 14 剂带回家继服。

按： 该患者辨为脉痹，乃心血不足，寒湿痹阻络脉，兼有湿热。患者居住海岛，潮湿之地，平日辛劳有加，阳气不固，风寒湿邪内侵，流走经络关节，气血运行不畅，阻滞不通而为痹证。阳气衰微，气血两虚，气滞痰阻，故见头昏闷、胀痛、心慌、心悸、气短乏力，肢软；寒凝血脉、脉络痹阻则见左手臂手指麻木疼痛，色青紫冷感。且左脉时细涩欲绝，时无脉，证属阳虚内寒，气血不足，寒湿痹阻，血脉不利，故手足厥寒而脉细欲绝，甚至无脉，而舌红、苔黄腻、尿黄，乃兼有湿热之象。故治疗以养血温经通脉为主，佐以清化，以当归四逆汤加减而获效。其中标本虚实的主次关系，尤为辨证之重点。《伤寒论》第 351 条说："手足厥寒，脉细欲绝者当归四逆汤主之。"患者素体阳虚，复因寒邪凝滞以致气血运行不畅，四末失于温养，而致手足厥冷，脉细欲绝，此为本病着眼点。治疗该病，不能只重活血化瘀而忽视温经通络，辨证需掌握主要症状、谨守病机，不为"口干，舌质红，苔黄腻"所惑。抓住"左手臂手指麻木疼痛，手足厥冷、青紫、脉细涩欲绝，时有时无等证"确诊为寒凝血脉、脉络痹阻。遂以当归四逆汤为主方养血通络、温经散寒，配以黄芪、大枣、山药益气扶正固本，推动血行；丹参、红花、地龙活血通络；加用薏苡仁、秦艽清化湿热，逐痹通络。诸药共用起益气养血，温经通络，祛寒逐痹，清化湿热之效。

病例3（双下肢动脉狭窄）

张某，男，65岁。初诊：2018年12月15日。

双下肢冷痛、麻木4年。患者4年前无外伤、感染等明显原因下出现双下肢冷痛、麻木，以足背部为主，疼痛遇冷加剧，得温则缓，伴见局部皮肤苍白，皮温不高，当时未予重视，未行正规治疗，上症持续存在。后双下肢疼痛、麻木感加重，疼痛延及小腿及足底部，行走加重，以至跛行，休息后可稍缓解，继续行走下肢疼麻复现或加重，遂于2014年11月至宁波市某医院就诊，查双下肢动脉B超示：双下肢动脉内膜增厚，右下肢股总动脉后壁见一大小约26.4mm×4.6mm不均回声扁平斑，局部管径变细，原始管径约8.3mm，残余管径约3.9mm，流速增快，左侧股总动脉后壁见大小约30.3mm×3.9mm不均回声扁平斑。当时诊断为：①右侧股总动脉狭窄（50%～69%）；②双侧下肢动脉狭窄。经对症处理后（具体药物不详）上症稍改善，停药后逐渐加重，每遇冷、劳累后复发。2月前患者双下肢疼痛、麻木加重，行走时及夜间更甚，局部皮肤发白，皮温不高，足背动脉搏动减弱。患者既往有"高血脂症"病史6年，有"高血压，冠心病"病史5年，行"心脏支架植入术"近2年，平素口服拜阿司匹林肠溶片、单硝酸异山梨酯缓释片、富马酸比索洛尔片，目前病情控制尚可。刻下：双下肢冷痛、麻木，行走不便，足背部皮肤干燥、苍白，形体偏胖，面色少华，神疲乏力，口中淡，无口干口苦，双下肢无水肿，二便尚调，胃纳尚可，夜寐一般，舌淡红稍紫苔白，脉缓。

西医诊断：双下肢动脉狭窄。

中医诊断：脉痹。

辨证：阳气不足，寒凝脉络。

治法：温阳补血，散寒通络。

处方：桂枝20g，附子15g（先煎），鹿角片10g，熟地30g，炙麻黄10g，白芥子10g，干姜10g，怀牛膝20g，炙甘草10g，7剂。并嘱患者注意保暖，避免寒冷刺激；注意卫生，下肢常用温水清洗，勤修剪趾甲。

二诊：2018年12月22日。病史同上，药后下肢冷痛、麻木减轻，时有发热感，足底大趾、三趾、次小趾处可见红点透出；手足发凉好转，无口干口苦，纳、便调，夜寐可，舌脉同上。效不更方，加地龙10g，7剂。

三诊：2018年12月29日。服上方7剂后肢体冷痛、麻木较上周减轻，行走改善，尚有乏力，易汗出，纳谷一般，二便尚调，夜寐安，口不干，舌淡紫苔薄，脉缓。上方加黄芪30g，7剂。

四诊：2019年1月9日。病史同上，下肢疼痛明显减轻，麻木好转，汗已止，下肢肤色基本回暖，近日可平稳步行数百米，纳、便调，夜寐安，舌红苔薄，脉缓。上方制附子改30g（先煎1小时），7剂。

五诊：2019年1月16日。病史同上，药后疼痛基本消失，麻木感明显减轻，时有出汗，口中稍干，舌脉同上。上方加当归20g，7剂。

按：《素问·痹论》记载："痛者，寒气多也，有寒故痛也。其不痛不仁者，病久入深，荣卫之行涩，经络时疏，故不通，皮肤不营，故为不仁。"此案患者双下肢麻木、冷痛，趺阳脉伏，下肢可见间歇性跛行，皮肤干燥发白，属中医"脉痹"范畴。患者年逾六旬，脏腑渐衰，复因2年前行"心脏支架植入术"，致使气血亏虚，阳气不足，气血亏虚则荣卫行涩，症见下肢麻木；阳气不足，鼓动无力，则失通达、温煦之力，脉络凝滞，则见肢体疼痛；肢体失于温养则见肤冷、苍白。加之近日感寒，寒凝经脉，则冷痛畏寒之感更剧。患者舌淡红稍紫苔白，脉缓亦为阳虚寒凝之象。故方用温阳散寒之阳和汤加减。方中重用附子助阳补火，散寒止痛，温经通脉。张锡纯云"附子，味辛，性大热。为补助元阳之主药，其力能升能降，能内达能外散，凡凝寒锢冷之结于脏腑、着于筋骨、痹于经络血脉者，皆能开之通之。"配麻黄、桂枝散外寒以通脉；伍鹿角片、干姜温脾肾之阳，益精血；佐熟地温补营血，填精补髓，又可制附、麻之温散；白芥子温化寒痰，通络散结；怀牛膝补肝肾强筋骨，引血下行，张介宾云："主手足血热痿痹，血燥拘挛；……其性下走如奔，引诸药下降。"炙甘草益气补中，调和药性，同时甘缓姜附之峻烈。全方合用温肾助阳，填精补血，温经通络，散寒止痛。服药七剂后，患者出现肢体发热感，非因火热内生，抑或是阴虚火旺，而是阳气复充，寒散脉通之象，故用原方加减继服，病痛乃愈。

病例4（双下肢动脉硬化闭塞症）

史某，男，75岁。初诊：2019年1月12日。

左下肢行走后疼痛不适2年，加重4月余。于2019年1月8日至1月12日在宁波某医院血管介入科住院，查体：双下肢无肿胀，双下肢散在皮肤色素沉着，双下肢可见多条蚯蚓状曲张静脉，无明显皮肤破溃，双侧股动脉搏动存在，足背、胫后动脉搏动未触及，予抗血小板、降脂、活血等治疗，并口服阿司匹林片（0.1g，qd）、阿托伐他汀钙片（20mg，qn）、利伐沙班片（10mg，qd），口服 3 天后出现皮下瘀斑，未敢再服，停药，患者自动出院来中医治疗。刻下：左下肢行走后疼痛，未出现跛行，双下肢麻木、畏寒发冷，左下肢更明显，腰部酸痛，夜寐不安，早醒，胃纳一般，大小便尚调，形体消瘦，面色少华，舌淡紫，苔白腻，脉沉细涩，两侧趺脉未及。2019 年 1 月 9 日住院，其间辅助检查：下肢血管 CTA：双侧股动脉中上段闭塞伴周围侧枝形成。多发动脉壁软斑块伴明显狭窄，符合多发性动脉粥样硬化表现。心脏彩超：室间隔增厚，左心室舒张功能减退。心电图：窦性心律。胸片：两肺纹理增多。

西医诊断：双下肢动脉硬化闭塞症。

中医诊断：脉痹。

辨证：阳气不足，痰瘀内积，络脉痹阻。

治法：振奋阳气，化痰活血，祛瘀通络。

处方：制附子 10g（先煎半小时），白芥子 10g，鹿角片 10g（先煎），地鳖虫 10g，水蛭 6g，薏苡仁 30g，三七粉 3g（冲服），桂枝 20g，当归 20g，牛膝 20g。7 剂。

二诊：1 月 19 日。病史同上，药后症状较前有所缓解，下肢畏寒有所好转，仍有左下肢行走疼痛，夜寐不安，早醒，胃纳一般，大小便尚调，形体消瘦，面色少华，舌淡紫，苔白腻，脉细涩。上方有效，对症，予去地鳖虫，加地龙 10g，改附子 15g（先煎 1 小时），继续服用 14 剂。

三诊：2 月 2 日。此次就诊自感畏寒明显好转，以往需热水袋放脚前才能入睡，但有时因感觉麻木，易造成皮肤烫红，不敢多用，常因脚冷夜晚不能安睡，现感脚温暖，能安睡，皮色仍黯，多色素沉着，胃纳可，大小便调，舌淡紫，苔白腻，脉细涩。上方改附子30g（先煎一个半小时），加土茯苓30g，7剂。此诊后因过年，患者于当地医院转方3次，共服用28剂。

四诊：3月2日。症状大为改善，左下肢略有疼痛感，下肢肤色较前好转，仍可见色素沉着，没有畏寒怕冷感，夜寐安，胃纳较前减少，大便偏干，难解，无其他不适症状，舌淡稍紫苔薄，脉细涩。治宜养血活血，温经通络。处方：桂枝20g，茯苓20g，当归20g，赤芍15，桃仁10g，熟地30g，地鳖虫10g，水蛭6g，薏苡仁30g，肉苁蓉30g，地龙10g。7剂。

五诊：3月16日。3月9日起停药1周，目前双下肢均无疼痛，有下肢麻木感，无畏寒怕冷，仍不能劳累，胃纳好转，睡眠安，大便通畅。上方继续服用7剂。后患者症状稳定未发作疼痛、跛行等，在当地医院继续转方2次停药。目前长期服用三七粉，未再来就诊。

按：患者西医明确诊断动脉硬化性闭塞症，该病是全身性动脉血管壁变硬、失去弹性，继发血栓形成，致使远端血流量减少或中断，引起血供障碍，从而引起一系列如肢体麻木、发凉、疼痛、跛行等症状。根据症状、病因归属中医"脱疽、脉痹"范畴。患者年过七旬，肾阳已衰，不能温化水湿，炼液为痰，痰湿瘀结于脉络，气血受阻，阳气被遏，不能达于四末，则肢寒，得温能缓；气血不能荣于肌肤，则见肢体麻木；气血瘀阻，不通则痛，可见肢痛、跛行。舌苔白滑为痰湿，舌淡紫为寒凝血滞，脉沉细涩亦阳虚、寒极，故综合四诊，属本虚标实证，肾阳虚衰为本，寒凝痰瘀为标，治疗当以温阳化痰通络祛瘀为治则，《素问·调经论》云："血气者，喜温而恶寒，寒则泣不能流，温而消而去之。"《素问·阴阳应象大论》云："寒气生浊。"浊者,寒湿、痰饮、瘀血之邪也。动脉内粥样斑块与中医痰浊类似,血栓形成则为瘀血,都是因寒所致浊邪,病久入络,络脉痹阻,其病乃成。从该患者来看,治疗首先应温,故拟方以温阳为主,以阳和汤为主方,附子、鹿角片益肾补阳,附子先从小剂量开始用;阳气已虚,病已日久,内有水湿顽痰瘀滞,佐以白芥子化顽痰,薏仁燥湿;三七粉、地鳖虫、水蛭活血化瘀,其中水蛭对此病效果尤佳,现代医学表明,水蛭素是凝血酶抑制剂,有很好的抗凝作用;瘀滞之病不能光用活血化瘀,佐以通经络的药物效果才好,故配合桂枝、当归温通经脉;牛膝引血下行,养血与通脉兼施。全方配伍得当,温振阳气,化痰祛瘀,通经活络,故首诊获效。二诊、三诊见寒证缓解,效不更方,逐渐加大附子用量,并配合地龙通络,土茯苓祛湿、利关节。四诊,畏寒不再,寒证已解;仍有疼痛,瘀血仍存;大便难解,肾精不足。故治疗方案予以调整:去附子,以熟地补肾养精,肉苁蓉温阳通便,并以桂枝茯苓汤合地龙、地鳖虫、水蛭、薏仁,活血化瘀,除痹止痛。在一些难治病的辨治上,不能见瘀化瘀,见寒散寒,运用总体观,纵观全局,灵活运用温、清、消、补各手段,如该患者温阳与补血并用,祛痰与通络相伍,则使阳虚得补,寒痰瘀滞得除。

3. 痿证

任某,男,45岁,经商。初诊:2009年10月11日。

双下肢痿软乏力,低热2月,加重1月。患者素有右股骨头缺血性坏死病史,于2月前感双下肢酸软无力,低热,逐渐加重,1月前出现行走困难,于9月8日以格林巴利氏综合征,右股骨头缺血性坏死入住某医院。当时精神软,体温37.2℃,

双下肢酸软无力，行走困难。查体：双上肢肌力 5 级，腱反射减退，双下肢肌力 4 级，腱反射消失，病理征未引出，深浅感觉、复合感觉无殊。血常规、血沉、抗链 O、免疫功能检查无殊，血生化：ALT 69U/L，TG 2.31mmol/L。脑脊液常规：潘氏试验阳性。肌电图：广泛周围神经运动传导阻滞，伴根性损害。体感诱发电位报告示：双下肢 SLSEP 异常（P40 波潜伏期延长）。B 超示：脂肪肝。诊断为：格林巴利氏综合征，右股骨头缺血性坏死。予桂哌奇特、银杏达莫、甲钴胺等改善循环、营养神经等治疗，未见明显好转，因股骨头坏死又不宜用激素治疗，于 10 月 9 日自动出院。今来院要求中医治疗，现见患者坐轮椅来院，不能行走，双下肢肌肉萎缩，肌力 3 级，腱反射消失，病理征未引出，冷、热、痛觉无殊，双上肢手指稍有麻木，肌力正常，面色少华，纳谷不香，神疲乏力，夜寐易醒，时有头晕，右腿臀部酸痛，舌淡红苔白滑根稍腻，脉沉缓。

西医诊断：格林巴利氏综合征。

中医诊断：痿证。

辨证：元气不足，肝肾亏虚，湿浊痹阻络脉。

治法：益气护元，补益肝肾，化湿通络。

处方：黄芪 100g，蕲蛇 9g，制附子 15g（先煎），当归 20g，赤芍 30g，地龙 10g，苍术 15g，薏苡仁 30g，桃仁 10g，红花 6g，忍冬藤 20g，晚蚕沙 20g（包），土茯苓 20g。7 剂，水煎服，日 1 剂。

二诊：10 月 18 日。药后患者下肢感热，神疲好转，右臀部酸痛减轻，舌淡红苔白，脉缓。上方见效，宜以原法。处方：黄芪 100g，蕲蛇 9g，制附子 15g（先煎），当归 20g，赤芍 30g, 地龙 10g, 苍术 15g, 薏苡仁 30g, 桃仁 10g, 红花 6g, 忍冬藤 20g, 晚蚕沙 20g (包), 怀牛膝 20g, 地鳖虫 10g。7 剂, 水煎服, 日 1 剂。

三诊: 10 月 25 日。今天患者在人搀扶下步行来院门诊, 自述 3 天前患者能下地行走, 但尚感乏力, 不能久立, 上下楼梯困难, 纳谷增加, 大便亦调, 唯觉口干, 咽喉稍痛, 时有咳痰, 舌红苔白稍腻, 脉缓。上方去附子, 加黄柏 10g, 木瓜 15g。7 剂, 水煎服, 日 1 剂。

四诊: 11 月 2 日。患者除上下楼梯稍感困难外, 能独自行走, 精神可, 无头晕, 纳、便调, 舌红苔白, 脉缓。患者湿浊渐化, 肝肾尚亏, 治宜增固本扶元, 补肾壮骨之品。处方: 黄芪 100g, 蕲蛇 9g, 熟地 30g, 当归 20g, 赤芍 30g, 地龙 10g, 苍术 15g, 薏苡仁 30g, 桃仁 10g, 红花 6g, 忍冬藤 20g, 木瓜 15g, 杜仲 20g, 怀牛膝 20g, 地鳖虫 10g。7 剂。

以上方为主, 又治疗 1 月, 病情基本康复, 行走正常, 双下肢肌力 5 级, 腱反射稍减退, 病理征未引出, 双下肢肌电图检查正常。除右臀部遇阴雨天尚感酸胀外, 余无不适。

按: 格林巴利氏综合征是一种病因未明的神经系统自身免疫性疾病, 临床表现以四肢肌张力降低、肌力减退、腱反射消失为主, 西医治疗以激素为主。本病属中医"痿证"范畴。本例患者素有股骨头缺血坏死之疾, 又罹患本病, 西医对症治疗无效, 又不能使用激素, 病情进展, 颇感为难, 转请中医治疗, 病移数月, 综合脉症, 患者元气不足, 肝肾亏虚, 筋脉失养是本, 江南沿海, 气候潮湿, 体虚之人, 易受湿邪, 湿浊内侵, 阻滞经脉, 气血不运, 肌肉失养, 痿证乃成。《黄帝内经》既有"五脏使人痿"之论, 又有"有渐于湿, 以水为事, 若有所留, 居处相湿，肌肉濡渍，痹而不仁，发为肉痿"之说。故治疗以益气护元，补益肝肾以固其本；化湿泄浊，活血通络以祛其邪。方用大剂黄芪益气扶元；合当归、蕲蛇、制附子补益肝肾，养血壮骨；加地龙、桃仁、红花、赤芍活血通络；配苍术、薏苡仁、忍冬藤、晚蚕沙、土茯苓化湿泄浊。药后患者双下肢无力逐渐好转，而后渐加补益肝肾之品，固本扶元，终使痼疾得以康复。

4. 脱疽

韩某，男，75岁。初诊：2019年2月12日。

左下肢红肿热痛伴溃疡，足趾流脓1月余。患者1月前外伤后出现左下肢红肿热痛，当时未予重视，2天后出现溃疡、糜烂，无畏寒发热，无恶心呕吐，无胸闷心悸，无腹胀腹泻等不适，至宁波市某医院就诊，门诊拟"左下肢溃疡伴糜烂"收住入院，入院查体：左大腿未见明显肿胀，左小腿轻度肿胀，左足动脉凹陷性水肿，左小腿红肿热痛明显，左足第三足趾皮肤溃破伴炎性渗出，触痛不明显，足趾活动及感觉功能可，双侧股、腘动脉搏动可及，双侧足背动脉未及。入院后完善相关检查：CTA：腹主动脉、双侧髂总动脉、髂内外动脉、股动脉、腘动脉及其分支多发钙化伴节段性中度狭窄。心脏彩超：双房增大主动脉瓣增厚。左小腿MR：左小腿略肿，皮下肌肉及其肌肉多发异常信号。诊断为：①下肢动脉硬化闭塞症；②左下肢溃疡伴感染；③高血压；④痛风；⑤心房颤动。经抗凝、抗感染、利尿等治疗后好转出院。出院后患者左下肢仍有溃烂，四肢发冷，不能行走，经人介绍来名医门诊就诊。刻下见：行走困难，轮椅进入，面部红紫相兼，口唇色紫，精神萎靡，四肢无力，手足发冷，双下肢皮色紫红色，左下肢溃烂，以足趾为甚，趾端流脓、创口发黑，略肿，按之欠温，指甲脱落，指端泛白，双手多发痛风石，关节变形，心悸时作，动则气短，胃纳不香，睡眠可，舌红有瘀斑，苔白厚腻而干，脉沉细弱，重按无力。查体：下肢触痛明显，腘动脉搏动存在，足背动脉搏动不明显，趺阳脉不可及。

西医诊断：①下肢动脉硬化闭塞症；②左下肢溃疡伴感染；③高血压；④痛风；⑤心房颤动。

中医诊断：脱疽，心衰。

辨证：患者老年，下元亏虚，心阳不振，酒食不节，湿热瘀毒内积，久病入络，络脉受损，热蒸肉腐，乃成坏疽。

治法：益气温阳，清热化湿，通脉解毒，祛腐排脓。

处方：生黄芪30g，制附子20g（先煎），苍术15g，牛膝20g，川柏15g，地龙10g，忍冬藤30g，生地黄20g，赤芍20g，冬葵子30g，晚蚕沙（包）20g，土茯苓20g，鹿角片10g（先煎），蒲公英30g。7剂，水煎服。

二诊：2019年2月19日。病史同上，药后左下肢创口较前好转，但仍发紫发暗，面部紫红较前好转，口干舌燥，不欲饮水，小便量少，胃脘尚舒，大便偏溏，胃纳可，舌紫红苔白厚而干，脉沉细，重按无力。治宜守原方出入。处方：生黄芪30g，制附子30g（先煎1小时），当归20g，牛膝30g，川柏15g，乌梢蛇10g，忍冬藤30g，生地黄20g，赤芍20g，冬葵子30g，绵萆薢20g，土茯苓20g，鹿角片10g（先煎），蒲公英30g。7剂，水煎服。

三诊：2019年3月13日。服药后，患者下肢溃疡好转，二便调，可缓慢行走，舌紫红苔白稍厚，脉沉细。上方去鹿角片、当归，加水蛭6g。7剂。

四诊：2019 年 3 月 20 日。下肢溃疡较前好转，溃疡处结痂，无流脓，纳可，二便调，两目发糊，多眼眵，口唇发紫，时有心悸气短，夜寐安，舌红苔白而干，脉沉细而涩。处方：生黄芪 30g，麦冬 15g，五味子 6g，制附子 30g（先煎 1.5 小时），薏苡仁 30g，水蛭 6g，土茯苓 30g，绵萆薢 20g，败酱草 30g，刘寄奴 15g，蒲公英 30g，黄柏 15g，赤小豆 30g，青葙子 20g。7 剂，水煎服。

五诊：2019 年 3 月 27 日。服药后下肢溃疡较前好转，创面愈合，精神好转，能行走，说话声音响，目视欠清，纳便尚调，舌稍紫红苔白而干，脉沉细而促。上方去青葙子，加三七粉 3g（冲服）。7 剂。

六诊：2019 年 4 月 3 日。病史同上，下肢溃疡好转，胃纳可，二便调，舌紫红苔薄黄，脉沉涩。上方去水蛭，加地龙 10g。7 剂。

七诊：2019 年 4 月 10 日。下肢溃疡愈合，目糊，胃纳可，舌红稍紫，苔薄黄而干，脉沉涩。上方去三七粉。14 剂。

八诊：2019 年 4 月 24 日。病史同上，下肢溃疡好转，局部发痒，精神尚可，胃纳可，二便调，仍吸烟，舌红紫，苔白稍腻，脉弦涩。继续予温肾通阳，化湿清热，解毒和营之法。处方：生黄芪 30g，薏苡仁 30g，制附子 20g（先煎 1 小时），赤芍 20g，土茯苓 30g，蒲公英 30g，金银花 20g，忍冬藤 20g，刘寄奴 15g，地耳草 20g，赤小豆 30g，黄柏 15g，怀牛膝 20g，蜂房 10g。7 剂。

九诊：2019 年 5 月 8 日。患者步行入诊室，自述可逛公园，下肢溃疡好转，口唇发紫，口干而燥，胃纳可，二便调，舌红稍紫苔白而干，脉沉细。上方去蜂房，加生地黄 10g，知母 20g。7 剂。

上方又继续治疗 2 周，下肢溃疡基本愈合，精神可，可自己行走，生活自理。

按：本例下肢动脉硬化闭塞，肢体溃烂，属中医学"脱疽"范畴。陈实功《外科正宗》云："夫脱疽者，外腐而内坏也。此因平昔厚味膏粱熏蒸脏腑，丹石补药消烁肾水，房劳过度，气竭精伤……多至阳精煽惑，淫火猖狂，其蕴蓄于脏腑者，终成燥热火症，其毒积于骨髓者，终为疽毒阴疮。"该例患者老年男性，平素嗜酒吸烟，日饮白酒斤余，烟三四包，烟酒之毒，毒积脏腑经脉之间，终久必发。初见气血阻滞之脉痹之症，终致寒郁化热，热盛肉腐骨烂。该患者病情进展迅速，已有溃烂疮脓，皮肤黑紫。《薛己医案》云："肿痛色赤，水衰火旺之色，尚可治；若黑若紫，火极似水之象也，乃肾水已竭，精气已涸，决不治。"可知患者病情危重，非脉痹可论，已有脱疽之势，辨证为下元亏虚，心阳不振，酒食不节，湿热瘀毒内积，久病入络，络脉受损，热蒸肉腐，乃成坏疽之本虚标实证。用方取自阳和之意，温通经络，托里和血，但治疗上应动静结合，因该患者面红形盛、肉腐骨烂为热蕴毒积之象，再用桂、麻则恐助阳化热，故去而不用。又因余方过于滋腻而静守，故用黄芪、附子代熟地，黄芪是外科益气托里第一要药，附子为通十二经纯阳之要药，两者合用，大补元气元阳，以盛气易厚味，分秒必争，静中有动；鹿角片为血肉有情之品，生精补髓，养血助阳；以此温肾益气，强心通脉；苍术、牛膝、川柏、冬葵子、蚕沙清化湿热，泄浊解毒；地龙、忍冬藤、生地黄滋阴凉血，通络活血；蒲公英、土茯苓清热解毒。共奏温阳通脉，化湿清热，凉血解毒，祛腐排脓之功。冀能力挽狂澜，免于截肢之苦。前后连续治疗 3 月余，终使病情得以好转，肢体功能基本恢复。

5. 下肢肿胀

Yuliia，女，36 岁，乌克兰人。初诊：2018 年 8 月 11 日。

患者反复下肢肿胀 3 年。3 年前无诱因下开始出现右下肢足踝处肿胀，无灼热疼痛，无畏寒发热，无肢体麻木等，当时未重视，未正规诊治。此后上症逐渐加重，肿胀涉及整个右下肢。曾在外院就诊，考虑淋巴管阻塞导致的淋巴水肿，予抬高下肢、穿弹力袜等治疗，后肿胀逐渐消退。2 年前左下肢膝以下开始肿胀，无灼热疼痛，无肢体麻木，无间歇性跛行等，继以前法治疗，症状无好转，且逐渐蔓延整个左下肢，多次在外院就诊，查左下肢动静脉彩超未见异常；左侧腹股沟彩超提示腹股沟处淋巴结。予对症治疗症状均无改善。今在中国友人介绍下来吾处就诊。刻下：左下肢弥漫性肿胀，按之无凹陷，皮肤增厚质硬，肤色偏白，皮温减低，平时工作紧张，二便调，月经尚调，舌红，苔白，脉细数。

西医诊断：象皮肿，淋巴管阻塞。

中医诊断：下肢肿胀。

辨证：寒凝血瘀，络脉瘀阻。

治拟：温经通络，散结消肿。

处方：制附子20g（先煎 1 小时），桂枝20g，当归20g，川芎15g，地龙10g，夏枯草10g，怀牛膝20g，鸡血藤20g，川柏10g，生牡蛎30g（先煎），生甘草5g，桃仁10g。7 剂。

二诊：2018 年 8 月 18 日。病史同上，左下肢仍肿胀，口苦，夜寐较晚，二便调，胃纳可，舌红，苔薄，脉细数。思原法既效，守方有恒。予上方去川柏、鸡血藤、川芎，加刘寄奴

20g，红花 6g，穿山甲粉 2g（吞服）加强活血化瘀散结之功，7 剂。

三诊：2018 年 8 月 23 日。服药后左下肢肿硬减轻，纳、便调，舌红，苔薄，脉细。守原方出入。上方去牡蛎，加路路通 10g，白芥子 10g，10 剂。

四诊：2018 年 9 月 5 日。病史同上，左下肢仍肿胀，脚背明显，脘腹时痛，纳、便调，舌红，苔薄，脉细。守原方出入。上方去生甘草，加泽兰 20g，10 剂。

五诊：2018 年 10 月 13 日。服药后左下肢肿胀较前好转，主要以踝以下肿胀为主，足趾外伤疼痛，纳、便调，舌红，苔薄，脉细。守原方出入。上方去泽兰，加川柏 10g。7 剂。

六诊：2018 年 10 月 20 日。药后症减，左下肢皮肤肿硬减轻，夜间下肢作胀，行走后无不适，足部血循环较前好转，舌脉同前。方予桃红四物汤加减养血活血通络。处方：桃仁 10g，红花 6g，川芎 20g，当归 20g，赤芍 30g，生地黄 30g，地龙 10g，怀牛膝 20g，鸡血藤 20g，水蛭 6g，桂枝 20g。14 剂。

七诊：2018 年 11 月 3 日。服药后下肢肿胀减轻，小腿皮肤较前松软，纳、便调，月经调，舌红，苔薄，脉细。上方加路路通 10g。10 剂。

八诊：2018 年 11 月 14 日。服药后下肢肿胀基本消退，皮色正常，足背略肿胀，纳、便调，舌红，苔黄，脉细。上方去水蛭，加地鳖虫 10g，20 剂。回国。

按：淋巴管阻塞通常表现为淋巴水肿，是淋巴液回流障碍，使淋巴液在皮下组织积聚而引起纤维增生、脂肪硬化，后期肢体肿胀，而且皮肤增厚、粗糙、坚如象皮，故又称"象皮肿"。淋巴管阻塞的原因很多，可分为原发性（原因不明）和继发性。

继发性包括由炎症、肿瘤、损伤后和放射治疗后等引起。该症临床较少见，属疑难症之一，在中医学中归属"肿胀"范畴。本案患者下肢肿胀反复发作，皮肤增厚变硬，皮色白，皮温低，纳寐可，二便调，结合舌脉，证属寒凝血瘀，治疗应辨病辨证相结合，以温经活血通络，散结消肿为主。方中附子，辛甘大热之品，补火助阳，散寒止痛；桂枝温阳通络；当归、鸡血藤养血活血，有化瘀不伤血之妙；桃仁、川芎助当归活血祛瘀；血瘀日久，加虫类药地龙通经活络；夏枯草、牡蛎软坚散结；牛膝补益肝肾，活血化瘀，通络止痛；川柏苦寒清利下焦，制约附子辛热之性；甘草调和诸药。全方合用，共奏温经活血通络，散结消肿之效。服药后患者左下肢肿胀有所减轻，思原法既效，守方有恒，即在此方基础上随症加减，加强活血化瘀、软坚散结之功。六诊时患者左下肢皮肤肿硬均有减轻，夜间下肢作胀，行走后无不适，足部血循环较前改善。继续予桃红四物汤加减，以养血活血通络。再以此方加减调治1月左右，左下肢肿胀基本消失，足背略肿，纳寐可，二便调，诸症均安。纠缠多年的疾病终于基本恢复，回国前定与吾拍照留念。

6. 丹毒

潘某，女，60岁。初诊：2019年4月13日。

右下肢红肿发痒疼痛伴低热3天。患者有"丹毒"病史5年余，劳累或冷热不均时易发，每年发作3～6次，多次"青霉素"类抗生素治疗，每次抗生素需用足10余日方能消退，3天前，因右足跟皮肤破溃后导致右下肢红肿再发，伴有发热、乏力、纳差，体温37.5～38.5℃之间，日夜不退，夜间体温高，早晨稍退。刻下：体温38.0℃，右足跟处可见皮肤破溃，右下肢红肿热痛，自膝关节以下开始皮肤鲜红光亮，不能碰触，右膝关节以上亦有紧绷胀痛感，夜寐差，特别是近两日更加难以入睡，不思饮食，但欲饮水，大便干，小便短赤，舌红，苔前剥后腻，脉数。平素无其他疾病，嗜食海鲜、肉食，无吸烟、饮酒史。血常规：WBC $21.8×10^9$/L，RBC $2.26×10^{12}$/L，HGB 116g/L，PLT $208×10^9$/L，CRP 96mg/L。

西医诊断：急性淋巴管炎。

中医诊断：丹毒。

辨证：热毒蕴结，营阴被劫。

治法：清热凉血，解毒和营。

处方：生地黄30g，金银花15g，连翘15g，丹皮20g，赤芍20g，川柏10g，忍冬藤30g，生石膏30g（先煎），牛膝20g，地龙10g，滑石20g，生甘草5g。7剂。

二诊：4月24日。右下肢红肿消退，皮纹显露，两侧肢体对称，无发热，右足跟破溃处结痂，仍有轻度胀痛感，咳嗽、咳痰，痰色黄，胃纳好转，食用清淡饮食，感精神好转，睡眠亦好，大便通畅，小便转清，口气略浊，舌红苔少，脉数。治宜守原法。处方：生地黄30g，赤芍20g，川柏10g，忍冬藤30g，生石膏30g（先煎），牛膝20g，金银花15g，连翘15g，生甘草5g，蒲公英30g，炒麦芽30g，象贝10g。7剂。

此7剂后复查血常规（2019年4月30日）：WBC $7.5×10^9$/L，RBC $1.96×10^{12}$/L，Hb 110g/L，PLT $217×10^9$/L，CRP 10.5mg/L，临床告愈。

三诊：6月5日。诉上次痊愈后未注意休息，右下肢负重过多，加之进食牛肉等食物后，2天前红肿再作，伴有发热，体温39℃，刻下：下肢肿痛，右下肢皮色略红，皮温略高，不似上次灼热，纳差，口干欲饮，大便不畅，2日1行，干结。血常规（2019年6月4日）检查：WBC 11.3×10⁹/L，RBC 2.12×10¹²/L，Hb 109g/L，PLT 219×10⁹/L，CRP 52mg/L。舌红干，苔少，脉数。治宜清热凉血，解毒和营再进。处方：知母20g，生石膏60g（先煎），川柏20g，牛膝20g，紫草10g，丹皮g20，赤芍20g，蒲公英30g，金银花20g，生甘草5g，连翘15g。3剂。

四诊： 6月8日。无发热，下肢红肿减退，大便畅，小便清，口气清，夜寐安，舌红苔薄，脉数。上方减紫草，加土茯苓30g，蚕沙20g（包煎），改生石膏30g（先煎）。服用7剂下肢红肿消退。

按： 初诊患者西医诊断为急性淋巴管炎，该病为乙型溶血性链球菌或金葡菌等感染淋巴管，淋巴回流不畅，引发的急性感染性疾病。中医辨为丹毒，《诸病源候论》云："丹者，人身忽然掀赤，如丹涂之状，故谓之丹。或发于足，或发腹上，如手掌大，皆风热恶毒所为。"患者嗜食肥甘厚味，湿热内积，加之皮肤破损，邪毒乘势而入，遇热化火，致火毒炽盛，热入营血，随血运下注下肢，阻滞局部经络，故出现下肢红肿热痛，身热夜甚，烦渴，舌红，苔干，脉数。叶氏言："乍入营分，犹可透热，仍转气分而解，如犀角、元参、羚羊角等物是也。至入于血，则恐耗血动血，直须凉血散血，如生地黄、丹皮、阿胶、赤芍等物是也。"此时患者病乍入营分，当透热转气，故以清营汤为主方来治疗该病，犀角绝迹，水牛角达不到疗效，故用石膏代替，以清热凉营；连翘、金银花清热解毒；生地黄凉血和营；丹皮、赤芍为清热凉血，活血解毒之常用对药，在斑、疹、瘀血阻络等疾病中应用较多，现代研究丹皮对于甲型、乙型链球菌均具有抑制作用，赤芍对志贺菌、大肠杆菌等均具有抗菌作用；滑石、黄柏除湿热；地龙活血通络；忍冬藤为金银花的藤，藤类药物能助药力达到病所；牛膝则引血热下行。本病辨病与辨证相结合，抓住热、毒、瘀这一病机特点；以清热、凉血、泻火、解毒为治疗原则。患者二诊时告知，3剂药后已无发热，4天开始肿消，疗效肯定。热毒渐解，宜乘胜追击，继续以清热凉血解毒为治法，红肿已消，减地龙，改蒲公英清热，象贝清热化痰止咳，加炒麦芽固护胃气。因患者见下肢肿消即停药，二月后旧病复发，其体内本有湿热，饮食不慎，加之操劳不已，故出现病情反复，好在此次发作不似前次严重，故予白虎汤为主方加减，黄柏、牛膝清湿热；紫草、丹皮、赤芍清热凉血活血；金银花、连翘、公英清热解毒。四诊，以土茯苓、蚕沙解毒散结，祛风通络，利湿泄浊，此时气分热渐清，故石膏减量继服，药到病除。患者本应巩固治疗，因经济不济肢肿消退即停药，难免复发。

八、皮肤、五官病

1. 瘾疹
病例1（慢性荨麻疹急性发作）

陈某，男，32岁。初诊：2016年6月18日。

全身经常发风团疙瘩6年，再发3天。患者6年来全身皮肤反复出风团疙瘩，服用氯苯那敏、氯雷他定等药能缓解。3天前爬山淋雨后复发，周身瘙痒，遍起云状团块，搔之色红，连接成片，时隐时现，遇风、遇冷痒甚。刻诊：全身皮肤散见白色疹块，搔之更甚，四肢、颈部有抓痕血痂，口苦，鼻流浊涕，纳、便调，夜寐安，舌红苔白，脉浮紧。

西医诊断：慢性荨麻疹急性发作。

中医诊断：瘾疹。

辨证：风寒夹湿蕴于肌表。

处方：拟麻黄连翘赤小豆汤加减，炙麻黄10g，连翘10g，赤小豆20g，苦杏仁10g，桑白皮10g，蝉蜕6g，生姜（自备）30g，细辛3g，荆芥10g，生甘草3g，白僵蚕10g。7剂，每日1剂，水煎服。

服药7剂而愈。再用原方去细辛、桑白皮，加生黄芪10g，防风10g。服用1周巩固疗效。

按：荨麻疹俗称"风疹块""风团疙瘩"，中医称为"瘾疹"。一般分为急性、慢性两大类。其临床表现为白色或红色风团，时隐时现的一种过敏性皮肤病。多为素体禀赋不耐，又风夹寒、湿、热之邪客于肌肤皮毛腠理之间，营卫失和而作。正如《诸病源候论·风瘙身体瘾疹候》所言："邪气客于皮肤，复逢风寒相折，则起风瘙瘾疹。白疹者，由风气折于肌中热，热与风相搏所为。白疹得天阴雨冷则剧，出风中亦剧，得晴暖则灭，着衣身暖亦瘥也。"陈某全身皮肤白色疹块，遇冷痒甚，口苦，鼻流浊涕，舌红苔白，脉浮紧，出现此证为风寒湿邪客于肌表，内挟湿热，故用本方外解风寒之邪，内利湿热。麻黄、杏仁、生姜、细辛，辛温宣发，解表散邪；连翘、赤小豆、桑白皮苦寒，清热除湿；蝉蜕、白僵蚕、荆芥，散风止痒，上行头面；生甘草调和诸药。全方合用则辛温宣发，外散风寒；苦寒清泄，清热利湿，邪祛身安，肤疾得愈。

病例2（慢性荨麻疹急性发作）

张某，男，37岁，厨师。初诊：2017年1月18日。

全身起风疙瘩，反复发作2年余，再发1周。患者近2年全身反复发疹，饮酒后加重，搔痒，服抗过敏药可减轻。1 周前饮酒后又发作，现见：全身散发大小不等，形态不一的粉红色斑，稍隆起，部分皮疹融合成片，可见明显搔痕，头发疏脱，夜间易惊，多梦早醒，时有脘痛，纳谷欠香，大便略黏，舌红苔薄白，脉细数。

西医诊断：慢性荨麻疹急性发作。

中医诊断：瘾疹。

辨证：脾胃不和，腠理不固，风湿郁表。

治法：清热祛湿，祛风止痒，健脾和胃。

处方：丹皮 10g，赤芍 20g，荆芥 10g，蝉蜕 6g，连翘 15g，地肤子 20g，炒麦芽 30g，炒鸡内金 10g，生甘草 3g，老姜 10g，陈皮 10g。7 剂。

二诊：2017 年 1 月 25 日。荨麻疹反复见减，瘙痒仍在，纳谷好转，大便正常，夜寐安，舌红苔薄，脉细数。原方减鸡内金、老姜，加白僵蚕 10g，防风 10g。7 剂。

患者服方近月，症状基本平复，夜寐安，脱发已止。

按：荨麻疹俗称风团、风疹团、风疹块，是一种常见的皮肤病。由各种因素致使皮肤黏膜血管发生暂时性炎性充血与大量液体渗出，造成局部水肿性的损害。其表现为迅速发生与消退、有剧痒。中医认为本病的致病因素以风邪为主，并常挟热、挟寒或挟湿。同时饮食也可诱发本病。本例患者脾运不健，常饮酒食，湿热内生，复受风邪，使荨麻疹反复发作，治疗宜标本兼顾，在祛风胜湿同时重视脾胃的调护。而且随着饮食结构的改变，因胃肠道过敏诱发荨麻疹发作的也时有发生，此时治疗宜消食和胃，健脾化湿，可用保和丸加减。

2. 湿疮

病例 1（过敏性皮炎，湿疹）

陈某，女，50岁，公司职员。初诊：2018年10月17日。

反复面、颈部皮肤刺痒，起疹流水3年。3年前绝经后不慎接触过敏物诱发（过敏原不详），皮肤泛红肿胀，瘙痒明显，常抓破流水，多次在外院皮肤科就诊，查过敏原示：IgE>200IU/mL，户尘螨87.2IU/mL，诊断为变应性接触性皮炎，经对症治疗均无好转。三年来有关治疗过敏的方法基本全部试过，中药、西药、偏方、艾灸、拔罐等，花费巨大，但均无好转且反复发作，几近毁容地步，痛苦不堪。今在朋友介绍下来诊。刻下：面部、颈部泛发集簇性丘疹，泛红、瘙痒明显，搔破后流黏液，起屑脱皮，皮损融合成片肥厚，灼热刺痛，口唇开裂，夜寐不安，烦躁不宁，口干而苦，纳谷尚可，小便黄，大便黏稠，舌红苔黄，脉数。

西医诊断： 过敏性皮炎，湿疹。

中医诊断： 风毒，湿疮。

辨证： 特敏之质，风湿热毒蕴久，营血受劫。

治法： 凉血解毒，化湿清热。

处方： 生地黄30g，生麦芽30g，紫草10g，白僵蚕10g，丹皮20g，赤芍20g，赤小豆20g，地肤子20g，连翘15g，蝉蜕6g，生甘草3g。7剂。

二诊： 2018年10月24日。病史同上，药后面部皮疹稍退，但颈部皮损处流黏液增多，不停用纸巾吸干，瘙痒难忍，灼热刺痛，夜寐不安，纳、便调，舌红，苔薄黄，脉细数。上方去紫草、丹皮，加蚕沙20g，荆芥10g，蕲蛇9g。4剂。

三诊： 2018 年 10 月 30 日。服药后皮肤丘疹样红肿消退，瘙痒减轻，出水减少，夜寐好转，大便不成形，胃纳可，舌红，苔薄，脉细数。治宜祛风胜湿，宣透达邪。方用麻黄连翘赤小豆汤加减。处方：炙麻黄 10g，杏仁 10g，连翘 15g，桑白皮 15g，浮萍 10g，赤小豆 20g，茯苓皮 20g，生甘草 3g，生姜 3 片。3 剂。

四诊： 2018 年 11 月 2 日。服药后症状明显好转，皮疹瘙痒消退，皮肤肥厚减退，皮损基本恢复正常，大便偏干，纳可，寐安，舌红，苔薄，脉细。上方去生姜片，加生地黄 20g。7 剂。服药后皮疹瘙痒基本消退，纳寐可，二便调，诸症悉平，随访半年未发。

按： 颜面部过敏性皮炎是由于接触过敏性抗原引起的皮肤过敏反应，西医多用抗过敏及脱敏等法治疗，疗效欠佳，易反复发作。本病归属中医"风毒""湿疮"范畴。患者患病日久，面部皮肤泛发丘疹，色红，瘙痒甚，抓破流水，口唇开裂，结合舌脉，认为其属特敏之质，湿热蕴久，营血受劫所致。湿热蕴久，深入营血，灼伤血络，泛滥肌肤，故见皮疹色红；血热生风，故瘙痒甚；故以凉血解毒，化湿清热为治法。方中生地黄、丹皮、赤芍、紫草凉血清热；连翘、赤小豆清热解毒；蝉蜕、僵蚕祛风止痒，上行头面；地肤子清热止痒；麦芽消食和胃；甘草调和诸药。服药后皮疹减轻，仍瘙痒难忍，考虑风邪作祟，故加荆芥、蕲蛇祛风止痒。三诊时患者皮疹渐退，瘙痒出水减轻，颜面红肿，此时热毒渐清，余热未尽，风湿郁于肌表，宜宣透达邪，透热转气，改用麻黄连翘赤小豆汤加减。《医宗金鉴》注曰："伤寒表邪未解，适遇其人阳明素有湿邪，热入里而与湿合，湿热蒸瘀，外薄肌表，身必发黄也……故用麻黄连翘赤小豆汤，外发其表，内逐其湿也。"其中麻黄、杏仁、生姜，辛温宣发，解表散邪；连翘、赤小豆、桑白皮苦寒，清热解毒除湿；浮萍发表透疹，祛风止痒；茯苓皮利水渗湿；生甘草调和诸药。四诊时患者皮疹明显消退，红肿瘙痒减轻，再以上方加减调治1周，基本痊愈。我治疗本病思路是学习叶天士卫气营血辨证，但反其道而行之。《温热论》云："卫之后方言气，营之后方言血。在卫汗之可也，到气方可清气，入营犹可透热转气……入血就恐耗血动血，直须凉血散血。"因患病日久，故宜先清后透，从凉血解毒到清热解毒，再到宣透达邪，即从血到气到卫，逆向治疗，终起沉疴。

病例2（泛发性急性湿疹）

汪某，男，58岁，工人。初诊：2016年12月14日。

全身皮肤发疹瘙痒，脱皮流水10天。患者平素喜饮酒，每日2～3餐不等，每餐饮高度白酒3两左右。10天前头部皮肤发疹，红赤，起屑，以额、颊为甚，瘙痒不止，继则累及全身，遂来就诊。刻下见：全身皮肤散在米粒大红色丘疹及水疱，发痒，抓破后流黄水，手足脱皮，面部红赤，起皮屑，伴口干口苦，纳谷可，小便黄赤，大便黏溏，舌红苔白稍腻，脉数。

西医诊断：泛发性急性湿疹。

中医诊断：湿疮。

辨证：酒湿内结，泛溢肌肤。

治法：化湿清热，凉血解毒，祛风止痒。

处方：生地黄10g，紫草20g，连翘15g，葛根20g，生黄柏15g，蝉蜕6g，僵蚕20g，蛇床子20g，地肤子20g，生甘草5g，赤小豆20g。7剂。嘱患者戒酒。

二诊：12月28日。连服2周症减，全身皮肤丘疹及水疱减少，发痒存，面部红赤稍退，纳可，便调。舌脉同上。上方加白鲜皮20g。14剂。

四诊：1月11日。服药期间患者饮酒1次，面部红赤再发，双足皮肤发痒，纳可，二便调。舌红苔薄黄，脉数。继服上方7剂。

五诊：1月18日。发痒已止，面部红赤基本减退，口稍苦，纳可，便调，舌红苔薄，脉细。上方去白鲜皮，加丹皮20g，赤芍20g。14剂。

药后皮肤基本恢复正常。嘱患者戒酒，清淡饮食，多食瓜果蔬菜，避免辛辣刺激与油炸食品，保持情志舒畅。

按：湿疮是一种常见的由于禀赋不耐，内外因素作用而引起的过敏性炎症性皮肤病，无明显季节、年龄差异。根据病程，本病可分为急性、亚急性和慢性三类。急性以风湿热蕴肤为主。本例患者长期饮酒，酒湿热毒，损伤脾胃，失其健运，故内生湿热，浸淫肌肤，发为湿疮；湿热内蕴，泛溢肌肤，则皮肤发疹、起疱、流水，瘙痒不休；湿可蕴热，热则耗伤阴血，故见口干口苦。故治疗以化湿清热，凉血解毒立法。方以生地黄苦寒清热，凉血滋阴；重用紫草凉血活血，解毒透疹；佐黄柏以助生地黄清热燥湿之效，伍连翘以助紫草清热解毒之功；葛根、蝉蜕、僵蚕发表散邪，透发肤疹；蛇床子、地肤子祛风止痒，一以苦温燥湿，一以苦寒利湿；赤小豆利水祛湿，解毒清血；甘草调和诸药，共达清解酒毒，养阴清血的作用。后酒毒渐减，口苦未消，故佐以清热凉血之丹皮、赤芍以清内热。

病例3（急性湿疹）

全某，男，77岁。初诊：2019年11月19日。

全身皮疹 4 月余。患者 4 月前无明显诱因下出现全身皮肤瘙痒，腹背部、大腿、臀部散在大小约 2×2mm 的红色丘疹、丘疱疹，搔抓流水，溃破结痂，瘙痒剧烈难忍，于当地医院住院，诊断为"急性湿疹"。予"西替利嗪片"等抗过敏药物及对症支持治疗后症状稍有缓解，8 月 13 日出院后症状又复发，间断涂抹"激素类"药膏及中药治疗（具体不详），瘙痒未见明显改善。11 月 18 日外院复查生化：GLU 10.2mmol/L，TG 2.24mmol/L，TC 6.24mmol/L，GGT 61mmol/L。刻下：形体肥胖，面部暗红，有红丝赤缕，全身皮疹，瘙痒难忍，大便黏溏，2 日一行，小便偏黄，胃纳欠香，口干口苦。查四肢、躯干遍布丘疱疹，色鲜红或暗红，顶部破溃有渗出，瘙痒难忍，不易消退，有部分脱屑，可见明显抓痕、血痂、小糜烂面，边界清，又以腰腹部、臀部及大腿处为甚，唇舌暗红苔黄腻，边有齿痕，脉弦数。自述长期饮酒，白酒为主，每餐二三两，日饮半斤，发病后仍日日饮酒。有糖尿病史 10 年，口服降糖药物，血糖控制不佳。

西医诊断：急性湿疹。

中医诊断：湿疮。

辨证分型：酒湿热毒内结，湿毒蕴肤。

治法治则：清热化湿，凉血解毒。

处方：龙胆泻肝汤加减。龙胆草 15g，栀子 15g，柴胡 15g，黄芩 15g，泽泻 20g，车前子 20g（包煎），生地黄 30g，赤芍 20g，葛根 20g，蛇床子 20g，蝉蜕 6g，僵蚕 10g，土茯苓 30g。7 剂，水煎服，日两次分服。嘱咐患者切勿饮酒，饮食清淡、作息规律。

二诊：11 月 26 日。全身皮疹未见明显改善，患者昨日饮酒后，全身瘙痒难忍，大便黏溏，舌红苔黄腻，脉弦数。考虑酒毒入营。予原方去泽泻、车前子、蝉蜕，加制大黄10g，蚕沙20（包煎），改赤芍30g。7剂，水煎服，日两次分服。并叮嘱必须戒酒。

三诊：12月3日。已戒酒，药后全身皮疹较前减退，皮肤破损处已开始结痂，瘙痒稍缓，大便日行数次，舌红苔仍黄腻，脉滑数。效不更方，予原方加干姜6g。7剂，水煎服，日两次分服。

四诊：12月10日。皮疹已明显减退，局部皮肤已脱去痂皮，瘙痒缓解，大便日行1次，胃纳改善，夜寐安，舌红苔薄黄，脉弦。上方去葛根，干姜，加地肤子20g，薏苡仁30g。7剂，水煎服。

五诊：12月17日。全身皮疹减退，瘙痒减轻，纳可，二便调，精神爽，自述发病以来全身没有这么舒服过，舌红苔薄黄，脉弦。上方改龙胆草10g，去蚕沙，加生甘草6g。7剂，水煎服。

六诊：12月24日。全身皮疹消退，皮肤基本正常，无瘙痒，纳、便调，舌红苔薄黄，脉弦。上方去龙胆草、制大黄，加桂枝10g，当归20g。7剂，水煎服。

按：湿疹是临床上常见的过敏性炎性反应性皮肤病，具有剧烈瘙痒、多形损害、反复发作而缠绵难愈的特点。中医病名多为"风湿疡""浸淫疮""湿疮"等范畴。中医认为湿疹一般与风、湿、热相关。《诸病源候论·头面身体诸疮候》指出："湿热相搏，故头面身体皆生疮。"患者形体肥胖，嗜食肥甘，加之长期饮酒，湿热酒毒蓄积于内，肝脾损伤，气血失和。湿热酒毒不得散解，外蕴皮肤引起湿疮爆发，多形损害，皮肤瘙痒难忍。舌红苔黄腻,脉滑数亦为湿热蕴毒之象。治宜清热化湿,凉血解毒,祛风止痒,苦寒直折。方以龙胆泻肝汤为主。方中龙胆草为君药,既能泻肝胆之实火,又能清肝经之湿热;黄芩、栀子清热解毒,凉血燥湿;泽泻、车前子利湿下行,使邪有出路;生地黄、赤芍凉血滋阴清热;柴胡既能疏肝胆之气,又能引导诸药归肝胆之经;蝉蜕、僵蚕、地肤子祛风止痒。诸药合用,共奏清热化湿,凉血解毒,祛风止痒之功。二诊患者舌苔黄腻,此为湿热之邪未去之由,加制大黄给邪以出路,蚕沙祛湿止痒,加重赤芍剂量又清血分热毒。此后随症加减,待瘙痒缓解,舌苔由腻转薄,此为湿热之邪已去大半,中病即止,去龙胆草、制大黄,加生甘草顾护胃气,桂枝、当归养血和营润肤,使严重湿疮得以痊愈。本例患者治疗过程中反复发作的关键在于长期嗜酒无度。如叶天士云:"素饮必有湿热。""酒客里湿素盛,外邪入里,里湿为合。"指出酒客素有内湿,更易外感病邪。对湿热酒毒内积蕴肤之证在治疗上要运用分消走泄,因势利导的方法:葛根、蝉蜕走表,解肌透疹,醒脾和胃;泽泻、车前子、大黄走里,使湿热之邪由小、大便外泄。如《医宗金鉴》所述:"外解肌肉,内清阳明,令上下内外,分消其患,使胃中秽为芳变,浊为清化,泰然和矣。"其二,该患者性格执拗,饮酒习惯已久,成瘾,要从心理上疏导,多次叮嘱,细数危害,患者终于戒酒,此亦为釜底抽薪,斩断病根之法,否则纵使药证相附,亦难收功。

病例 4(慢性湿疹)

周某,男,35 岁。初诊:2019 年 6 月 11 日。

左手掌及左足底皮肤湿疹 4 年,加重伴瘙痒 1 月。患者四年前无明显诱因下出现手掌、足底散在红色丘疹,伴瘙痒渗液,无畏寒发热等不适,于当地医院就诊,诊断为急性湿疹,予激素、抗组胺药物治疗后瘙痒较前减轻，湿疹渗液减少。停药后湿疹又作。4年来湿疹反复不愈，面积逐渐扩大，患者未予重视，自行于药店购买止痒软膏涂擦止痒，症状未见明显缓解。1月前患者左手掌及足底出现水疱疹，皮肤破溃渗液，瘙痒难忍，在市某医院皮肤科就诊，门诊予口服氯苯那敏，外用皮炎平软膏对症治疗后，症状未缓解。现来我处就诊。刻下见：患者形体稍胖，左手第四、五掌骨关节掌侧及左脚掌拇趾、第一、二跖骨底皮肤局部角化，苔藓样变，皮质硬，剧烈瘙痒，抓后渗液，伴烦躁易怒，夜寐欠安，大便偏溏，晨起即泻，日行1次，神疲易倦。吸烟、饮酒史10年，每日1包烟、1两白酒。舌红苔薄白，脉弦数。

西医诊断：慢性湿疹。

中医诊断：手足湿疮。

辨证：湿热内蕴，外受邪风。

治法：清热化湿，祛风和营。

处方：龙胆泻肝汤加减。

方药：龙胆草10g，生山栀15g，柴胡10g，黄芩10g，生地黄30g，车前子30g（包煎），土茯苓20g，蚕沙20g（包煎），蝉蜕6g，生麦芽30g，生甘草5g。7剂，水煎服。

外洗方：蛇床子30g，苦参20g，地肤子20g，白鲜皮20g，土茯苓30g。加水煎2000mL，煎半小时，待凉带药渣手足浸泡半小时，日2次。

二诊：6月18日。手掌、脚底湿疹较前好转，瘙痒减轻，情绪易怒，右胁胀痛，胃胀好转，大便好转，晨起不泻，小便略黄，纳谷尚可，舌红苔薄白，脉弦。守方有恒，内服方加郁金15g。7剂。外用方同上。

三诊：6月25日。手掌、脚底角化组织脱落，新皮生长，瘙痒减轻，右胁胀痛好转，夜寐欠安，舌红苔薄白，脉细。上方去龙胆草，加地肤子20g。7剂。外洗方同上。

四诊：7月2日。病史同上，手掌及足底湿疹基本恢复，角化结痂脱落，新皮生长，瘙痒减，近日全身皮肤散在发疹，瘙痒，夜寐欠安，口苦，小便黄，舌红苔薄黄，脉弦细。治宜祛风胜湿，解毒透疹。处方：柴胡15g，黄芩10g，连翘15g，蝉蜕6g，生栀子10g，淡豆豉10g，赤小豆20g，丹皮20g，生地黄30g，土茯苓20g，蚕沙20g（包煎），生甘草3g。7剂。

上方治疗2周，手、足掌湿疹基本痊愈，全身皮疹消退。

按：患者久居北方，来宁波工作约5年。平素嗜食肥甘厚味，且喜烟酒，湿热聚积于内，南方气候潮湿，起居不慎，外受风湿热邪，内外合邪，浸淫皮肤，发为湿疹。湿热缠绵体内，加之气候潮湿，湿性重浊、黏滞，故湿疹反复难愈。且患者喜静而少动，情绪易激，肝火偏旺，肝火横逆犯脾，脾失健运，则大便偏溏，晨起即泄。故治宜清热化湿，祛风和营。方以龙胆泻肝汤加减，以龙胆草清肝胆湿热；生山栀清三焦之热；柴胡、黄芩疏肝清热；生地黄清热凉血滋阴；车前子、土茯苓、蚕沙解毒除湿利尿；蝉蜕祛风透疹；生麦芽健脾疏肝；生甘草调和诸药。全方合用，共达清热化湿，疏肝合营之功。若患者皮肤瘙痒仍剧，则加地肤子，以加强全方祛风止痒之功。外用蛇床子、土茯苓祛风燥湿；苦参止痒；地肤子、白鲜皮祛风止痒，内外合治，加强疗效。

病例5（慢性湿疹）

鲍某，男，7岁，学生。初诊：2019年5月15日。

全身泛发湿疹，剧痒 6 年余，口唇四周发疹、痒肿流水 1 周。患儿于出生 8 个月后开始下肢皮肤起粟疹，瘙痒，搔破后流黄水，后皮疹逐渐扩展至全身，经用各种疗法及服用激素，均未能控制，终日不得安宁，1 周前口唇四周发疹，肿痒脱皮、流水，痛苦异常，现经人介绍来诊。刻见：形质偏瘦，口唇四周发疹，搔破后流水，脱皮起屑，部分融合成片，四肢、躯干泛发集簇性丘疹，暗红结痂肥厚，融合成块，有明显搔痕，搔破后流黏液及血水，其痒稍缓，终日瘙痒难忍，以下肢最甚。大便不畅，4～5 天一行，质硬，纳谷欠香，偏食，生性好动，舌红苔薄黄，脉数。父母离异，从小由祖辈养大，居农村。

西医诊断：慢性湿疹。

中医诊断：湿疮。

中医辨证：患儿先天不足，后天失养，卫生欠良，饮食不洁，风湿热毒浸淫，发于肌表。

治法：祛风除湿，清热凉血，解毒止痒。

处方：炙麻黄 6g，连翘 10g，赤小豆 20g，蝉蜕 6g，白僵蚕 10g，升麻 15g，黄连 6g，生栀子 10g，生甘草 10g，龙胆草 6g，地肤子 20g，羚羊角粉 0.3g，炒麦芽 15g。

二诊：5 月 22 日。病史同上，湿疹好转，口唇四周发疹明显减退，瘙痒减轻，其爷爷述说，小孩从未曾有现在这么开心过。诊时面露喜色，口唇四周皮疹已消退，皮色稍暗，无瘙痒，全身皮疹亦减退，痂成块处色变淡，搔破后流水减少，局部变干，痒亦明显减轻，大便已通，日 1 次，夜寐安，舌红苔白，脉数。治宜守原法，上方加生地黄 20g。7 剂。

三诊：5 月 28 日。病史同上，口唇湿疹基本恢复，躯干部丘疹样变、结痂肥厚亦消退，留散在小点，皮肤基本恢复正常，四肢尚有结痂疤块，干燥，无流水，瘙痒减轻，纳谷欠香，稍有咳嗽。舌脉同上。治宜守原法，上方去黄连、羚羊角粉，加丹皮10g，桔梗6g。7剂。

四诊：6月5日。全身湿疹基本平复，纳谷欠香，时有瘙痒，形体偏瘦，舌红苔薄脉数。治宜健脾化湿，清热解毒。处方：陈皮6g，炒白术10g，升麻10g，当归10g，生地黄15g，赤小豆20g，蝉蜕5g，地肤子10g，炒麦芽15g，生甘草5g。7剂。

以上方为主加减巩固治疗1月，小孩湿疹基本恢复正常。

按：本例患儿自幼起病，与禀赋薄弱，后天失养，饮食不洁，卫生较差有关，脾运不健，湿毒内积，郁久化热，风湿热毒浸淫，泛溢肌肤，发为本病。故治疗急则治标，以祛风除湿，清热凉血，解毒止痒。方以麻黄连翘赤小豆汤、黄连解毒汤、升降散加减，用麻黄、蝉蜕疏风透疹；连翘、升麻、赤小豆清热解毒；龙胆草、黄连、山栀清热化湿解毒；羚羊角咸寒，清热解毒祛风，张锡纯言本品"最能清大热，兼能解热中之大毒。且既善清里，又善透表"；地肤子燥湿止痒；炒麦芽健脾和胃；甘草益气健脾，清热解毒，调和诸药，方中用量大主要取其既能扶正，又能解毒，且现代药理研究显示能调节机体免疫功能，并有肾上腺皮质激素样作用。全方合用功专力宏，清热解毒，祛风胜湿，健脾益正，故起效迅速，因病延日久，湿热蕴毒深涸，故治疗在直折其势之后，缓缓调治，才能收获全功。

病例8（急性湿疹）

杨某，女，20岁，学生。初诊：2018年3月3日。主诉：面部泛发红色皮疹伴瘙痒5日。患者5天前进食羊肉后发病，面部出现红色丘疹，瘙痒难忍，搔抓流水，溃破结痂，心烦口苦，胃纳可，大便2日未行，小便黄赤，夜寐不安。外院诊断为"湿疹"，予抗组胺药及激素类药膏（具体不详）治疗，效果不显。现症见：皮损潮红，有丘疱疹，灼热瘙痒，抓后糜烂渗出，部分结痂，伴大便干结，小溲色黄，舌红苔薄黄腻，脉细数。

西医诊断：急性湿疹。

中医诊断：湿疮。

辨证：湿热蕴肤。

治法：清热利湿，透疹止痒。

处方：龙胆草 10g，生山栀 15g，柴胡 10g，黄芩 10g，生地黄 20g，车前子 20g（包煎），泽泻 20g，生甘草 3g，生山楂 30g，连翘 15g，僵蚕 10g，升麻 15g。7 剂，水煎服，每日 1 剂。并告诫患者饮食清淡，勿过食辛辣油腻、煎炸烧烤食物，作息规律。

二诊：3 月 10 日。面部湿疹明显好转，未见新发，渗出减少，瘙痒减轻，舌淡红苔薄腻，脉细。思原法既效，守方有恒，上方去泽泻，加蒲公英 30g。7 剂，水煎服，日 1 剂。

按前方调治 2 周后，皮肤散在细小红疹，基本无渗出，偶有轻微瘙痒，纳谷可，舌淡红苔薄，脉细。继投凉血活血，清热除湿之剂以资巩固。处方：丹皮 15g，赤芍 20g，连翘 15g，生山栀 10g，生山楂 30g，升麻 15g，僵蚕 10g，麦芽 30g，六曲 10g，生甘草 3g。7 剂，水煎服，日 1 剂。守方再进 7 剂诸症得除，随访至今未复发。

按：湿疹是临床常见的过敏性炎性反应性皮肤病，具有剧烈瘙痒、多形损害、反复发作而缠绵难愈等特点。根据其临床特征，可归于中医学"湿疮""浸淫疮""湿毒"等范畴。古代文献对其病因早有相关论述，《医宗金鉴》谓："此证由肝、脾二经湿热，外受风邪，袭于皮肤，郁于肺经，致遍身生疮。形如粟米，瘙痒无度，抓破时，津脂水浸淫成片，令人烦躁、口渴、瘙痒，日轻夜甚。"《外科正宗》也认为："其乃风热、湿热、血热三者交感而生，发则瘙痒无度，破流脂水，日渐延开。"本案患者因过食肥甘厚味，致脾胃运化失常，水湿内生，蕴而化热，湿热相搏，郁于腠理肌肤而发病，因此"急则治其标"，乃拟龙胆泻肝汤苦寒直折其火。根据现代药理研究证明：本方能增加小鼠胸腺重量，增强腹腔巨噬细胞吞噬功能，改善血管壁通透性，降低局部组织的炎症反应，提高机体免疫功能。加连翘清热解毒散结，宣透营分湿热，有"疮家圣药"之称；僵蚕搜风通络止痒；升麻解毒透疹；山楂健脾利湿，化食消脂。诸药相伍，相得益彰，效如桴鼓。然本方苦寒降泄，易伤脾胃，临床应用当中病即止，以免有伤正之虞。

3. 蛇串疮

沈某，男，66岁。初诊：2018年11月17日。

左胸胁、腋下及背部成簇疱疹疼痛5天。患者5天前无外伤、受凉情况下出现左胸胁、腋下及背部成簇小水疱，粟粒至绿豆大小，疱液清亮，逐渐连接成片，未超过身体正中线，伴皮肤红肿、麻木、刺痛、烧灼感。遂至宁波市某医院就诊，查血常规示：WBC 11.9×10^9/L，N 8.2×10^9/L，RBC 3.74×10^{12}/L，HGB 124g/L，PLT 236×10^9/L，CRP 9.9mg/L。当时诊断为带状疱疹，予粉防己碱片（1片，tid，po），百合固金片（3片，tid，po），阿昔洛韦片（3片，tid，po），加巴喷丁胶囊（1粒，bid，po），抗病毒止痛等对症治疗，水疱结痂，皮肤红肿稍退，刺痛仍存。刻下：患者左胸胁、腋下及背部成簇疱疹，粟粒至绿豆大小，有的已隐退，局部疼痛，呈针刺样、持续性，疼痛势较剧，活动时加重，面色少华，口中黏腻，口干口苦不甚，纳谷欠香，大便欠畅，长期服用通便药（具体不详），夜寐欠安，舌红苔黄腻中黑，脉滑数。有高血压、糖尿病、前列腺增生病史。

西医诊断：带状疱疹。

中医诊断：蛇串疮。

辨证：肝经湿热，络脉受灼。

治法：疏肝泄热，利湿通络，凉血止痛。

处方：白僵蚕 10g，蝉蜕 6g，片姜黄 10g，生大黄 10g（后下），龙胆草 10g，生山栀 15g，黄芩 10g，柴胡 10g，徐长卿 15g，生甘草 3g，丹皮 20g，赤芍 20g，生麦芽 30g，地龙 10g。7 剂。

二诊：2018 年 11 月 24 日。病史同上，药后症减，左胸胁、腋下及背部疱疹基本消退，刺痛好转，大便已通，胃纳尚可，夜寐一般，舌红苔黄，脉弦。上方去徐长卿、丹皮、生大黄，加葛根 20g。7 剂。

三诊：2018 年 12 月 1 日。病史同上，药后疱疹已平，疼痛未作，纳、寐好转，二便调，口中稍干，舌红苔黄腻，脉弦。效不更方，上方去葛根，加生地黄 30g。7 剂。

按：清代《外科大成·缠腰火丹》记载："蛇串疮，初生于腰，紫赤如疹，或起水疱，痛如火燎。"患者 5 天前出现左胸胁、腋下及背部成簇小水疱，伴皮肤红肿、麻木、刺痛、烧灼感，属中医"蛇串疮"范畴。患者年逾六旬，脏腑渐衰，复因长期饮酒，损伤脾胃，脾失健运，津液停聚，久则蕴热，故见口中黏腻、胃纳减退；感受风湿热毒，熏蒸肝胆，疏泄失司，毒邪外溢，损伤络脉，发于肌肤，则为疱疹。舌红苔黄腻中黑，脉滑数亦为湿热内积之象。治当疏肝清络以调气机、除湿热，用升降散合龙胆泻肝汤，旨在清泄三焦毒火，使郁火得发，气机得疏。方中白僵蚕清热除湿解毒；蝉蜕疏风宣达以清郁热；姜黄行气散结，消肿止痛；大黄攻下热结，泻火解毒。清代杨栗山《伤寒瘟疫条辨》云："（升降散）盖取僵蚕、蝉蜕，升阳中之清阳；姜黄、大黄，降阴中之浊阴，一升一降，内外通和，而杂气之流毒顿消矣。"再加龙胆草利肝经湿热；生山栀、黄芩苦寒泻火，燥湿清热；柴胡泄热疏肝；徐长卿止痛除湿；生甘草泻火解毒，缓急止痛；丹皮、赤芍凉血解毒；生麦芽疏肝行气健脾；地龙清热通经活络。全方合用清热解毒，疏肝清络，凉血和营。使湿热火毒尽退，疱疹疼痛得消。

4. 扁瘊

张某，女，37岁。初诊：2017年3月11日。

颜面部扁平疣多发2年。患者2年前眼眶周围出现黑色疣状物，不以为意，后逐渐增多，向两颊漫延，略有痒感，经外用药物治疗效差，近日瘙痒加重，前来就诊。刻下：面部两颊可见扁平丘疹，近目眶处为甚，色暗红偏灰，诉瘙痒难忍，夜寐安，纳谷尚可，二便调，矢气多，舌淡紫，苔白，脉细。

西医诊断：扁平疣。

中医诊断：扁瘊。

辨证：正虚邪侵，湿毒蕴肤。

治法：益气化湿，解毒消疣。

处方：薏苡仁30g，半枝莲30g，蝉蜕6g，升麻10g，片姜黄10g，蛇舌草20g，生黄芪20g，蚕沙20g（包），白僵蚕

10g，生甘草 10g，芙蓉叶 10g。7 剂。

二诊：2017 年 3 月 18 日。病史同上，药后症减，诉单个扁平丘疹面积缩减，隆起减轻，疹处现暗褐色色素沉着，亦无新发，瘙痒减轻，纳、便调。舌淡红苔白脉细。上方加炒白术 15g。14 剂。

三诊：2017 年 4 月 2 日。病史同上，皮肤扁平丘疹渐消，疹处色素沉着面积缩小，颜色变淡为黄斑色，纳、便调，矢气多。舌淡红苔白脉细。治以益气养血，化湿解毒。处方：生黄芪 30g，当归 20g，薏苡仁 30g，炒白术 20g，蝉蜕 6g，连翘 15g，白僵蚕 10g，茯苓 20g，炙甘草 6g，炒麦芽 30g。7 剂。

上方加减治疗 2 月，颜面部扁平疣基本消退，肤色正常。

按：扁平疣是由人类乳头瘤病毒（HPV）感染引起的皮肤良性赘生物。本病常见于青少年，好发于面部、手背、前臂等处，有一定传染性。疣之疾总因邪伤营卫，血涩气阻，瘀毒积于皮肤，发而为病。患者正气不足，外邪内侵，致痰湿瘀毒蕴肤而发为疣。治以益气健脾，化湿解毒消疣。方中薏苡仁健脾化湿，解毒消疣，薏苡仁对体内外增生性病变有一定的消散作用；半枝莲、蛇舌草清解消毒；蚕沙、僵蚕祛风胜湿散结而止痒消疣；姜黄活血行气，化络之积瘀；生黄芪健脾益气达表而固卫；蝉蜕、升麻去在表之邪毒；芙蓉叶清疏木气以助湿化。诸药合用，湿化毒清，脾健卫固而疣消。二诊之时，疣消大半，加炒白术以助健脾，三诊之时，疣基本已痊愈，而疣为顽疾，极易复发，故调整首诊方，以黄芪、当归补气血充营卫而防邪之复侵；薏苡仁、连翘、茯苓、白术、僵蚕继以化湿解毒散结；炙甘草健脾而调和诸药，重在扶正固本，清化余邪。

5. 天疱疮

王某，男，65 岁。初诊：2019 年 2 月 26 日。

腰背部出现水疱半年余。该患者半年前于腰背部出现红斑、水疱，局部皮肤发红，瘙痒，水疱破后糜烂、结痂。不久又反复发作，皮损范围逐渐扩大，瘙痒难忍，至当地医院皮肤科医院就诊，诊断为"天疱疮"，予激素口服，具体不详。半年来上述症状反复发作，经人介绍来名医门诊就诊。刻下见：腰背部可见集簇样水疱，部分结痂、脱屑，部分呈斑片状褐色色素沉着，痒痛难忍，自觉乏力，胃纳可，夜寐一般，大便正常，舌淡红，苔白，脉细。来就诊时已自行停用激素。

西医诊断：天疱疮。

中医诊断：天疱疮。

辨证：湿毒浸淫，泛溢肌肤。

治法：祛风利湿，清热解毒。

处方：浮萍 10g，杏仁 10g，赤小豆 30g，连翘 15g，大豆卷 10g，生甘草 3g，蚕沙 20g（包煎），蝉蜕 6g，僵蚕 10g。7 剂。

二诊：2019 年 3 月 5 日。患者疱疹好转，眼睑浮肿，夜寐不安，大便次多，胃纳可，舌红苔薄，脉细。原方加升麻 15g，茯苓皮 20g，继续服用 7 剂。

三诊：2019 年 3 月 12 日。患者未见新发疱疹，局部皮肤瘙痒，舌淡红，苔白，脉细。原方去大豆卷，加紫草 10g，炙麻黄 6g，继续服用 7 剂。

四诊：2019 年 4 月 2 日。上方加减服用一个月，病情基本稳定，无新发疱疹，皮肤已经结痂，转用益气养营，佐以化湿解毒之剂，处方：当归 20g，生黄芪 20g，赤小豆 30g，连翘 15g，炒白术 10g，生甘草 3g，蚕沙 20g，蝉蜕 6g，僵蚕 10g。7 剂。继续观察 1 月未见新起皮损。

按： 中医学中"天疱疮"一名，既包括现代医学的各类型天疱疮，又指各类大疱性的皮损，又称"火赤疮""蜘蛛疮"，也在此类。本病病因多由心火内积，脾湿浸淫而成。宋·窦汉卿《疮疡全书》记载："此疮之发，不拘老幼，皆由受酷暑热毒之气，蒸入肌肉，初生一疱，渐至遍体漫烂无休，合家相染。"该例患者为老年男性，素体元气不足，而致邪气所乘，湿毒浸淫。湿性黏滞，反复不愈，与风邪相搏，风走肌表而痒，湿滞经络而痛，故痒痛难忍。明·陈实功《外科正宗》云："下体者，湿热多于风热，宜渗湿为先。"方用浮萍、蝉蜕、僵蚕宣散风热，透疹止痒；赤小豆、大豆卷、蚕沙清热利湿，活血消痈；连翘清热解毒利湿；杏仁降气利水消肿；甘草清热解毒，调和诸药。共奏祛风利湿，清热解毒之功。患者年老气弱，病程日久，愈后可见营气亏虚之象，如《薛己医案》所言："瘙痒，脉虚浮，气不能相荣也；搔痒，脉浮数，血不能相荣也。"故继以益气养营调之。

6. 口疮

病例 1（复发性口腔溃疡）

翁某，女，61 岁，退休。初诊：2011 年 8 月 6 日。

口疮反复发作 3 年余。患者 3 年来口疮反复发作，时轻时重，近 3 月来发作频率加大，病情较前加重，曾用各种方法治疗，西瓜霜、冰硼散、锡类散及抗生素等均无明显疗效，口疮仍此起彼伏。刻见舌边尖化脓性溃疡数枚，口腔周边均有散在溃疡灶，大小不等，进食疼痛加重，口干而苦，夜寐不安，心烦易怒，纳谷减少，大便偏干，小便色黄，舌红苔薄黄，脉数。

西医诊断：复发性口腔溃疡。

中医诊断：口疮。

辨证：胃热熏蒸，心火上炎，营阴受损。

治法：清胃泻火，凉血消痛，养阴和营。

处方：黄连 10g，阿胶珠 10g（烊），炒白芍 20g，炙甘草6g，淡竹叶 10g，生石膏 30g（先煎），麦冬 10g，生山栀 10g，肉桂粉 3g（冲）。7 剂。

二诊：8 月 13 日。药后症状好转，舌边尖溃疡疮面减小，溃疡未再增多，夜寐较前好转，进食仍有疼痛，纳谷稍增多，大便偏干，口干而燥，舌红苔薄，脉数。原法既效，守方有恒，上方去肉桂粉，加生地黄 20g，知母 20g。7 剂。

三诊：8 月 20 日。溃疡面已基本愈合，稍发红，口干，夜寐已安，大便调，小便色黄，舌红苔薄，脉细数。治宜滋阴清热，凉血和营。处方：知母 20g，生地黄 20g，麦冬 15g，丹皮20g，淮山药 20g，元参 20g，炙甘草 6g，生山栀 10g，炒麦芽30g。7 剂。

四诊：8 月 27 日。口疮已愈，诸症亦平，无明显不适，继以上方去山栀，加生晒参 9g，再进 14 剂，巩固疗效，此后溃疡未再复发。

按：口疮的记载最早见于《素问·气交变大论》，有"民病口疮"之记载，历代医家对本病的治疗积累了丰富的经验，主要分虚实两大类，实者责之湿、热、火、毒。虚者有气虚、血虚、阴虚之别。本例患者口舌生疮日久，反复发作，且近期加重，综合脉症，乃胃中火热熏蒸，上扰心神，灼伤津液，营阴受损所致。故治疗以清胃泻火，凉血消痈为主，佐以滋阴养血。方用黄连阿胶汤合竹叶石膏汤化裁，以黄连、山栀、竹叶、生石膏清胃泻火，清泄中、上焦之热以治其标；阿胶、白芍、麦冬滋阴养血，培本固元；加肉桂粉旨在引火归原；甘草既能清热解毒，又能调和诸药。两方合用，加减出入，标本同治，对难治性口疮每能获效。

病例 2（复发性口腔溃疡）

郑某，女，62 岁，退休。初诊：2011 年 8 月 14 日。

口疮反复发作 5 年余，再发 1 周。患者 5 年来口腔溃疡反复发作，少有间断，遇劳即作，少则 1 至 2 个，多则全口及舌边均作，进食及热饮后痛苦不堪，伴有神疲乏力，易倦。曾用意可贴、冰硼散、锡类散外敷，但效果不佳，服抗生素、维生素类药及清热泻火类中药，诉服后大便多，口腔稍好转，但不久即复发。刻见：患者面色少华，形体微胖，口腔可见多处溃疡灶，其中大者约 0.3×0.2cm，溃处色淡红不鲜，舌尖可见化脓性溃疡灶，伴有神疲乏力，易倦，夜寐欠安，胃纳不香，大便略溏，头晕目糊，时有耳鸣，舌淡红，苔薄白，脉弦细。

西医诊断：复发性口腔溃疡。

中医诊断：口疮。

辨证：中气不足，虚火上炎。

治法：益气扶元，清心泻火。取李东垣补中益气汤加减。

处方：党参 10g，黄芪 15g，升麻 10g，柴胡 10g，炒白术 10g，当归 10g，炙甘草 3g，生山栀 10g，竹叶 10g，黄连 6g，夏枯草 10g，北秫米 20g（包）。7 剂。

二诊：8 月 21 日。诉服药后，口疮好转，见舌尖溃疡灶已有愈合之象，仍感神疲乏力，夜寐不安，胃纳好转，二便调，舌淡红，苔薄白，脉弦细。思原方既效，守方有恒，上方加入夜交藤 30g，煅龙骨 30g（先煎），7 剂。

三诊：8 月 28 日。诉服药后口疮已愈，夜寐多梦，乏力减轻，偶有肩背疼痛不适，舌红苔薄，脉细。治宜健脾益气，养心安神，佐以泻火。处方：党参 30g，黄芪 30g，升麻 10g，柴胡 10g，炒白术 10g，当归 20g，炙甘草 6g，北秫米 20g（包），枸杞子 20g，夜交藤 30g，煅龙骨 30g（先煎），鸡血藤 20g，黄连 5g。7 剂。

七诊：9 月 25 日。在上方的基础上加减共服 1 月左右，口疮未再发，夜寐安，乏力好转，疲劳感减轻，体力恢复，精神较服药前佳，舌红苔薄，脉细。思患者口疮已愈，应补虚为主，予健脾益气，养血和营之剂以调理。处方：黄芪 30g，薏苡仁 30g，山药 20g，党参 30g，黄精 20g，枸杞子 20g，炒白芍 20g，炒谷芽 15g，炒麦芽 15g，炙甘草 3g，当归 15g，红枣 5 枚。7 剂。

上方服用 1 月，口疮未再发，症状平，精神恢复佳，体力恢复良好。

按：本例患复发性口腔溃疡迁移日久，且患者年过六旬，脏腑功能亏虚，曾用中、西药治疗未见明显效果，观其脉症，乃中气不足，虚火上炎于口舌所致。李东垣曾云："火与元气不二立，一胜则一负。""既脾胃虚衰，元气不足，而心火独盛。"李东垣用补中益气汤治疗气虚火升之症，吾宗其旨，予补中益气汤加减，方用黄芪补中益气，升阳固表；党参、白术补气健脾；升麻、柴胡常谓升提中气，二味实为疏散郁火，清热解毒之品，仲景常用之，施今墨谓升麻"升阳散郁，清热解毒，引药上行"；

加黄连、山栀、竹叶、夏枯草旨在清泻上炎之火。全方合用补益脾胃中气，疏散郁火，清热解毒。后以扶正之剂缓缓图治，终使多年之疾得以康复。在用治气虚火升之时，参芪剂量不宜过大，当宗东垣之意，待火势折后，邪少虚多，再施重剂扶之。

病例 3（复发性口腔溃疡伴角膜溃疡）

吴某，男，50 岁。初诊：2018 年 3 月 7 日。

反复口腔糜烂 30 年，左眼溃烂 2 年。患者从 20 岁左右开始口腔糜烂，反复发作，逐渐加重，有家族史，父亲及兄弟姐妹 5 人均有此症状。2016 年 3 月开始出现左眼结膜、眼睑溃疡，整个口腔布满大小不等溃疡十余个，进食疼痛难耐，曾在当地医院及宁波、上海多家医院诊检，排除白塞氏病，久治不愈，服用激素治疗症状可见缓解，但疲劳后又发作。至今仍服用泼尼松片，每日 40mg。刻下症见：口腔有大小不等溃疡 10 余个，有的破溃，溃疡面有黄白色膜片覆盖，周围色红，左眼白睛红赤，眼睑红肿溃烂，形体偏胖，上肢稍有不自主抖动，精神疲惫，表情痛苦，乏力肢困，纳谷尚可，应酬时有饮酒，生活不规律，大便日 2 次，稍软，舌淡胖边齿痕苔白滑，脉细数。

西医诊断：复发性口腔溃疡伴角膜溃疡。

中医诊断：口疮，眼疮。

辨证：患者禀赋有异，应酬仍频，心神过劳，生活不规，烟酒不禁，形丰气短，元气不足，湿毒内盛。李东垣云："火与元气不两立，一胜则一负"。

治法：补中益气，引火归原，利湿祛毒。

处方：生黄芪 20g，党参 20g，炒白术 15g，陈皮 10g，升麻 10g，柴胡 10g，生甘草 15g，生山栀 10g，肉桂粉（冲）3g，黄连 10g，青黛（冲）6g，土茯苓 30g，生石膏（先煎）30g。7 剂。

二诊：2018 年 3 月 15 日。药后口疮渐消，口腔疼痛减轻，但眼睑溃疡明显，白睛红赤，晨起两目多眵，左侧尤其严重，不能睁眼，需用温水清洗才能开目，心烦易怒，胸胁胀痛，表情痛苦，伴恶心，口苦而黏，胃纳一般，大便黏溏不爽，因工作繁重，时有熬夜，舌淡胖苔白滑，脉弦。患者用上方后口疮虽有缓解，但眼疮仍剧，沉思良久，细问病史，知其因工作关系，压力较大，肝郁不舒，且病延日久，常用激素控制，虽有疲乏，舌淡胖苔白滑之气虚之象，但郁火内结，不得发越，肝火炽盛，循肝经上犯两目。治宜调畅气机，清泄郁热，清泻肝火。用升降散合龙胆泻肝汤加减。处方：蝉蜕 6g，升麻 10g，片姜黄 10g，白僵蚕 10g，生大黄（后下）10g，夏枯草 10g，龙胆草 10g，生麦芽 30g，丹皮 20g，生甘草 10g，生山栀 15g，陈皮 6g。7 剂。嘱饮食清淡，忌熬夜，注意休息，停用激素。

三诊：2018 年 3 月 21 日。药后症减，左眼白睛红赤稍退，眼睑溃疡好转，眼眵减少，口疮基本消退，口干口苦，大便黏，舌淡胖苔白，脉弦。上方加珍珠母（先煎）30g，7 剂。

四诊：2018 年 4 月 4 日。口腔溃疡未发，近日工作压力较大，连续熬夜，左眼睑溃疡及白睛红赤消退不显，大便调，神疲易倦，体重有所减轻，舌淡胖苔白腻。处方：蝉蜕 6g，升麻 30g，片姜黄 10g，白僵蚕 10g，生大黄（后下）10g，龙胆草 15g，夏枯草 15g，青黛（冲）6g，肉桂 6g，柴胡 30g，木贼草 30g，生甘草 10g，14 剂。

五诊：2018 年 4 月 18 日。左眼睑溃疡及白睛红赤消退，口疮未作，心情舒畅，精神亦好转，胃纳可，口稍苦，夜寐尚安，纳、便正常，舌淡胖苔白，脉弦细。原方去木贼草，加珍珠母（先煎）30g，7剂。

在上方的基础上又加减治疗1个月左右，口、眼溃疡未作，白睛无充血，无肢体抖动，纳、便调，诸症基本平复，随访至今未发。

按：《太平圣惠方》云："夫口者，脾脉之所通。舌者，心气之所主。若经络否涩，气血壅滞，则生于热。热毒之气，在于脏腑，搏于心脾，蕴热积蓄，日久不能消散。上攻于口舌，故生疮久不瘥也。"本例患者30年来口腔溃疡伴角膜溃疡，服用激素治疗症状可见缓解，但疲劳后又复发，屡治屡患，迁移日久，首观其脉症辨证为元气不足，虚火上炎，湿毒内盛，虚实夹杂而致顽固性口疮、眼疮，以补中益气汤加减治之，是以补中益气，引火归原，清热利湿解毒。药后口疮虽缓解，但眼疮转剧。认真思辨后认为患者反复多次使用激素治疗，舌质淡胖苔白滑等呈现气虚之假象，实则患者工作压力大，生活、饮食不规，精神疲惫，肝气郁结，气郁化火，内火炽盛，循经上扰于目，则发双眼疮痒。气机瘀滞，阳郁不达，内呈一派热象，外呈一派寒象，呈现郁热之证。经云"火郁发之"，郁热如欲透达于外而解，必须调畅气机。治用升降散宣郁散火，通里达表；配伍夏枯草、龙胆草、丹皮、生山栀、木贼草清热解毒明目，清解肝经郁热；青黛凉血解毒，泻火散郁；使用苦寒药物不忘固护胃气，加生麦芽、陈皮理气健脾和胃；生甘草既可清热解毒又能调和药性。药证合拍，守方有恒，终克效验。

病例4（口舌溃疡）

冯某，男，61岁，退休工人。初诊：2018年1月24日。

舌疮反复发作 10 年余。患者自述舌疮反复发作 10 余年，一般 10 天左右一发，时轻时重，曾用各种方法治疗，治疗时舌疮可不发作，之后随即又发，困扰良久，深受舌疮之苦。今日来诊，刻下症见：舌边尖见溃疡数枚，大小不等，色略红，进食疼痛加重，形寒怕冷，口干，胃纳尚可，夜寐安，二便调，舌红苔薄，脉弦。

西医诊断：口舌溃疡。

中医诊断：舌疮。

辨证：阴虚内热，虚火上炎，灼伤津液。

治法：滋阴降火，清热消疮。

处方：知母 20g，黄柏 10g，生地黄 30g，山药 20g，山茱萸 20g，丹皮 20g，茯苓 15g，竹叶 10g，山栀 10g，肉桂粉 3g（冲服），土茯苓 30g，升麻 15g。7 剂。

二诊：2018 年 1 月 31 日。药后舌疮消退，形寒怕冷，纳谷尚可，夜寐安，舌红苔薄白，脉细。上方减竹叶、丹皮、生山栀，加生黄芪 15g。7 剂。

三诊：2018 年 2 月 7 日。舌疮未作，神疲缓解，纳食尚可，舌红苔薄，脉数。继以上方减肉桂粉，加菟丝子 20g，巴戟天 20g。7 剂。

此后两次复诊，均以上方加减，续服 14 剂，巩固疗效，患者未再诊。

按：本例患者舌疮日久，反复发作，根据四诊合参及体质特点，乃阴虚内热，灼伤津液所致。故治疗以滋阴降火，清热消疮，佐以补气。方用知柏地黄丸进行加减。知柏地黄丸滋阴降火。舌为心之苗，加竹叶、山栀清胃泻火，泻中焦之热治其标。妙用肉桂粉 3g 引火归原，比一般滋阴降火效果更加明显。《本草正义》："土茯苓，利湿去热，能入络，搜剔湿热之蕴毒。……"
升麻大剂可以清热解毒。之后复诊又加黄芪取补中益气，升阳
固表之义。后加菟丝子、巴戟天补肾培元，善补阴者，必于阳
中求阴，以成阴阳双补之功。

病例5（复发性口腔溃疡）

赵某，男，37岁，公司职员。初诊：2019年1月23日。

口疮反复发作十余年，加重六天。患者十余年来口疮反
复发作，时轻时重。近六天来病情较以往严重，运用各种方法
治疗，如外用锡类散、冰硼散及抗生素等，均无明显疗效。刻
下症见：形体偏瘦，口舌糜烂，布满整个口腔，口唇溃疡色
红，进食灼热疼痛，异常痛苦，面色发红，纳食少，大便干
结，2日1行，腰部酸胀，形寒怕冷，手足汗出，舌红苔薄，
脉细数。

西医诊断：复发性口腔溃疡。

中医诊断：口疮。

辨证：热邪燔灼三焦，心肾水火失济。

治法：清热解毒，引火归原。

处方：黄连10g，黄芩10g，黄柏10g，生山栀10g，制大
黄10g，肉桂粉3g（冲服），生甘草6g，砂仁粒10g（后下）。
7剂。

二诊：2019年1月30日。药后症状好转，口舌糜烂，进
食疼痛减轻，大便调，日有一行，神疲易倦，手足心汗出，夜
寐不安，小便多白浊，腰部酸胀，舌红苔薄，脉细数。原方即
效，守方继服。上方加知母20g，生地黄30g。7剂。

三诊：2019年2月13日。口疮好转，焮热感，胃纳可，
夜寐欠安，腰酸，手足汗出减少，舌红苔薄，脉弦。上方减升

麻,加黄柏 10g,酸枣仁 20g。7 剂。

四诊:2019 年 2 月 20 日。舌下细小溃疡尚存,大便偏硬,燠热感减轻,夜寐尚安,舌红苔白,脉弦。上方加升麻 10g。7 剂。

遵循上述理法方药,患者又服药月余,病情趋稳。

按语:本例患者口舌生疮日久,反复发作,且近日加重,口唇、口腔、舌上布满疮疡,痛苦异常,四诊合参,诊为热邪燔灼,心肾不交。故治疗以清热解毒,引火归原立法。方用黄连解毒汤合封髓丹化裁。黄连、黄芩、黄柏、生山栀、制大黄清热解毒,清泻三焦之火。加肉桂粉旨在引火归原。黄柏、生甘草、砂仁三药组成封髓丹。对封髓丹清代医家郑钦安有谈道:"此一方不可轻视,余常亲身阅历,能治一切虚火上冲,牙疼……诸症,屡获奇效,实有出人意料、令人不解者。余仔细揣摩,而始知其制方之意重在调和水火也。至平至常,至神至妙……。"两方合用,加减出入,标本同治,对难治性口疮每能收获良效。

7. 鼻渊

陈某,女,55 岁,家务。初诊:2018 年 5 月 9 日。

鼻塞、流涕、头痛反复发作 20 余年,再发半月。患者于 20 余年前受凉后出现头痛,前额及眉棱骨部位较甚,鼻塞,喷嚏,流涕反复不愈,每遇过度疲劳或季节交替气温变化时加重。发作时予激素、抗生素消炎、雾化吸入等对症治疗症状可缓解。近半月来因家里装修劳累,稍遇风即出现鼻塞,喷嚏,流涕,质稠色黄,头胀痛,咽喉不利,行抗生素治疗 1 周,症状稍有改善,但头胀痛症状不减。刻下症见:恶风发热,头胀痛，鼻塞，咽痛，流涕，涕色黄白相间，鼻不闻香臭，夜寐不安，口苦，胃纳可，大便干，舌红苔薄，脉数。

西医诊断： 慢性鼻窦炎。

中医诊断： 鼻渊。

辨证： 患者过敏之质，宿疾不愈，鼻窍不利，迁移时久。近因受寒复作，风寒入里，郁而化热，肺热郁闭，宣发失职，鼻窍不利。

治法： 清热解毒，宣肺通窍。

处方： 蝉蜕 6g，僵蚕 10g，片姜黄 10g，生大黄（后入）10g，桔梗 10g，野菊花 10g，生山栀 10g，鱼腥草 30g，芦根 30g。7 剂。叮嘱除服汤剂日两次外，可在煎药时进行药气熏蒸，促进鼻黏膜直接吸收药物有效成分。

二诊： 2018 年 5 月 16 日。药后便已通畅，前额部时发胀痛，鼻咽不利好转，流涕减少，汗出而多，恶风，口舌干燥，舌红苔薄，脉数。上方去生山栀、大黄，加桂枝 10g，炒白芍 15g。7 剂。

三诊： 2018 年 5 月 23 日。鼻咽不利好转，无头胀，汗出减少，恶风，纳食可，口干，大便次多，舌红苔薄，脉数。上方去野菊花，加生芪 15g，北沙参 20g。7 剂。

四诊： 2018 年 5 月 31 日。患者头部胀痛、鼻咽疼痛症状基本已除，已无恶风、汗出，二便调，舌红苔薄，脉细数。治宜益气养阴，固表宣窍。处方：生黄芪 15g，北沙参 20g，桂枝 10g，蝉蜕 6g，僵蚕 10g，炒白芍 10g，辛夷 10g，桔梗 10g，防风 10g，生甘草 3g，鱼腥草 20g，芦根 30g。上方续服 14 剂，巩固疗效。

按： 肺主气，司呼吸，主皮毛，开窍于鼻。鼻为肺窍，喜清恶浊。明·虞抟《医学正传》云:"触冒风寒,始则伤于皮毛而成鼻塞不通之候,或为浊涕或流清涕……名曰鼻渊。此为外寒束内热也。"本案特敏之质,卫表不固,易受外邪,鼻渊之疾,受凉及遇劳即发,虽经多方调治,仍迁移不愈。近因劳而感寒,外邪入里,郁而化热,里热为甚,肺失宣发,鼻窍失利。治宜清热解毒,宣肺通窍。方用升降散升清降浊,疏调肺之宣发肃降;加鱼腥草、野菊花、山栀清热解毒,清肺利咽;配桔梗、芦根清热利咽,养阴生津。药后郁热得清,腑气得通,鼻窍通利。惟其病移日久,气阴受损,卫表不固,是以复诊去苦寒之大黄、山栀,加桂、芍和营卫,参、芪益气阴,缓图收功。

九、肿瘤病

1. 乳腺癌

贺某,女,47岁,初诊:2017年6月10日。

左乳腺癌术后2月余。患者于2月前检查发现左乳腺肿瘤,即在宁波某医院行切除手术,近期配合放射疗法,放疗后自觉乳房部位的皮肤灼热疼痛,火烧火燎,乳房大部皮肤出现水肿、红斑,渗液,伴神疲乏力,口干渴喜饮,心情烦躁,焦虑不安,夜寐多梦,大便干结,小便黄赤,头晕目糊,舌红苔少,脉数。口服他莫昔芬进行内分泌治疗。

西医诊断:左乳腺癌术后,急性放射性皮炎。

中医诊断:乳岩术后,急性皮炎。

辨证:热毒内侵,营阴受损。

治法:清热解毒,凉血和营。

处方:牡丹皮20g,赤芍20g,连翘15g,野菊花10g,生地黄30g,紫草20g,蒲公英20g,白花蛇舌草20g,地丁草

20g，夏枯草 10g，生石膏 30g（先煎），生甘草 3g。10 剂。

二诊：6 月 24 日。病史同上，乳房皮肤红肿明显好转，口干舌燥，大便偏干，夜寐欠安，舌红苔薄黄脉数。上方减地丁草、野菊花，加火麻仁 20g，玄参 30g，继服 14 剂。

三诊：7 月 8 日。病史同上，药后乳房皮损基本恢复，红肿消退，心情转舒，大便通畅，纳谷正常，夜寐尚欠安，多梦易醒，舌红苔少，脉细数。治宜益气养阴，凉血解毒。处方：牡丹皮 20g，赤芍 20g，连翘 15g，麦冬 15g，生地黄 30g，紫草 10g，蒲公英 20g，白花蛇舌草 20g，柴胡 10g，夏枯草 10g，酸枣仁 20g，生甘草 3g。14 剂。

上方连服 2 周，患者症状基本平复，纳、便调，夜寐安。

按：本例患者乳癌术后接受了放射疗法，导致严重的皮肤灼伤，表现为皮肤发痒，刺痛，红斑或水肿。热毒外侵，营阴受劫为此时的主要病机。因此，治疗以清热解毒，凉血和营为法。用连翘、野菊花疏散风热；生石膏、夏枯草、蒲公英、蛇舌草辛寒之品直折其热，解毒散结；丹皮、赤芍、生地黄、紫草凉血散血，清血分之热，兼以祛瘀止痛；生甘草清热兼以调和诸药。复诊时，热势已减大半，毒邪渐散，皮肤好转，但患者口干舌燥，大便偏干，舌质偏红，皆为一派热伤阴津之象，故减去地丁草、野菊花，增加火麻仁润肠通便，玄参滋阴清热，泻火解毒。尔后以益气养阴，凉血解毒巩固疗效。由此可见，中医药在癌症放疗后引起的毒副反应中的治疗优势和独特作用十分明显。

2. 胃癌

徐某，女，52 岁，家庭妇女。初诊：2018 年 10 月 13 日。胃癌术后 2 年，胃脘胀闷 1 年余。2016 年 6 月患者因反复胃脘部胀痛不适至当地医院就诊，查胃镜示：慢性浅表性胃炎伴糜烂，胃角溃疡性质待定。病理报告示：胃（角）幽门腺黏膜示腺癌，HP（＋）。排除禁忌后行"毕Ⅱ式胃大部切除术"，术后恢复可。一年余前出现胃脘胀闷不适，嗳气频，大便次多，不成形。于当地医院就诊后，予"雷贝拉唑、尿囊素铝片、莫沙比利"及中药汤剂对症治疗数月，未见明显好转。2018年5月复查胃镜示：胃大部切除毕Ⅱ式术后，残胃炎，吻合口炎。刻下见：反复胃脘部胀闷不适，食后明显，嗳气频作，大便日1行，时不成形，伴左耳耳鸣，神疲乏力，面色少华，纳谷尚可，夜寐欠安，舌淡紫苔白，脉沉细。

西医诊断：胃癌术后，残胃炎。

中医诊断：胃癌术后，痞满。

辨证：脾胃亏虚，湿浊中阻，余毒未清。

治法：健脾化湿，解毒和营。

处方：党参20g，炒白术15g，茯苓15g，炙甘草3g，生黄芪20g，薏苡仁30g，山药20g，六曲10g，半枝莲20g，炒麦芽30g，陈皮10g，藤梨根20g，丹参20g。7剂。

二诊：10月20日。服药1周后，患者诉胃脘胀闷较前好转，现时觉胃脘发冷，嗳气减少，大便基本同前，纳谷可，夜寐欠安，舌淡红苔白，脉沉细。予上方去丹参，加莲子20g。14剂。

三诊：11月3日。药后症减，现患者自觉胃脘尚舒，偶有胀闷，无明显胃寒，大便日1行，基本成形，左耳耳鸣仍存，偶有头晕，纳谷可，夜寐欠安，舌淡红苔薄白，脉细。效不更方，去六曲，佐葛根20g。14剂。

四诊：11月17日。现胃脘胀闷时有反复，食后多发，嗳气偶作，纳谷可，夜寐欠安，二便调，舌淡红苔薄白，脉细。予去葛根，加炒山楂20g。14剂。

以上方为主，随症加减继服3月后胃脘舒，诸症安。

按：患者症见痞满、嗳气，胃镜提示胃癌术后、残胃炎。此前患者曾于他处服用中药汤剂治疗，观其处方，多以清热解毒、理气活血为主，未见明显疗效。因患者虽有胃内炎症，但辨证可知，患者癌症术后，正气不足，机体衰弱，脾胃亏损，运化无力而生湿浊，湿浊中阻则见痞满，气机上逆而发嗳气，脾虚湿盛故大便溏薄，四诊合参证属虚证，以大量清热解毒理气药治之，不合其证，且清热过甚反伤脾胃，故收效甚微。本方以党参、白术、黄芪、山药健脾养胃益气；茯苓、薏苡仁、陈皮健脾燥湿利水；六曲、麦芽行气健脾，开胃消食；半枝莲、藤梨根、丹参、甘草清热解毒活血。治疗以扶正健脾为主，并解毒祛湿和营，经数月调治，扶正祛邪，则诸症皆平。

3. 胰十二指肠恶性肿瘤

杨某，女，64岁。初诊：2018年10月24日初诊。

胰十二指肠恶性肿瘤术后1年余，发现肝转移1月。患者2017年1月检查发现十二指肠降段占位，胰头胰管转移，生化、血常规示肝功能有所损伤、轻度贫血。AST 131U/L，ALT 151U/L，Hb 96g/L。遂于2017年1月9日在上海某医院全麻下行"胰十二指肠根治术、淋巴结区域性切除术，胰腺周围神经切除术，胰腺肿瘤根治术"，术后予抑酸、抑酶、抗感染等治疗，其间反复出现呕吐、无法进食、反应迟钝等不适，予补充空肠营养、维生素B1肌注改善，好转后出院；2018年9月复查腹部CT示：胰十二指肠术后，肝内多发占位，转移瘤考虑；腹膜后淋巴结肿大，转移性考虑。继于宁波某医院住院治疗，建议全身化疗，遂行"顺铂＋依托泊苷"静脉化疗，因反应大不能耐受出院。出院后患者精神萎软，神疲乏力，行走困难，胸闷气急，记忆力下降，遂前来我科就诊。刻下：神清，精神萎靡，反应迟钝，面色苍白，极度疲劳，少气懒言，胸闷，嗜睡、健忘，在家长期卧床，由家人搀扶前来，情绪低落，纳谷欠香，大便偏干，夜寐不安，舌淡红有瘀斑苔薄黄，脉弦细。

西医诊断： 胰十二指肠恶性肿瘤术后伴多发转移。

中医诊断： 癌病术后，虚劳。

辨证： 元气亏虚，邪毒内结。

治法： 补益脾肾，调肝护胃，解毒祛邪。

处方： 生黄芪20g，炒白术20g，党参20g，茯苓20g，益智仁20g，蜂房10g，赤芍20g，赤小豆20g，垂盆草30g，半枝莲30g，远志6g，炒麦芽30g，川芎10g。14剂，水煎服。并嘱患者保持心情舒畅，减少思想负担，积极面对生活，调护虚体的同时，减少卧床，参与户外行走、锻炼等。

二诊： 11月12日。服药2周，患者精神好转，反应较前改善，面现笑容，纳谷增加，夜寐改善，问诊时应答较前快，思前方有效，守原法缓图，上方加当归20g，地鳖虫10g，炙甘草6g。上方不间断连续调治两月余，因系外地病人，家属多次电话联系，告病情稳定。

三诊： 2019年4月10日。患者今天来诊，精神较前大为改善，行走自如，心情亦好，面呈笑容，对答亦可，但仍喜睡、健忘，小便调，大便时干时稀，舌红苔薄，脉细。复查肝功能、血糖：AST 58U/L，ALT 127U/L，GLU 8.14mmol/L。腹部CT示："胰十二指肠术后，肝内多发占位，转移瘤考虑。"治宜益气养阴，解毒散结，疏肝健脾。处方：党参20g，白术20g，茯苓20g，葛根20g，黄芪30g，薏苡仁30g，败酱草20g，当归20g，红景天20g，鲜石斛12g，制附子10g（先煎），生甘草3g，垂盆草30g，生地黄30g，炒麦芽30g，白花蛇舌草30g。14剂，水煎服。

四诊： 2019年4月17日。病史同上，药后症减，精神、乏力转好，已能自行行走，记忆力下降仍存，面部潮红，纳可，二便尚调，舌红苔薄，脉细。上方加绞股蓝20g，14剂，水煎服。

五诊： 2019年5月20日。病史同上，上方服用1月，病情稳定，精神面貌、乏力均好转，纳谷正常，大便日3次，质稍软，情绪较前好转，舌红苔薄，脉细。上方减绞股蓝、败酱草，加山药20g，炒扁豆20g，14剂。继续调治。

按： 癌病，多由于正气内虚，感受邪毒，情志怫郁，宿有旧疾等因素，使脏腑功能失调，气血津液运行失常，产生病理变化，蕴结脏腑，日久积聚而成。《诸病源候论》谓其成因云："诸脏受邪，初未能成积聚，留滞不去，乃成积聚。"癌病的治疗，论述繁多，《景岳全书》谓："不过四法，曰攻，曰消，曰散，曰补，四者而已。"但古往今来，癌病邪毒缠绵不去，久病致大虚，难以彻底治愈，且生存率较低。故当以中西医结合，前期以祛邪为主，后期为扶正为要，二者结合，贯穿疾病始末，提高生存质量，尽可能延长寿命。本例患者，形体偏胖，平素情志多有不畅，体内易积痰浊、气滞、热毒等病理因素，久成积聚。经手术、化疗后，虽积聚稍减，但正气大伤，进而出现神疲乏力、嗜睡健忘等不适；加之病体已久，患者长期情绪低落，累及肝脏；中医强调整体观念，正气衰减，病邪肆虐，易多发转移。辨证为脾肾亏虚，肝脏受损，邪毒内结。治以扶正祛邪，补益脾肾，调和肝胃，助气血化生，抵御邪毒。方用生芪补气升清，提高免疫力，且能托毒生新；党参、白术、茯苓、益智仁补益脾肾，益气扶元；蜂房属胃经，攻毒力盛；半枝莲入肝经，清热解毒化瘀，临床研究表明二药均有抗肿瘤作用；垂盆草、赤芍、赤小豆凉血解毒，清肝脏之瘀毒；加远志疏肝理气，宁心，舒畅情志；久病多瘀，在补益抗邪药的基础上加活血行气之川芎，使气血得通；炒麦芽应春气，疏泄肝气，肝病患者用之效佳。其后诊治，患者血糖稍有升高，以上方加减，用生地黄、红景天、鲜石斛补养气阴，滋阴润燥，降血糖。情志的好坏常大可影响疾病恢复，若情绪调达，配以中药调护，或可起到事半功倍的效果，故每次与患者沟通，都注重病人的情绪疏导。让患者树立信心，移情易性，充分发挥人体自身抗肿瘤的能力。患者服用中药后病情大有改善，后予悉心调护，对症治疗，正气渐复，病情稳定。

4. 子宫内膜癌

钟某，女，69岁。初诊：2018年12月8日。

患者反复下腹隐痛1年余，再发1周。1年余前，患者绝经后无明显诱因下出现阴道不规则流血，量少色鲜红，伴下腹部酸胀不适，偶有隐痛，伴带下量增多，有异味，夹有鲜红色血丝。遂于2017年12月16日至宁波市某医院就诊，查阴道超声示：绝经后子宫；子宫前壁强回声，肌瘤伴钙化考虑；子宫内低回声，宫腔占位。请结合临床。查盆腔MRI平扫+增强示：①宫腔内占位，内膜癌首先考虑；②子宫肌瘤。查肿瘤标志物示：CA125 576.7U/mL。结合各项检查结果，当时诊断为"子宫内膜癌"，建议患者住院手术治疗。患者入院完善相关检查后于 2017 年 12 月 28 日行"腹腔镜下全麻插管全子宫及双侧附件切除盆腔淋巴结清扫术"，手术过程顺利，伤口愈合可，术后行化疗 1 次（具体不详）。2018 年 1 月 5 日复查肿瘤标志物未见明显异常：CA125 31.8U/mL，AFP 1.98ng/mL，CA19-9 10.7U/mL，CEA 1.36ng/mL。2018 年 2 月 8 日患者行子宫内膜浆液性腺癌 IA 期术后第二次化疗（具体不详），化疗后患者小腹隐痛仍存，且神疲乏力甚，遂于 2018 年 2 月 12 日至门诊就诊，当时患者面色欠华，神疲乏力，少气懒言，下肢酸软，夜间盗汗，下腹时时作痛，带下量多，夹有血丝，偶有恶心，口干口苦，夜寐尚安，小便正常，大便偏稀，舌红苔薄，脉细弱。考虑患者气阴两亏、癌毒内积。处方：生黄芪 30g，生地黄 20g，赤芍 20g，浙贝母 10g，牡丹皮 20g，仙鹤草 20g，半枝莲 30g，白花蛇舌草 30g，薏苡仁 30g，炒麦芽 30g，陈皮 10g，炒白扁豆 20g，木香 10g，当归 20g。以上方为主方益气养阴、扶正抑癌，并嘱患者停止化疗，10 剂后患者精神稍有好转，带下减少，质清，腹痛较前减轻但时有反复，效不更方，连服 2 月后精神明显好转，带下如常，腹痛仍存，遂以薏苡附子败酱散加减增强祛瘀止痛之效，7 剂后患者腹痛明显好转，效不更方，连服 2 月后腹痛止，带下正常，精神可，纳、便调，患者自行停药。1 周前，患者劳累后下腹隐痛再发，伴脘腹胀闷，复查 CA125 536.7U/mL，复至我处就诊。刻下：下腹部隐痛，时时作胀，夜间明显，胃脘胀闷不适，时有呃逆、嗳气，畏寒肢冷，手足不温，口干口苦，带下量稍多，质清，无异味，无阴道血性分泌，纳、寐可，二便尚调，舌红苔薄，脉细。腹部 CT 示：子宫内膜癌术后　右侧腹部及盆腔肠系膜多发淋巴结转移。

西医诊断：子宫内膜癌术后　右侧腹部及盆腔肠系膜多发淋巴结转移

中医诊断：癌病术后转移。

辨证：正气亏虚，癌毒内积，胞络瘀阻。

治法：益气扶正抗癌，活血通络止痛。

处方：生黄芪 30g，党参 20g，绞股蓝 30g，红景天 20g，当归 20g，薏苡仁 30g，附子 15g（先煎 1 小时），半枝莲 30g，蛇舌草 30g，白英 10g，地鳖虫 10g，蜈蚣 3 条，炒麦芽 30g，陈皮 10g。7 剂。并嘱患者放松心情，切勿过度关注，保持积极乐观心态，不必频繁检查肿瘤标志物，防止心理负担过重。

二诊：2018 年 12 月 15 日。病史同上，药后症减，腹痛腹胀较前缓解，呃逆、嗳气仍存，畏寒减轻，口苦好转，口干仍存，夜间明显，纳谷尚可，二便尚调，舌红苔薄，脉细。效不更方，7 剂。

三诊：2018 年 12 月 22 日。病史同上，脘腹作胀，疼痛已止，偶有呃逆、嗳气，纳、便调，夜寐安，舌脉同上。上方去白英，加乌药 10g，10 剂。

四诊：2019 年 1 月 2 日。病史同上，脘腹作胀，余症尚平，纳、便调，舌红苔薄，脉细。上方去乌药，加莪术 15g，10 剂。

五诊：2019 年 1 月 12 日。病史同上，药后症减，脘腹胀闷好转，下腹隐痛未作，带下量、色、质正常，无异味，无阴道血性分泌物，纳谷尚可，舌红苔薄，脉细。上方加败酱草 20g，7 剂。

六诊：2019年1月19日。患者服药后腹胀好转，余症尚平，二便调，舌红苔薄，脉弦细。上方加三棱15g，7剂。

七诊：2019年1月26日。病史同上，药后症减，脘腹作胀较前缓解，阴道分泌物无异常，无尿频、尿急、尿痛，无外阴瘙痒等不适，二便调，夜寐尚安，舌淡苔薄，脉细。上方，14剂。

八诊：2019年2月16日。病史同上，患者面色红黄隐隐，明润含蓄，精神可，脘腹胀未作，下腹疼痛未发，带下正常，夜寐安，纳、便调，无口干口苦，舌红苔薄，脉细。治宜守原法。处方：生黄芪30g，党参20g，绞股蓝30g，红景天20g，当归20g，薏苡仁30g，附子15g（先煎1小时），半枝莲30g，蛇舌草30g，莪术15g，地鳖虫10g，蜈蚣3条，炒麦芽30g，陈皮10g，红藤20g。14剂。

以上方为主，随症加减治疗至6月底病情稳定，生活、饮食如常，随访至2020年10月病情稳定，体健。

按：《圣济总录》云："瘤之为义，留滞不去也。"子宫内膜癌是发生于子宫内膜的一组上皮性恶性肿瘤，根据其临床表现及症状，属"癥瘕""积聚""五色带"范畴。此案患者出现不规则阴道出血，血性白带，阵发性下腹痛、胀，结合各项辅助检查结果，诊断为：子宫内膜癌。行手术、化疗，后又发现肿瘤转移。患者年近古稀，脏腑气血已呈不足，且手术、化疗更加耗伤正气。元气不足，无力抗邪，瘀毒内生，毒瘤生长，欲治其病，先扶正气，故用益气扶正抗癌，活血通络止痛之方。方中重用黄芪补中益气，《本草新编》云："阳中之阳也，专补气……夫黄芪乃补气之圣药。"配党参、炒麦芽、陈皮更增补气健脾之功。叶天士言："久病入络……络主血。"故配当归补血活血，绞股蓝、红景天健脾益气，活血化瘀。更添地鳖虫破血逐瘀，蜈蚣通络止痛、攻毒散结，正应"虫药搜剔络中混处之邪"之说。张锡纯云："附子为补助元阳之主药，其力能升能降，能内达能外散……凡痹于经络血脉者，皆能开之通之。"故伍附子缓升阳气，温补中脏；再配半枝莲、蛇舌草、白英解毒抗癌；薏苡仁健脾渗湿，解毒散结。全方合用使正气缓增，毒瘀渐消，以达扶正祛邪、抗癌止痛之功。癌病患者进行手术治疗后不可过度放疗、化疗，应讲求人与疾病和平共处，凡事过犹不及，过度放、化疗易耗伤正气，而人体自身正气恰恰是抵抗病邪不可或缺的一部分，《素问》云"正气存内，邪不可干""邪之所凑，其气必虚"，正说明了这一点。

5. 肺癌

病例 1

刘某，男，42岁。初诊：2017年12月30日。

肺癌术后半年，伴咳嗽、咳痰。患者半年前因咳嗽、咳痰反复不愈至当地医院就诊，查CT示肺部占位，曾至上海某医院行手术治疗，出院诊断为右上叶肺部肿瘤，并行化疗两次（具体不详）。患者半年来咳嗽咳痰频作，每于受冷或季节变化时加剧，自服止咳、化痰药物无明显缓解，经人介绍至名医门诊就诊。刻下见：咳嗽咳痰，痰色白质稀易咯，胸闷气急，动则加重，口干，胃脘胀满不适，面色无华，神疲乏力，畏寒怕冷，胃纳欠香，夜寐不安，大便偏稀，每日1~2次，舌质淡苔白滑，脉沉细。查体：口唇略绀，两肺呼吸音低，未及明显干湿啰音。患者发病后已戒烟酒。

西医诊断：右上叶肺癌术后。

中医诊断：肺癌术后。

辨证：肺脾气虚，痰毒未清，心神不安。

治法：温运中阳，兼清痰毒，理气安神。

处方：苓桂姜术汤加减。桂枝10g，茯苓15g，干姜10g，炙甘草3g，炒白术20g，远志6g，仙鹤草20g，白花蛇舌草30g，木香10g，淮小麦30g。7剂，水煎服，日两次分服。

二诊：2018年1月6日。胃脘胀好转，睡眠改善，偶有咳嗽，大便正常，舌质红舌苔薄腻，脉沉。原方去木香，加北沙参15g，14剂。

三诊：2018年1月20日。上方加减连服1个月，症状趋平后，咳嗽已止，痰少，精神明显好转，纳谷一般，二便调，夜寐尚安，舌淡红苔白，脉细。治宜补益肺脾，固本扶元，佐以清解。处方：党参20g，茯苓15g，干姜10g，炙甘草3g，炒白术20g，陈皮10g，半夏10g，生黄芪20g，当归20g，百合20g，杏仁10g，仙鹤草20g，白花蛇舌草30g，淮小麦30g。7剂，水煎服，日两次分服。

以上方为主随症加减连服2个月，患者基本恢复正常。

按：肿瘤术后放化疗后元气耗损，引起的各项并发症、后遗症是现代医学的一大难点。化疗药毒伤阴居多，该案患者因化疗之后，肺脾受损，阳气不足，故畏寒怕冷，神疲易倦；脾运不健，饮停胃中，胃气上逆，肺失宣降，故见咳嗽、咳痰色白、胃脘作胀；舌淡苔白滑，乃阳虚痰饮内停之候。本病属于本虚标实，乃肺脾亏虚，痰毒未清为患。故必先温运中阳，复其肺脾之气，以达健运清肃之功。方中茯苓为君，健脾利湿、化饮；湿为阴邪，非温不化，故以桂枝为臣，温阳以化饮；脾运不健则湿聚为饮，饮停胃中，则胃气上逆，故佐以白术、干姜，健脾燥湿，温中和胃；加木香、淮小麦、远志理气安神；白花蛇舌草清热解毒；仙鹤草有补虚、强壮之功，兼能解毒、止血，常用以肺癌术后调治，使以甘草，调药和中。服药后胃胀除，舌苔净，可知寒饮已去，再复其已损之气阴，培本固元。肺癌术后化疗病人不一定皆伤肺阴。当据症而辨，透过现象，观其本质，辨识寒热虚实之真，才能获得满意之效。

病例2

陈某，男，75岁，退休人员。初诊：2018年8月11日。

左上肺癌术后2月，咳嗽、气急1月余。患者于2月前体检发现"肺结节"，至当地医院就诊，复查胸部平扫＋增强CT示：左上肺结节，考虑周围型肺癌，鳞癌可能大，伴11L区淋巴结肿大。右下肺类结节，请注意复查。予6月15日行"左上肺癌根治术＋胸膜粘连烙断术"，术后恢复可。1月余前出现咳嗽咳痰，痰色黄不易咯出，咳剧气急，伴刀口处疼痛，无咯血呕血，无畏寒发热，无胸闷心悸等。刻下见：阵发性咳嗽，气急，咳痰不畅，喉痒，口干而燥，面色少华，形体偏瘦，夜寐欠安，神疲易倦，纳谷欠香，小便量少，大便偏干，舌红苔少，脉弦细数。

西医诊断：左上肺癌术后。

中医诊断：咳嗽。

辨证：气阴不足，痰热未清。

治法：益气养阴，清热化痰。

处方：南北沙参各20g，玄参20g，麦冬15g，生黄芪20g，陈皮10g，炒麦芽20g，炙甘草6g，仙鹤草20g，象贝10g，桑白皮15g，半枝莲30g。7剂。

二诊：8月18日。患者诉咳嗽咳痰仍有，咳剧时胸闷气急，伴双上肢酸痛，神疲乏力，纳谷可，二便调，夜寐尚安，舌红苔少，脉弦细数。治宜守原法，上方加党参20g，瓜蒌皮15g，地龙10g。7剂。

三诊：8月25日。诉咳嗽较前减轻，咽喉有痰，喉痒，时有口干，无明显胸闷气急，纳谷可，二便调，夜寐尚安，舌红苔少，脉弦细数。效不更方，上方去半枝莲、党参，加细辛3g，杏仁10g。14剂。

四诊：9月8日。患者诉咳嗽咳痰好转，咽喉不利，无肩臂酸痛，纳、便调，夜寐安，舌红苔薄，脉弦细。予前方去细辛、地龙，佐熟地黄30g。14剂。

五诊：9月22日。诉咳嗽好转，咽喉不利，胃脘尚舒，时有胸胁作胀，纳、便调，夜寐安，舌红苔薄，脉弦细。上方加白芥子10g。14剂。

以上方为主，继服4月后咳嗽咳痰愈，体质明显好转，无明显其他不适。

按：肿瘤术后调治中医药有较大的优势，此类患者多呈正气不足，毒瘀内积，余邪未清之象。本例患者年逾七旬，罹患肺癌经手术治疗，机体渐衰，肺气虚弱，气机宣降失司，痰毒未清，症见反复咳嗽咳痰，属本虚标实之证。四诊合参，辨为气阴两虚、痰热未清，故予南北沙参养阴清肺、祛痰止咳；玄参清热凉血、滋阴降火；麦冬润肺生津；黄芪补气生津养血；陈皮理气燥湿化痰；麦芽行气健脾；半枝莲、仙鹤草清热解毒；象贝清热化痰止咳；桑白皮泻肺平喘；甘草祛痰止咳、调和诸药。治疗始终坚持不断扶正，益气养阴，肺脾双补，佐以清热化痰，宣肺止咳，经数月调治，体质增强，咳嗽等症状消失。

6. 肾透明细胞癌

周某，男，44岁。初诊：2019年5月8日。

尿血，下肢肌肉酸痛1月余。患者2019年2月无明显诱因下出现右腰部胀痛不适，疲劳后加重，休息不缓解，伴肉眼血尿，体重下降，当时无尿频尿急尿痛，无畏寒发热，无胸闷气急，于当地医院查肾脏CT示：右肾后部可见一类圆形密度不均匀实性肿块，病变密度高于肾，与右肾分界清，考虑肾肿瘤。2019年3月20日于宁波市某医院行肾肿瘤切除术。病理诊断：透明细胞癌。术后恢复尚可。1月前无明显诱因下出现双下肢肌肉酸痛，伴肉眼血尿，腰痛腰酸，无畏寒发热，无腹胀腹泻，无尿频尿急等不适，于当地医院查尿常规示：尿隐血3+，肾功能未见明显异常。予对症支持治疗后，尿血好转。刻下：患者神疲易倦，面色少华，双下肢肌肉疼痛，呈跳痛，小腿为主，休息后未见缓解，胃纳欠佳，夜寐尚安，小便色黄，大便正常，舌淡红苔薄白，脉细。有吸烟史约20年，每日1包。否认食物药物过敏史。查体：浅表淋巴结未及肿大，全腹软，未及压痛和反跳痛，右侧肩胛中线可见一长约5cm的横行手术瘢痕，愈合可，肾区无叩击痛，双下肢未及凹陷性水肿。

西医诊断：肾透明细胞癌术后，皮肌炎。

中医诊断：肾癌术后，肌痹。

辨证：脾肾两虚，瘀毒未尽，络脉失和。

治法：补肾健脾，祛瘀解毒，通络止痛。

处方：三才封髓丹加减。

方药：天冬15g，麦冬15g，党参15g，生地黄20g，知母20g，黄柏10g，砂仁粉3g（冲服），乌梢蛇12g（先煎），生黄芪 30g，淮山药 20g，木瓜 15g，怀牛膝 20g，黑大豆 20g，生甘草 3g。共 7 剂，水煎服。

二诊：2019 年 5 月 15 日。服药后，患者下肢肌肉酸痛未见明显缓解，疲劳好转，胃纳转香，二便调，夜寐安，舌淡苔薄白，脉细。守方有恒，上方去麦冬、知母、山药，加豨莶草 20g，白僵蚕 10g，制附子 10g（先煎）。共 7 剂，水煎服。

三诊：2019 年 5 月 22 日。服药后，患者下肢肌肉疼痛较前好转，劳累后尚明显，舌尖溃疡，纳、便调，夜寐安，舌红苔薄白，脉弦细。治宜守原法，去制附子、生黄芪，加淡竹叶 10g，栀子 10g。共 7 剂，水煎服。

四诊：2019 年 5 月 29 日。患者服药后精神较前明显好转，下肢肌肉疼痛较前缓解，但行走后仍疼痛，舌尖溃疡未愈，胃纳可，二便调，夜寐安，舌淡红苔白黄，脉细数。治宜滋阴补肾，化湿清热，通络和营。处方：豨莶草 20g，忍冬藤 20g，知母 20g，黄柏 10g，砂仁粉 3g（冲服），生地黄 30g，地龙 10g，白僵蚕 10g，升麻 15g，秦艽 20g，赤芍 20g，炒麦芽 30g，生甘草 6g。共 7 剂，水煎服。上方服用 2 周下肢肌肉疼痛基本消失，活动正常，纳、便调。

按：患者虽正值壮年，但平素工作压力较大，加之烟酒不节，生活不规，正气受损，癌毒易犯，《黄帝内经》有"生病起于过用"之教，此之谓也。肿瘤术后，耗气伤血，脾肾不足，瘀毒未净，肾络受损，继发尿血；脾主四肢肌肉，气血不足，肌肉失却温养，故下肢肌肉酸痛。故治宜补肾健脾，祛瘀解毒，通络止痛。方以三才封髓丹加减。天麦冬润肺滋肾；党参、生黄芪、淮山药健脾以培后天之本；生地黄、知母滋阴补肾，清热凉血；黄柏泄下焦之热毒；砂仁粉健脾理气，且能缓知母、生地黄之滑润滋腻；乌梢蛇养血祛风，通络止痛；木瓜、怀牛膝补肾通络止痛；黑大豆补肾清热解毒；生甘草调和诸药，全方共奏补肾健脾，祛瘀解毒，通络止痛之功。二诊时患者下肢肌肉疼痛未见明显好转，了解其居处象山沿海，湿气偏重，有风湿痹阻之征，故前方去滋阴之麦冬、知母、山药，加入制附子以加强温肾通阳；豨莶草，白僵蚕祛风胜湿，逐痹通络。三诊时患者下肢肌痛好转，但口疮发作，精神较前好转，是为湿火上扰所致，故去附子、黄芪之温，加竹叶、山栀之清。四诊时见其肾虚湿热痹阻之象较显，故以滋阴补肾，化湿清热，通络和营之剂调治而安。

7. 结肠癌

患者，女，58 岁。初诊：2017 年 5 月 9 日。

患者 2016 年 3 月因"腹痛、大便性状改变 1 周"于某医院住院治疗，期间行肠镜检查提示"结肠癌"，随后行手术治疗，术后病理示：结肠中分化腺癌，并浸润肌层。术后予抗感染、抑酸护胃、营养支持等对症治疗，出院后先后在该医院化疗 10 次，后因身体不能耐受而结束。刻下：形萎神疲，面无血色，脘腹作胀，口干口苦，乏力困倦，稍感恶心，大便干湿不调，时夹黏液，无脓血，夜寐不安，胃纳欠佳，舌淡紫，苔黄而干，脉数。

西医诊断：肠癌术后化疗后。

中医诊断：肠癌术后。

辨证：脾胃虚弱，正气不足，湿热瘀毒内积。

治法：健脾益气，化湿清热，解毒和营。

处方：生黄芪 30g，薏苡仁 30g，炒白术 30g，党参 20g，山药 30g，秦皮 20g，败酱草 20g，赤芍 20g，地锦草 20g，蛇舌草 20g，木香 10g，炒麦芽 30g，陈皮 10g。7 剂，水煎服，日 1 剂，分 2 次服。同时建议患者合理饮食，保持良好心态，适当运动锻炼，帮助病人树立战胜疾病的信心。

二诊：2017 年 5 月 16 日。服药后感脘腹作胀有所减轻，稍感恶心，腰背酸痛，大便调，胃纳转好，舌淡紫，苔黄腻，脉数。原法既效，守方有恒。予上方去败酱草，加桂枝 10g，地鳖虫 10g。7 剂。

三诊：2017 年 5 月 23 日。服药后感症状较前减轻，精神好转，脘腹作胀缓解，恶心减轻，手足麻木，脱发，偶感胸痛，夜寐不安，大便次多，舌红苔黄腻，脉数。上方去桂枝、地鳖虫，加白槿花 10g，仙鹤草 30g，川柏 10g。7 剂。

四诊：2017 年 5 月 30 日。服药后症状明显缓解，手足麻木存，夜寐欠安，胃纳可，二便调，舌淡红苔白，脉细。治疗以益气养血，健脾化湿，解毒祛瘀为主。处方：生黄芪 30g，桂枝 10g，当归 20g，炒白芍 20g，薏苡仁 30g，地鳖虫 10g，白槿花 10g，仙鹤草 30g，鸡血藤 20g，炒麦芽 30g。7 剂。服药后诸症基本消失，此后坚持门诊治疗，根据患者临床症状随症加减，随访一年患者病情稳定，多次复查肠镜均未见异常。

按：此例为结肠癌术后化疗后患者。肠癌手术，气血受到剋伐，再加上术后多次化疗，伤及脾胃气阴，脾虚运化失职，湿浊内蕴，郁久化热，湿热瘀毒内积，故见上症。治疗当以健脾益气，化湿清热，解毒和营为法。药用党参、黄芪、炒白术、山药健脾益气，扶正固本；赤芍活血敛阴和营；薏苡仁、败酱草、秦皮、地锦草清化湿热；蛇舌草清热解毒散结；木香、陈皮、麦芽理气健脾和胃。二诊时患者症状减轻，大便已调，但腰背酸痛，结合舌脉，证属久病体虚，阳气不足，瘀毒内积，故去败酱草，加桂枝温通阳气，地鳖虫化瘀散结；三诊时手足麻木，夜寐不安，舌苔黄腻，考虑湿热未清，故去桂枝、地鳖虫，加白槿花、川柏加强清化湿浊之力，仙鹤草益气解毒，扶正抗癌；四诊诸症基本消失，唯手足麻木仍存，证属气虚血瘀，络脉不和，故予黄芪桂枝五物汤加味，以益气养血活血，化湿解毒祛瘀。历经几诊随诊加减，患者病情稳定，恢复良好。在治疗的同时要安慰开导病人，建议病人放松心态，合理饮食，适当运动，保持一种积极乐观的情绪，帮助病人树立战胜疾病的信心和勇气。如此药物治疗结合心理调节，对于缓解症状，抑制肿瘤复发转移，改善生存质量，延长生存期，都可起到不错的效果。

十、妇科病

1. 带下病

田某，女，48岁，务农。初诊：2017年12月6日。

反复白带增多、外阴瘙痒9年，再发10余天。患者9年前劳累后出现白带增多，外阴瘙痒。带色黄白，有时有豆腐渣样，黏稠，腥臭，伴外阴瘙痒，腰酸。曾至妇科检查，白带霉菌（＋），诊断为"霉菌性阴道炎、外阴炎"，予制霉菌素软膏外用后好转。后上述症状反复发作，起初外用抗霉菌药能缓解，后上症频发，西药难以起效，又口服中药治疗，多以清热化湿之药，效果不佳。今上症又作，故来名医门诊就诊。刻下见：白带色黄量多，豆腐渣样，时有血丝，外阴瘙痒难忍，伴腰背酸痛，其人形体略胖，面色少华，小便黄，大便偏干，夜寐安，胃纳可，舌质紫，苔白腻，脉细。

西医诊断：霉菌性阴道炎，外阴炎。

中医诊断：带下病。

辨证：湿热下注，瘀毒内积。

治法：清化湿热，通阳活血，燥湿止痒。

处方：薏苡仁 30g，制附子 10g（先煎），败酱草 20g，红藤 20g，土茯苓 20g，苍术 15，黄柏 15g，蚕沙 20（包煎），葛根 20g，生甘草 3g。7 剂，水煎服，日 1 剂。

二诊：2017 年 12 月 16 日。服药后，患者白带减少，色由黄转白，质稀，外阴仍有瘙痒。上方加地肤子 15g。患者连续服用 1 月余，带下已净，外阴瘙痒无，二便调、胃纳可、夜寐安。随访 3 月，上症未再发作。

按：霉菌性阴道炎属于中医"带下病"的范畴，《黄帝内经》首载该病名，"任脉为病……女子带下瘕聚"。该病临床上十分常见，具有容易传染、反复发作、难以治愈的特点。带下病多因摄生不洁、情志内伤、饮食不节，或产后体虚、或因手术损伤而引起，主要与湿浊有关。湿性趋下，《傅青主女科》中言"带下俱是湿证"。湿浊的产生与脾肾两脏关系密切，多因脾虚不能运化水湿，湿浊内阻，下犯子宫，又因肾气不足，冲任失调，带脉失约，从而致带下病的发生。本例患者，素体形胖，内生湿浊，又因患病日久，而多服西药以及苦寒之药，以致气血不行，湿浊壅遏化热，故见带下黄白，味臭。血腐肉败，故见带下豆腐渣样，时有赤带。此时单一清化或温补难以奏效，"湿为阴邪、非温不化"，此类病症必须温清并用方能起效。方中薏苡仁清化湿浊；败酱草、红藤、土茯苓清热利湿；苍术、黄柏、蚕沙清热燥湿、杀虫止痒；附子通阳化气，以防苦寒太过中阳不振；

葛根升提中阳，舒经通络，甘草调和诸药，共奏清化湿热，活血通阳，杀虫止痒之效。

2. 癥瘕

杨某，女，40岁，已婚，职员。初诊：2016年9月6日。

经来腹痛，月经延期6个月。患者近3个月来，经期每延期1周多，经来前小腹疼痛，经色紫暗有血块。3月20日在宁波市某医院彩超：子宫肌瘤，右侧卵巢囊性占位。9月3日复查结果如前。现月经推迟1周，小腹隐痛，腰背酸楚，面色少华，胃脘不适，伴有反酸，舌红边瘀点苔薄，脉弦细。

西医诊断：子宫肌瘤，卵巢囊肿。

中医诊断：癥瘕。

辨证：气滞血瘀，冲任失调。

治法：活血化瘀，调经消肿。

处方：桂枝10g，茯苓15g，丹皮20g，赤芍20g，桃仁10g，红花6g，地鳖虫10g，香附20g，泽兰20g，益母草20g。7剂。

二诊：9月13日。服药第3天经行，小腹略痛，经色紫红，有血块，量正常，现月经未净，胸闷心烦，腰背酸痛，神疲易倦，胃脘略胀，纳谷欠香，大便偏稀，每日2～3次，舌红边瘀点苔薄，脉弦细。产1流2，治宜活血调经，调和冲任，兼以健脾。处方：桂枝10g，茯苓15g，生蒲黄20g（包），赤芍20g，桃仁10g，红花6g，地鳖虫10g，香附20g，乌药10g，益母草20g，炮姜10g，炙甘草6g。7剂。

三诊：9月20日。月经已净，腰酸减轻，大便日3次，胃脘作胀，嗳气不舒，胃纳欠香，舌红苔薄，脉沉细。治宜疏肝健脾，兼调冲任。处方：柴胡 10g，炒白芍 20g，枳壳 10g，苏梗 10g，陈皮 10g，半夏 15g，炒麦芽 20g，丹参 20g，香附 20g，木香 10g，益母草 20g，生甘草 3g。7 剂。

四诊：9 月 27 日。胃脘已舒，胃纳可，大便调，夜寐尚安，有经未行，舌脉同上，宜继续活血化瘀，调经消肿治疗。处方：桂枝 10g，茯苓 15g，丹皮 20g，赤芍 20g，桃仁 10g，地鳖虫 10g，香附 20g，泽兰 20g，益母草 20g，薏苡仁 30g，生蒲黄 20g（包煎），败酱草 20g，炒麦芽 20g。7 剂。

五诊：10 月 11 日。月经现行，无腹痛，经色红无血块，经量正常，稍腰酸，纳、便调，舌红苔薄，脉细数。处方：桂枝 10g，茯苓 15g，乌药 10g，赤芍 20g，桃仁 10g，地鳖虫 10g，香附 20g，泽兰 20g，益母草 20g，薏苡仁 30g，生蒲黄 20g（包煎），小茴香 6g，炒麦芽 20g。7 剂。上方继续服用 2 周，10 月 29 日复查彩超示：子宫肌瘤。

按：卵巢囊肿属于良性肿瘤，较为常见，目前没有能够根治的方法，除了必须手术的情况，目前保守方法多采取药物治疗，患者多表现为小腹疼痛、压迫、月经紊乱等。从中医的角度来看，卵巢囊肿属于"癥瘕"范围。本例患者中年女性，因月经不调，经彩超检查示：子宫肌瘤，右侧卵巢囊性占位。综合脉症，系气滞血瘀，冲任失调所致，故治疗用仲景桂枝茯苓丸加减。本方由桂枝、茯苓、丹皮、桃仁、赤芍组成。桂枝辛温行散，温通血脉，活血化瘀，为主药；桃仁、牡丹皮、赤芍活血化瘀，兼清瘀热，共为辅药；茯苓渗利而益心脾，助瘀血下行，为佐药；桂枝温通肝阳，芍药酸滋肝阴，一阳一阴，一辛一酸，一温一寒，相互为用，相辅相成，阴阳相济，寒温平调。加红花，与桃仁相伍，增活血化瘀之功；地鳖虫为虫类药物，是破血不伤血，祛邪而不伤正的活血化瘀良药；益母草利水调经；香附疏肝理气。全方合用，共奏活血化瘀，调和冲任，疏肝利水之效。后以上方为基础，随症加减，调治2个月，卵巢囊肿得消。

3. 崩漏

李某，女，35岁，职员。初诊：2006年12月16日。

因"月经淋沥不净2月余"就诊，患者2月余前经水适来，出差劳累，加之淋雨受风，遂感身寒怕冷，经行色紫，腹痛难忍。1周后月经停后再至，淋漓不尽，色黯有块，略有腥味，无臭味，少腹痛胀隐隐，腰背刺痛，辗转反侧，夜卧不宁，胸闷、神疲乏力。曾在西医妇科诊治，诊断为功能性子宫出血。对症治疗月经始终未干净。刻见：形体偏瘦，面色少华，身寒怕冷，胸闷，月经淋沥不止，量少色紫，少腹痛胀，痛及腰背，舌淡紫，苔薄白，脉紧弦。

西医诊断： 功能性子宫出血。

中医诊断： 崩漏。

辨证： 阳虚寒凝，瘀阻胞宫，冲任失调，血不归经。

治法： 温经通阳，活血祛瘀，用温经汤加减。

处方： 桂枝10g，当归20g，川芎10g，丹皮10g，党参15g，炒白芍20g，制香附15g，艾叶6g，制附子10g（先煎），蒲黄炭20g，吴茱萸6g。7剂。

二诊： 12月23日。服药3剂，全身症状减轻，少腹有痛坠感，阴道少许出血，血色变淡红，第5天起阴道未出血，舌脉同上，乃于原方去蒲黄炭、吴茱萸、丹皮，加炙黄芪20g，女贞子20g，墨旱莲20g。续服7剂而安。后患者因胃脘痛来诊，告之崩漏未复发，经事正常。

按： 崩漏，有因于热者，有因于寒者，有气郁者，有血瘀者，病因不同，治之各异。该病案崩漏为寒凝血瘀，患者受寒后，寒凝气血，血不归经而见滴沥不尽；寒凝，故阳气不通而腹痛；阳气不能外越可见身寒，舌淡紫，苔白，脉紧均为寒凝之像。方选温经汤加减治之。方用桂枝、吴茱萸、制附子温经散寒，通利血脉；川芎、丹皮、桃仁活血祛瘀；当归、芍药养血调经；党参健脾益气；蒲黄炭、艾叶温经止血而不留瘀。全方合用温经散寒，活血祛瘀，调和冲任，寒祛血行，崩漏自止。

十一、疑难杂病

1. 发作性胸腹剧痛、气喘

易某，男，10 岁，三年级学生。2018 年 6 月 11 日初诊。

发作性胸腹剧痛，气喘 1 个月。其父代述：患儿 5 月 9 日放学回家食用麻辣食品后出现腹痛，腹泻 2 次，在某人民医院就诊，当时行腹部 CT、大便、血常规等检查未见明显异常，予对症处理回家。10 日至 12 日仍腹痛，痛时较剧，时作时止，12 日前往市妇儿医院就诊，以"腹痛待查，肠炎"收住入院。入院后完善相关检查，腹部增强 CT 提示：右下腹肠系膜周围淋巴结增大，盆腔少量积液，局限性肠炎可能，予以甲硝唑抗感染及补液等对症支持治疗，腹痛较前好转。14 日下午出院。回家后腹胀腹痛加重，伴咳嗽，咳少量稀痰，15 日仍腹胀、腹痛，时有咳嗽，干咳无痰，15 日在宁波市某医院门诊，以"①支气管炎；②腹痛待查"收住入院。查体未发现异常，脑电图、心电图、三大常规、血生化、胸部 CT 检查均未异常，使用抗生素、胃黏膜保护剂、止痛等对症治疗，5 月 16 日出现腹痛、胸骨体后绞痛感，自己要求胃镜、腹部超声等检查，亦未见明显异常，家长要求转院。出院后在家每日胃脘胀痛异常，胸骨后刺痛时作，发作持续几十秒到数十分钟不等，突发突止，没有征兆，不痛时如常人，无任何不适。西药解痉止痛不效，又用中医治疗，已服中药5天，针灸、推拿3天，治疗时缓解，过后发作如前。今天经人介绍来诊，其父述：近3天脘腹作胀，叩之如鼓，腹部明显膨胀，大便不畅，每天用开塞露辅助排便，恶心、嗳气，口干而苦，时吐口水，纳一般，胸部及胃脘疼痛无规律，夜寐正常。正在询问时患儿胸痛又作，双手抚胸，气促，表情痛苦，涕泪齐流，咳嗽，不停叫痛，持续约5分钟，自行缓解。其父说：最近1周每天基本如此发作数次，已停学1月，询问过去一直正常，读书成绩亦好，非常聪明，易激动外亦无其他异常。察舌淡红苔薄白，脉细稍数。患儿发病月余，各种检查均未发现异常，虽腹胀、便秘，发作时胸脘痛剧，但舌、脉正常。无明显寒、热、痰、瘀等邪实，辨证考虑气机逆乱，腑气不通，浊气上扰胸膈。处方如下：竹茹30g，生大黄10g（后下），生甘草3g，枳实15g，炒白术15g，炒白芍25g，2剂。

二诊：6月13日。药后大便增多，1日数次，腹胀消失，腹部按之软，但胸腹疼痛发作加重，昨天发作2次，发时胸脘部疼痛剧烈，自述像刀绞一样，双手抚胸，时作尖叫，汗出，肢体抖动，目睛上翻，涕泪俱出，前一晚发作持续40分钟，无恶心、呕吐，稍有咳嗽、发热，体温37.8℃，纳谷尚可，舌淡红苔薄，脉细数。患儿腑气已通，腹胀亦消，但阵发性胸脘疼痛加重，询问其父：小孩是否有精神刺激，或受惊吓等，均遭否认。因从未遇此病状，中西医诊断难明，中医奔豚病，郁证，胸痹，百合病，热扰胸膈等均非合宜。患儿虽发作时症状明显，但舌脉无异常，全身检查亦正常，当无大碍，宜以调和为主，并留下其父电话及家庭地址，嘱其父密切观察，多陪孩子聊天，分散其注意力。处方：桂枝15g，炒白芍30g，炙甘草6g，红枣10枚，薤白10g，瓜蒌皮15g，厚朴10g，淮小麦30g，柴胡20g，生山栀10g，淡豆豉10g，2剂。

三诊：6月15日。患儿反复胸部绞痛，昨日家长予以服用驱虫药，现仍不定时发作，发作时痛剧，咳嗽、痰少，口干，汗出，延时缓解，发作无定时，腹胀已好转，大便欠畅，夜寐多梦，舌红，苔薄，脉略数，患儿在候诊及就诊过程中发作3次，第一次持续3分钟，以手扪胸，痛苦不堪，诉绞痛难忍，似有物阻咽中，咳嗽不畅，目睛上翻，汗出、泪出、肢颤，自行缓解；第二次十分钟；第三次约20分钟，当时予胸部CT、血常规等检查未见异常。诊间其父说昨日给驱虫药，想乌梅丸证有"气上撞心，心中疼热"之症，是否可用，先试用之，处方：乌梅10g，干姜6g，细辛3g，附子10g（先煎），黄柏10g，黄连6g，花椒3g，桂枝10g，当归10g，党参10g，再服2剂。当晚回家，查阅文献，学生小章亦发微信给我，感觉"儿童癔症"比较与本病相合，即告其父，暂不要服此方，再带小孩过来。

四诊：6月18日。近2天病情如前，每天发作数次，发作时胸中绞痛如故，自述胸中憋闷，涕泪交作，气喘，咳嗽。问其能否自己控制，就非常激动大声说："我也不想这样，控制不住，想死的感觉都有"，说得非常夸张。说完就马上发作，我让学生拿银针，立即针刺"内关穴"，一进针，说了两声痛，立即平息。这样，本病的诊断基本清楚，"儿童转换型癔症"。

我就留患儿坐我旁边一起门诊，发现患儿聪慧异常，随教随学，一问一答，有理有据，非常专注，病亦未发，一上午看诊后自己总结出："喜欢吸烟、喝酒者舌苔多黄厚腻"；再问起其家庭情况，得知其母近期再生一子，自觉父母对其不再关注，问其学习情况，答平素成绩均是名列前茅。西医诊断已明，但癔症，中医无对应病名，如何治疗？在心理疏导的同时，中医如何辨证论治？想《金匮要略》有"奔豚气上冲胸，腹痛，往来寒热，奔豚汤主之。"与本病尚合拍，拟加减用之，处方：柴胡 10g，黄芩 10g，半夏 10g，当归 10g，白芍 15g，川芎 10g，葛根 15g，甘草 3g，生姜 6g，桑白皮 15g，桂枝 20g，3 剂。并辅以言语宽慰，"父母关注弟弟，乃是因为弟弟幼小不具备自我保护能力，父母必须给予多一些保护，父母同样爱你，你稍有不适，父亲便立刻陪你看医生，看你胸痛，他比你更痛……"，孩子点头称是，表情及肢体有所放松。同时我将手机号码告诉他，让他每天要跟我汇报情况。

五诊：6 月 20 日。病史同上，患儿现气急气喘、胸痛较前好转，胸腹疼痛仍有发作，但疼痛程度及发作次数均有减少，稍咳嗽，有痰，发作时复予针刺内关穴即止，舌红、苔薄，脉数。虽门诊病人众多，仍陪孩子聊了 15 分钟，孩子又津津有味观我诊病 1 小时，其间无任何发作，我问"丑时为何时"，孩子立刻回答"凌晨 1 到 3 点"，我就笑言此子若学医，成绩肯定在众弟子之上。拟于前方去桑白皮、生姜，加厚朴 10g，瓜蒌皮 10g，3 剂。21 日晚 7 时其父来电说："因你说这是癔症，昨天你地方出来后又带孩子去康宁医院心理门诊，看后医生也没说什么，让孩子住院，孩子不肯，回来后又频繁发作，今天已经发作 4 次，每次发作持续半小时以上，胸腹疼痛剧烈，表情非常痛苦，哭喊不止，肢体抖动，气喘，晚上发作已 10 多分钟。"我劝他别急，我立即过去。因近到他家不到 10 分钟，患儿发作正剧，在沙发上打滚，父母在旁手足无措，我立即针刺内关，患儿不到 1 分钟即起坐。我坐下与其交流，孩子情绪非常激动，他说："你们医生都骗人，你说我没病，他们说我精神病；家里妈妈从来不打弟弟，我小时候打我骂我；我成绩一不好，老师就批评我……"而且边大声说、边哭。当晚我对他说了很多，让他情绪慢慢稳定，9 点左右回家。

六诊：6 月 23 日。22 日因仍发作，晚上 6 点去市第三医院急诊，收住入院观察。今天上午从三院直接过来门诊，近 2 天胸痛、气喘突发，反复不定，发作剧烈，涕泗俱下，伴气急、咳嗽，纳谷不香，大便不畅，舌红、苔薄，脉数。患儿非常敏感，父母担心，不断就医检查，使病情反复，在跟患儿交流同时，极力说服家长，让孩子回家，放松心情，移情移性，方可起效，家长同意让小孩出院回家。辨证：患儿多次发作，气机逆乱，郁热内积，心神不宁，拟以升降散合小柴胡汤合栀子豉汤。处方：蝉蜕 6g，白僵蚕 10g，生大黄 6g（后下），片姜黄 6g，柴胡 10g，制半夏 10g，黄芩 10g，党参 10g，炙甘草 3g，生山栀 6g，淡豆豉 10g，红枣 5 枚。共 5 剂。

八诊：6 月 28 日。病史同上，24 日开始患儿发作减少，其父陪他去公园及科幻中心玩，与同学一起去打球都正常，26 日期末考试，25 日说好去，但 26 日早晨起床后不肯去就没去。近几日发作减少，日 1 次，时间短，发时胸痛尚剧，大便欠畅，时有咳嗽，痰黄白相兼，口干，纳谷尚可，寐尚安，舌淡红，苔白，脉细数。上方去生山栀，淡豆豉、片姜黄，加桔梗 6g，川芎 10g，细辛 3g，干姜 6g。共 4 剂。

九诊：7月3日。6月30日其父带患儿做24小时动态脑电图检查，7月1日报告正常，但患儿发作又频繁，但这两天发作跟前不同，发时嘴唇及四肢抖动，口多泡沫，头痛，眼睛模糊，发作停止后说脑袋空白，失忆，恐惧医生，不肯就医，今天亦是硬拉过来。到诊室后明显表现抵触情绪，与其交流不答，完全跟从前不同，一会儿突然全身抖动，啼哭，目睛上翻，在地上打滚，气喘，从旁边仔细观察，见其不时用眼斜视我，我心中渐明，待他稍稳定，我即大声呵斥他，指出他是装病，明确告诉他完全在表演，这样下去脑子要损伤，会毁掉自己，见我生气，他就默不作声，我让他父亲带回去，不给他看。然后开方给其母亲，用柴胡加龙骨牡蛎汤加减：柴胡10g，黄芩10g，制半夏15g，党参10g，炙甘草3g，茯苓10g，煅龙骨20g（先煎），煅牡蛎20g（先煎），青礞石20g（先煎），郁金10g，石菖蒲10g，生大黄6g（后下），淮小麦30g，红枣5枚。共5剂。

孩子回家后，每天跟其父电话联系，从7月5日起未再发作，7日中午诉说稍有腹胀，主要是饭后不久喝药，8日晚上去他家看望孩子，已基本正常，见到我就有点难为情，我跟他聊了一会，鼓励他做一个真正的男子汉，以后来学医，孩子表现很开心。顺便看了下，纳便正常，舌脉亦平，就将上方去青礞石、石菖蒲、生大黄，加麦冬10g，5剂。7月12日他父亲电告一切正常。这时我想起《灵枢·师传》一段话"人之情，莫不恶死而乐生，告之以其败，语之以其善，导之以其所便，开之以其所苦，虽有无道之人，恶有不听者乎？"小儿亦且如此。8月25日其父来电告知，患儿已恢复从前状态，暑期在进行功课补习，深表感谢，发来红包婉拒。春节前去电询问患儿一切正常。

按：本例患儿初起发作以饮食不洁诱发腹痛、腹泻而始，多个医院门诊、住院治疗，考虑肺部及胃肠疾病，但各种检查未发现异常，原因不明，胸腹疼痛发作加重，诊断不明。患儿发病月余，各种检查均未发现异常，虽腹胀、便秘，发作时胸脘部疼痛剧烈，自述像刀绞一样，双手抚胸，时作尖叫，汗出，肢体抖动，目睛上翻，涕泪俱出，但不发时一如常人，且舌、脉始终正常。经与家长及患儿深入交流，密切观察，24小时不间断跟踪随访，至三诊后诊断渐明，诊为：儿童转换型癔症。癔症又称歇斯底里性格，是指患者在精神因素刺激下，出现多种多样的精神障碍或躯体症状，可分为分离性和躯体形式障碍，以躯体障碍为主者，称为转换型癔症。临床表现多种多样，多以运动、感觉障碍或躯体症状为主，发作常由情绪因素引起，儿童心理卫生问题近年有逐渐上升趋势。诊断既明，治疗就明确，除中医辨证论治外，与患儿建立密切的关系，多方位了解患儿情况，掌握患儿的心理特点，进行合理心理疏导，整个治疗过程虽有反复，但最终取得良好效果。同时在本病的治疗过程中体会到家长的配合与理解至关重要，从社会、家庭、学校各方面帮助儿童树立正确的人生观、价值观，建立健全的人格并培养儿童广泛的兴趣爱好，从而减少儿童心理疾病的发生，使其能健康成长。正所谓：病本工标，标本相得，邪气乃服。

2. 嗜食水果气逆呕吐发作欲死

李某，男，55岁，企业主，奉化人。初诊：2017年8月30日。

心胸烦闷，嗜食水果，食入呕吐，全身困乏已月余。患者于1月前开始自觉口中干燥，似有火烧，喜食冷饮，特别喜欢吃冰西瓜，食时感爽，但不多时即胃脘作胀，有气上冲，心胸烦闷，坐立不安，头胀欲裂，将所食物悉数吐出，胸胃稍感舒服，每日如此，不能自制。曾去多家医院诊检，胃镜示：慢性胃炎伴糜烂，血常规、血生化未见异常，腹部及头颅CT正常。用过胃动力药及黛力新、罗拉、艾司唑仑等未见明显缓解。刻见：精神萎靡，表情痛苦，胃脘作胀，胃中时有气上冲，心胸烦闷，坐立不安，发作欲死，口渴喜饮，饮不解渴，嗜食水果，不能自制，吃时有味，但食后难受至极，必全部吐出，如此反复折腾，痛苦不已，汗出不畅，夜寐不安，体重减轻，大便不畅，小便黄赤，舌深红，苔少而干，根有黄苔，脉弦滑数。询问患者平素体健，军人出身，企业主，发病前无明显原因，性格虽豪爽但多思虑，喜登山，企业经营稍有压力但也不大，应酬较多。

西医诊断：躁郁症。

中医诊断：郁证，呕吐。

辨证：患者特敏之质，又因工作操心，应酬频繁，肝郁化火，横侮中土，胃火内盛，阴津受损，通降失司，胃气上逆，热扰胸膈。

治法：疏肝清热，通降和胃，清心除烦。

处方：柴胡20g，黄芩10g，姜半夏15g，炙甘草3g，桂枝10g，炒白芍30g，北沙参20g，生姜10g，百合20g，生地黄60g，生大黄10g（后下），生山栀15g，淡豆豉10g（后下）。3剂。嘱其放松心态，尽量控制进食水果，饮食以易消化物为主。

二诊：2017年9月2日。药后症减，自觉心胸烦闷好转，心情改善，大便通畅，日 1 至 2 次，气时上冲，口渴稍缓，这几天未食水果及冷物，故未呕吐，咽干而燥，胃脘灼热，咽喉不利，夜寐不安，舌红苔少中裂，脉弦数。原法既效，于上方去生大黄，改桂枝 20g，加知母 30g。5 剂。

三诊：2017 年 9 月 7 日。患者昨日又控制不住，食冷藏西瓜 1 只，至夜间 1 时左右胃胀难受，气往上涌，起床呕吐，折腾到天亮，今全身不适，头胀耳鸣，咽喉干燥，目糊，大便 2 日未行，胃脘部灼热难受，精神困顿，舌深红苔剥中裂，脉弦数。治宜清热和胃，通腑降逆。处方：竹茹 30g，生大黄 10g（后下），生甘草 3g，生地黄 60g，肉桂粉 3g（冲服），知母 30g，淮小麦 30g。5 剂。

四诊：2017 年 9 月 12 日。药后症减，大便已通，无反胃呕吐，胸脘略闷，嗳气不舒，纳谷尚可，口干而燥，咽喉不利，夜寐欠安，近几日未食水果，舌红苔少，脉数。上方去肉桂，加山药 30g，炒枳壳 10g。5 剂。上药后患者症状基本平复，精神好转，口渴尚在，夜寐欠安，因单位工作忙，未来门诊，电话及微信联系。将上方去大黄，加生石膏 30g（先煎），乌梅 10g。7 剂。此方间断服用，症状基本平复。

五诊：2017 年 10 月 11 日。患者因工作较忙，情绪不畅，心烦胸闷，入睡困难，10 月 4 日去心理门诊就诊，嘱用西肽普兰片及黛力新片，3 天后感全身不适，耳鸣头胀，胃中灼热，喜食冷饮，自行停药，前天又控制不住食各种水果，晚上呕吐 3 次，昨天起不停吐棕红色黏液，喉中总觉有东西吐之不尽，胃中不适，似胀似烧，口干喝喜饮，烦躁不安，大便干，头胀晕不适，寐不安卧，舌深红苔少有黏液，脉弦滑数。治宜清热和胃，清心除烦，养心安神。处方：淡竹叶 10g，生石膏 30g

（先煎），麦冬 15g，姜半夏 15g，百合 20g，生地黄 60g，生山栀 15g，淡豆豉 10g，炙甘草 3g，粳米 30g。7 剂。

六诊：2017 年 10 月 18 日。药后胃脘感舒，呕吐已止，口渴好转，口中觉从未有过清爽，时吐黏液，夜间胃脘似有气上冲，精神好转，全身较轻松，头胀亦减轻，舌红苔少裂纹，脉弦数。已开始登山运动，未见明显不适。治宜守原法，处方：竹叶 10g，生石膏 30g（先煎），知母 20g，麦冬 15g，姜半夏 20g，生地黄 60g，淡豆豉 10g，生山栀 10g，生姜 10g，炙甘草 6g，粳米 30g。7 剂。以上方为主加减调治到 11 月 2 日停药，症状体征消失，精神基本复常。

按：躁郁症属双向情感障碍性疾患。病状主要为情感的不正常，常伴有行为及思维障碍，临床常予三环类及碳酸锂治疗，但有些患者病情控制欠佳。本例患者敏而好动，自办企业，应酬操心，病发于肝，肝郁不舒，久郁化火，横侮中土，燥热内生，阴津受灼，腑气不通，热扰胸膈，心神受累。因肝胃火盛，津液受损，故嗜食冷饮瓜果，但脾运不健，腑气不通，气逆上冲，则成格拒之势，所食之物必悉数吐出方快；燥热内炽，上扰胸膈，心神不宁，故胸闷、烦躁不安，发作欲死并见。治疗以柴胡桂枝汤、百合地黄汤、栀子豉汤三方合用加减，以柴胡、黄芩、生栀子、淡豆豉疏肝清热除烦；用北沙参、炒白芍、百合及大剂生地黄滋阴生津，敛肝宁心；用生大黄通腑降逆；少佐桂枝、半夏、生姜辛温之品和胃降逆，以防格拒，药后便通热降，烦缓渴减，症状缓解，二诊以原方去大黄，加重桂枝以平冲降逆，加知母以清热生津。三诊时不意患者饮食不节，症又复作，胃火亢盛，且频吐之后，胃气受损，故治疗先以清热和胃，通腑降逆，改用大剂竹茹清热和胃止呕，合大黄甘草汤以治食入即吐之候；知母、生地黄滋阴清热生津；少佐肉桂粉取反佐之义，以防寒剂格拒。四诊便通症缓，但胃火尚炽，故去大黄之泄，加石膏以清心胃之火，加乌梅以缓肝急，药后症状基本平复。1个月后又因情绪之扰，症状反复，且服抗焦虑药后副反应明显，旧症又起，频吐之余，胃气受损，故治疗用竹叶石膏汤、百合地黄汤、栀子豉汤三方合用加减，药后症状渐趋缓解，1个月后症状体征消失，精神基本恢复，半年后微信联系未复发，工作生活恢复从前状态。在整个治疗过程中反复与患者沟通交流，建立良好的医患关系，积极诱导患者移情易性，克服不良嗜好，平衡心态，减少不必要应酬，起居有常，从而使心身逐渐获得康复。

3. 病毒性脑膜炎

董某，男，29岁，IT职员。初诊：2017年10月7日。

头痛发热3周，大便未解、排尿困难5天。患者于9月25日因"头痛1周伴发热3天"被宁波某医院收住入院，入院时测体温：38.9℃，脑膜刺激征阴性，神经神经系统检查未见明显异常，根据血常规、脑脊液常规考虑感染性发热，但呼吸道病原体抗体谱检测、单孢病毒抗体、柯萨奇病毒抗体等各种病毒抗体、细菌涂片及培养等都未发现病原体，两次颅脑MR平扫＋增强都未发现明显异常MR信号，拟诊断为："病毒性脑膜炎"，予"头孢曲松钠"抗细菌感染、"阿昔洛韦"抗病毒、"甘露醇"降颅压、"地塞米松针""甲泼尼龙琥珀酸钠"抗炎等对症治疗，自服退烧药后体温虽控制住，但仍有反复低烧，且在住院期间患者出现大便多日不解，小便频急，排尿困难的情况，予留置导尿。患者要求中医会诊。诊见：患者面色少华，神志清，精神软，行走乏力，头痛头晕，恶心嗳气，大便不解 5 天，脘腹作胀，留置导尿，往来寒热，胸闷微烦，食少纳差，夜寐不安，口干口苦，舌质红，苔黄腻，脉濡。

西医诊断：①病毒性脑膜炎；②尿潴留；③便秘。

中医诊断：①发热；②癃闭；③便秘病。

辨证：湿热外感，弥漫三焦。太阳、少阳之邪未尽，阳明实热内积，膀胱湿热内蕴，气化失司。

治法：外透湿邪，内泻热结，清热利湿，宣畅三焦。

处方：柴胡 15g，黄芩 15g，枳实 20g，滑石 20g（包煎），生大黄 15g（后下），生甘草 3g，厚朴 20g，香薷 10g。3 剂。

二诊：10 月 11 日。药后，患者大便已通，依旧留置导尿护理，嘱其尽量自行排尿，不用导尿管。患者诉低热仍存，体温在 37.2～38℃之间，头胀痛，神疲易倦，恶心嗳气，口干纳差，夜寐欠安，舌质红，苔白腻，脉濡。患者阳明积热已下，暑湿之邪仍存，弥漫三焦，治当宣畅三焦，清热利湿。处方：柴胡 20g，黄芩 15g，苍术 15g，竹叶 10g，淡豆豉 10g，厚朴 20g，滑石 20g（包煎），甘草 3g，香薷 10g，通草 6g。3 剂。

三诊：10 月 14 日。患者发热已退，头痛未作，但精神欠佳，大便日 1 次，质黏溏，能自行排尿，但有不畅感，尿色黄，舌红苔稍腻，脉濡。治宜守原法出入，上方去淡豆豉，加薏苡仁 20g，5 剂。10 月 16 日出院。

四诊：10 月 21 日。患者出院 5 天，能够自行排尿，但仍有少量不畅感，体温已正常，神疲易倦，形寒畏冷，头轻微胀痛，口渴欲饮，舌淡红，边有齿印，苔白腻，脉细数。考虑到之前多为苦寒药物，再者患者住院 3 周，使用较多的抗生素以及抗病毒药物治疗等，且结合舌脉，恐伤中阳，现患者体温已正常，治宜通阳化湿，调畅气机。处方：茯苓20g，桂枝10g，苍术15g，生甘草3g，升麻15g，蝉蜕6g，白僵蚕10g，川芎15g，车前子20g（包煎），白芷10g，杏仁10g。4剂。

五诊：10月25日。患者怕冷好转，背部出皮疹，小便不畅感减轻，有干咳，精神明显好转，纳谷可，胃脘作胀，舌质红，苔薄白，脉数。拟以原法出入，上方去白僵蚕，加猪苓10g。3剂。

六诊：10月28日。患者药后症减，偶有咳嗽，轻微小便憋胀感，夜尿一次，大便尚调，纳谷可，多食则胃胀，心烦易恼，舌红，苔白腻，脉数。治宜和解少阳枢机，扶正祛邪，清热利湿。处方：柴胡10g，黄芩30g，制半夏15g，党参10g，升麻10g，蝉蜕6g，杏仁10g，赤小豆20g，车前子20g（包煎），生山栀10g，淡豆豉10g。7剂。

以上方为主，随症加减，续服两周后，患者精神、体力好转，纳谷可，二便调，寐安，诸症基本平复。

按：本例患者因长期坐办公室工作，四体不勤，人体气机不畅，体质不佳，又因外感暑湿而致头痛发热，本应发汗，但因自服退烧药发汗不透，又在未确定病原的情况下使用大量抗生素和抗病毒药，误投寒凉之品，病邪难以透表外出，入里化热，热结在里，而致便秘，中焦气机不畅，下焦膀胱湿热内蕴，以致癃闭，又患者有往来寒热，为三阳合病，治宜外透暑湿，内泻热结，清热利湿，宣畅三焦。方以大柴胡汤合六一散加减。方中柴胡、黄芩和解清热，以除少阳之邪；后入生大黄，再加枳实以泻热结，热结得下，气机得畅；滑石，甘草共凑解肌行水之功；厚朴、香薷宣透暑湿。药后大便通畅，乃去通下之品，加宣畅三焦之味，叶天士治湿温有宣上、畅中、渗下之教，仿而用之，终获良效。对外感之疾，总以宣透达邪为第一要务，当今各种抗生素广泛应用，或过早运用苦寒之品，往往导致引邪入里，影响三焦气化，致病深不解，恰当反思。

4. 癫痫

徐某，男，25岁。初诊：2019年3月30日。

因"发作性失意半年余"求诊，1周数发，持续10余秒到半分钟不等，目光直视，无明确目的地，发作时不眨眼，面目呆板，发作时无意识，家人唤不醒，有时手指细颤、紧握、拘挛，口角流涎，发作过后又能继续前面的正常状态，能工作，半年前并无此现象，否认有头部外伤史。一次脑电图检查未发现明显异常波形，一次有棘慢波。颅脑CT也未见异常。西医诊断：继发性癫痫，要求服用丙戊酸钠，父子俩不同意该诊断，认为无证据证明是癫痫，从而排斥西医，来我处就诊，此失神症状已经影响到患者正常的工作与生活，而表现得十分焦虑，睡眠不佳，烦躁，入睡困难，时有头晕，咽中物阻感，无口干口苦，无头痛，胃纳尚可，大便日一次，略稀，舌淡胖，苔薄白，脉弦。观其形体消瘦，面色㿠白，身高175cm，体重约55kg，从事电脑相关工作，饮食不规律，平素时有疲劳乏力感，半年前开始已有头晕不适，未重视，未就诊，有鼻炎史，无其他疾病史，无烟酒嗜好。

西医诊断：继发性癫痫。

中医诊断：癫痫。

辨证：中气不足，清窍失养，兼有痰浊。

治法：益气升清，化痰通窍。

处方：川芎 20g，荷叶 10g，黄芪 30g，远志 6g，石菖蒲 20g，益智仁 20g，天麻 10g，蝉蜕 6g，辛夷 10g，炙甘草 10g，7 剂。

服药后患者自觉头晕、疲劳感好转，后因路途较远，其父遂在当地卫生院按此方又转方 3 次，共服用 1 月。服药期间发作次数明显减少，只发作了 4 次，每次持续 3 秒到 15 秒左右，感觉效果满意，故于 5 月 4 日挂到号后再来就诊。

二诊：5 月 4 日。其父诉其昨日下午 3 点左右失意再发 1 次，当时口角流涎，肢体挛急，自己无意识，无二便失禁，持续约半分钟，自行恢复，二便调，舌淡红，苔薄白，脉细。治宜涤痰息风，开窍定痫。处方：川芎 20g，远志 6g，石菖蒲 20g，制南星 10g，益智仁 20g，天麻 10g，蝉蜕 6g，僵蚕 10g，姜半夏 15g，炙甘草 10g。14 剂。

三诊：5 月 25 日。失意未作，偶有鼻塞、头痛，其余症状尚可，舌红，苔薄，脉细。处方：川芎 20g，远志 6g，石菖蒲 20g，制南星 10g，益智仁 20g，天麻 10g，僵蚕 10g，姜半夏 15g，炙甘草 10g，细辛 6g，苍耳子 10g。7 剂。

四诊：6 月 8 日。1 周未服中药，患者也未发作，精神可，偶有疲劳感，无头晕、鼻塞等其他不适，予上方去苍耳子，加党参。处方：川芎 20g，远志 6g，石菖蒲 20g，制南星 10g，益智仁 20g，天麻 10g，僵蚕 10g，姜半夏 15g，炙甘草 10g，细辛 6g，党参 15g。7 剂。

按：患者西医诊断为继发性癫痫，属中医"癫痫"范畴。该患者癫痫以频繁发作，一过性失意为特征，病在脑窍，《灵枢·海论》云："髓海不足，则脑转耳鸣，胫酸眩冒，目无所见，懈怠安卧"。又《医学纲目·癫痫》云："癫痫者，痰邪逆上也。"

此患者体形消瘦，长期伏案，饮食不规律，损伤脾胃，气血化生不足，加之久坐耗气，清阳不升，气血没有完全到达清窍，从而引起头晕、失意；脾虚生痰，痰浊内生，引动内风，风痰上扰，发为流涎、颤动、拘挛，故患者辨为中气不足，清窍失养，兼有痰浊。治宜标本兼顾，扶正培本，益气升清，化痰通窍。方用川芎、黄芪、荷叶，益气升清，黄芪、甘草补气，川芎助气上达清窍，荷叶升清降浊；炙甘草用量加倍，益心气，补脾气，补养心脉；化痰为该病重要治法，石菖蒲有豁痰宣窍，可治"客忤癫痫"，其芳香之性又能疏畅气机，使清阳上升，九窍通灵，联合远志、益智仁同用有醒脑开窍，安神益智的作用；天麻为息风定惊之要药；蝉蜕、辛夷解表通窍，诸药合用，有守有攻，方能起益气升清，化痰通窍，息风定痫之效。此方照服一月，虽未经调整，却能看出起效甚佳：头晕、乏力好转，失意发作减少。二诊，患者中气不足之证已改善，精气神有好转，故去掉黄芪、荷叶、辛夷，转守为攻，以驱邪为主，多加用祛痰定惊之制南星、僵蚕、半夏之类。制南星、石菖蒲是常用祛痰，安神定志对药；僵蚕合蝉蜕，为升降散主药，可解表、透邪外达。三诊，此时患者病症已解除大半，效不更方，略做调整，减蝉蜕，加细辛止头痛，苍耳子通鼻窍。四诊，至此患者已有1月未发作，以稳定疗效为要，鼻炎好转，去苍耳，加党参补气健脾。尽管癫痫为痰气逆乱，但仍需以固本为要，并细细交代，不可过于脑力劳动，要劳逸结合，适当运动，增强体质。

5. 颤证

吴某，男，55岁。初诊：2017年4月10日。

肢体抖动2年，下巴抖动3个月。2年前因肢体阵发性颤抖曾在某三甲医院神经专科诊断为多系统萎缩病，平素服用美多巴（0.125，bid），病情未进一步进展，平时常有阵发性肢体抖动，但头部未出现震颤、抖动，3个月前因与家人争执后出现下巴抖动，言语不清，动作迟缓，当时怀疑脑梗死，将其送入当地医院行脑MRI检查，未见明显梗死灶，故未增加用药，但症状一直未好转，阵发性下巴抖动，时作时止，持续15分钟至1小时不等，影响语言和进食，平素时有头晕、神疲乏力，时无端发脾气。刻下：下巴抖动，牵连唇角，言语略含糊，身体略僵硬、板滞，不问话时神情呆滞，问话神情激动，语速略快，语不成句，发音不清。自感全身不舒适，肢体也时有颤抖，不能控制，走路不稳，头重脚轻，有踏棉花感，睡眠不安，易醒，多梦，口干、口苦，纳食一般，大便不通，2～3日一行，干结，需开塞露辅助。有"高血压"病史3年，平时服用"左旋氨氯地平（2.5mg，qd）"控制血压，血压控制在120/80mmHg左右，舌红，苔薄黄，脉弦数。辅助检查：头颅MRI：轻度脑白质变性，小脑萎缩，附见右侧筛窦少许炎症。颈动脉超声：双侧颈动脉内–中膜增厚。腹部超声：双肾囊肿。心脏彩超：左室舒张功能减退。

西医诊断：多系统萎缩。

中医诊断：颤证，风痱。

辨证：肝肾亏虚，肝风夹痰热上扰。

治法：平肝息风，清热化痰。

处方：天麻10g，钩藤30g（后下），丹参20g，石菖蒲20g，制南星10g，半夏15g，生大黄10g（后下），生地黄30g，炒白芍30g，全蝎粉3g（冲服），珍珠母30g（先煎），川芎15g。7剂。

二诊：4月20日。服药后症状有减轻，情绪激动好转，言语稍缓，语不成句，行走稍稳，仍有肩颈板滞，肢体不灵活，且感肢体乏力、颤动，大便已通，小便亦调，夜寐欠安，仍有多梦，舌红苔薄黄，脉弦细。上方加生黄芪30g，14剂。

三诊：5月4日。服药后自感症状减轻，已无下巴抖动，言语能控制，吐字清楚，对答切题，情绪稳定，肢体抖动减轻，阵发性发作，略感头晕，胃纳可，大便通畅，舌红苔薄白，脉数。上方去大黄，加桃仁10g，继续服用14剂。肢体及下巴颤抖已愈，言语清，情绪稳定，行走稍感轻浮，纳、便调，舌脉同上。嘱回当地中医院继续按上方调养1月。

按：该患者是因"下巴抖动"求诊，但从临床症状及辅助检查结果分析，符合多系统萎缩的诊断。本患者同时具备了帕金森综合征、自主神经功能障碍以及小脑共济失调。从中医诊断属"颤证，风痹"为主。《内经》有云"诸风掉眩，皆属于肝"，其中的"掉"即为颤震，又曰："高颠之上，惟风可到"；结合来看，头颈部位震颤当责之肝风。张志聪《张氏医通》曰："颤振则振动而不屈也，也有头摇手不动也者。盖木盛则生风生火，上冲于头，故头为颤振。若散于四末，则手足动而头不动也。"亦论述了以头部、肢体摇动为本病之主证，其病因都是肝风内动，肝火上扰；关于发病年龄，《证治准绳·颤振》云："此病壮年鲜有，中年以后乃有之，老年尤多。夫老年阴血不足，少水不能制盛火，极为难治。"肝火之所以上扰，是因为水不涵木，患该病多为年老体衰，肾水不足，水不涵木，故要治该病也得从肝肾论治。该患者年过五旬，既往生活条件差，长期操劳，肝肾亏虚，肝风扰于四末，故发颤证已有2年；长期以来仅西药控制症状，并未治愈，日久又导致气血不足，痰瘀阻络，渐而出现肢体僵硬，动作迟滞乏力现象；3 个月前与人争吵后情志不畅，肝气不舒，郁而化火，上扰头面，出现下巴抖动，牵连嘴角；火炼液为痰，痰火郁结，扰动心神，致睡眠不安、多梦；痰热结于肠腑，则大便干结，舌红，苔薄黄，脉弦数，正合肝肾亏虚，兼有痰热之舌脉。综合来看，为本虚标实之表现。故该患者病理因素中有风、火、痰、瘀、虚，治疗亦从此入手。天麻、钩藤平肝潜阳息风；半夏、石菖蒲、制南星清化痰热，开窍醒脑；全蝎虫类搜剔之药，息风解痉，扫颅内之秽；丹参、川芎为活血化瘀之要药，一味丹参功同四物，川芎又可上达巅顶，活血兼以行气；白芍、生地黄养血活血化瘀，滋水涵木；珍珠母平肝镇惊，安神定志；加一味大黄荡涤燥结之火气，使痰热浊瘀从大便而去。全方从风、火、痰、瘀、虚诸方全面顾及颤证的诸多症状，且又随症加味，以解其未尽之职。二诊，经调治，患者症状有好转，说明药已对症，乘胜追击，加黄芪补气。三诊，此时大便已通，舌苔转薄白，里热渐清，不可常用大黄，以防伤正，故改上方中大黄为桃仁，润肠通便，兼以活血通络。方证对应，则病随之而解。

6. 气机逆乱案

金某，男，37 岁，自由职业。初诊：2016 年 2 月 23 日。

1 个月前患者因练气功方法不当，时自觉胸腹部气体走窜，胸部憋闷不适，外院胃镜示：慢性浅表性胃炎；腹部 B 超：肝胆胰脾肾未见明显异常；心电图：窦性心律不齐；心肌酶谱正常。曾服用奥美拉唑肠溶片、得舒特、谷维素等，未见明显好转。刻见：喘憋汗出，被迫端坐，焦虑不安，胃纳尚可，二便尚调，夜寐不安，多梦易醒，舌淡红苔薄白，脉细弦。查体：腹软，无压痛，肝脾未触及。

西医诊断：心因性精神障碍。

中医诊断：气机逆乱案。

辨证：气机逆乱，心神被扰。

治法：调畅气机，宁心安神。予桂枝汤合甘麦大枣汤加味。

处方：桂枝 10g，炒白芍 30g，炙甘草 6g，大枣 10 枚，制香附 15g，川芎 15g，当归 20g，淮小麦 60g。7 剂，水煎服，日 1 剂。

二诊：2 月 30 日。服药后，胸腹部气体乱窜消失，夜寐转安，面色少华，舌淡红苔薄白，脉细弦。思原法既效，守法有恒，上方加枸杞 20g。该方连服两周，诸恙悉平，无任何不适。

按：气功为我国古老的一种强身祛病术，古代称之为导引、吐纳、行气、静坐等。少数练功者因方法不当、修炼时杂念纷纷、或急于求成，易导致"走火入魔"，使体内气机升降出入逆乱，上扰心神，出现各种形式的精神异常，临床检查未发现器质性病变。中医古代医籍中偶有散在记载，清代张璐所著《张氏医通》列有一节专门论述。认为该病主要由于各种内外因导致相关脏腑之间的关系失和，出现气机紊乱，升降失调。治疗时运用调和营卫之法，使营卫调和，气机畅通，从而恢复各脏腑之间平衡和谐的关系。桂枝汤为《伤寒论》中第一方，柯韵伯赞其为："仲景群方之魁，乃滋阴和阳，调和营卫，解肌发汗之总方也"。现代药理研究表明，桂枝汤对体温、汗腺、胃肠功能及免疫功能均具有双向调节作用，可维护和恢复人体的稳态，使之达到"阴平阳秘，精神乃治"。合甘麦大枣汤甘润缓急，养心安神，制香附疏肝理气解郁，当归、川芎行气活血。诸药配伍，效如桴鼓，正所谓："疏其气血，令其调达，而致和平"。

7. 慢惊风

翁某，男，7岁。初诊：2017年12月9日。

患儿自3年前上幼儿园始出现挤眉弄眼症状，不可自控，后又出现喉间怪声，注意力不集中，常因此被老师批评教育。3年间，病情逐渐加重，症状愈发增多，久治难愈，经人介绍来门诊就诊。刻下见：患儿肢体抽搐频数，动作幅度小，上肢为甚，注意力不集中，形体消瘦，神气怯弱，挤眉眨眼，偶作怪声，纳谷欠香，二便尚调，夜寐安，舌淡红，苔白稍腻，脉弦数。

西医诊断：多发性抽动症。

中医诊断：慢惊风。

辨证：脾虚肝旺，痰湿内盛。

治法：柔肝健脾，化痰开窍。

处方：陈皮6g，桂枝6g，太子参15g，炒白芍15g，茯苓10g，炒白术10g，炙甘草3g，石菖蒲10g，制南星6g。7剂。并嘱家长避免患儿过多接触手机、电脑等电子产品，每日抽取半小时，陪同患儿专注练字。

二诊：2017年12月23日。病史同上，药后患儿精神好转，胃纳渐佳，喉间怪声减少，余症同前，舌淡红，苔薄白，脉数。处方：上方去制南星，加蝉蜕3g。7剂。

三诊：2017年12月30日。病史同上，药后症减，肢体抽动及挤眉眨眼频率较前减少，动作幅度减小，注意力较前集中，纳谷尚可，二便调，舌淡红，苔薄，脉数。对其进步予以肯定鼓舞，再以前方加减。处方：上方去石菖蒲，加炒麦芽

10g，钩藤 10g（后下）。7 剂。

四诊：2018 年 1 月 6 日。病史同上，患儿喉间怪声已无，肢体抽动明显好转，面部症状偶有，纳、便调，舌淡红，苔薄，脉数。又以此方加减调养一月余，停药后嘱其继续坚持练字习惯，半年后随访，其间患儿症状未再发作，上课亦能集中注意，认真听讲。

按语：《内经》云："诸风掉眩，皆属于肝。"慢惊风究以肝风内动为机。患者禀赋薄弱，加之小儿脏器娇嫩，脾常不足，易为饮食所伤，脾胃受损，运化失常，津液不能输布而成湿成痰，脾为痰湿所困而升发受阻，痰气交阻于咽喉则怪声时作。小儿肝常有余，脾既已虚，则肝木得以乘之内动成风，肝开窍于目，脾主四肢，主肉轮，故见四肢抽搐，挤眉眨眼诸症。又因风善行而数变，加之痰蒙心窍而注意力不得集中，形体消瘦，神气怯弱皆因脾虚不能化生精微以供养。舌淡红，苔白稍腻，脉弦数皆为脾虚痰湿，肝亢生风之象。治以柔肝健脾，化痰开窍，方用缓肝理脾汤加减。于原方基础上加石菖蒲、制南星化已成之痰；诸药合用，痰湿内除，脾复升发，肝木得制而内风自消，诸症自解。二诊之时痰湿已除大半，故去南星，加蝉蜕以息内动之风。三诊之时加炒麦芽以健脾消食，去石菖蒲加性较平的钩藤以平内动之肝风，继以调之，终使中土得扶，肝风得平，痰湿得化。在汤药基础上，根据患儿病史、环境、行动辨其心质，对其行为进行修正，品质予以肯定，改善小儿的不良行为习惯。

8. 清窍失灵

卢某，男，51 岁。初诊：2017 年 11 月 4 日。

味觉减退，不闻香臭，视力、听力下降 2 个月。患者于 2

月前因父离世操劳与悲伤，出现味觉减退，饮食不知咸甜，晨起口苦，目糊干涩，鼻不闻香臭，听力下降，时有耳鸣，曾去当地医院诊检，脑 CT 检查未见异常，门诊注射生脉针、口服维生素 B 等未见好转，且逐渐加重，故来就诊。刻见：患者面色少暗，形体偏丰，自述口中乏味，饮食不知味道，鼻失灵，闻不出气味，眼睛干涩，听力明显，入静时耳鸣，时有头晕，神疲乏力，腰酸背痛，心情烦躁，二便尚调，夜寐尚安，舌红苔薄黄，脉数。

中医诊断：清窍失灵。

辨证：木郁乘土，脾运不健，清阳不升，浊阴不降。

治法：泄木扶土，益气升清，通窍降浊。

处方：柴胡 10g，黄芩 10g，制半夏 15g，党参 20g，生甘草 3g，葛根 20g，炒麦芽 30g，佩兰 10g，生黄芪 20g，生山栀 10g，石菖蒲 20g。7 剂。

二诊：2017 年 12 月 2 日。病史同上，药后症减，味觉改善，口能知咸甜，鼻窍失灵，目尚干涩，听力稍改善，乏力，舌脉同上。治宜守原法出入。处方：柴胡 10g，升麻 10g，制半夏 15g，党参 20g，炙甘草 6g，葛根 20g，炒麦芽 30g，川芎 15g，生黄芪 30g，白僵蚕 10g，石菖蒲 20g，茺蔚子 20g。7 剂。

三诊：药后味觉基本恢复，鼻窍亦通，头晕目糊好转，心情舒畅，纳、便调，舌红苔薄，脉平。治宜守原法，上方继进 7 剂得愈。

按：五官为五脏所主，脾开窍于口，肺开窍于鼻，肾开窍于耳，肝开窍于目。黄元御云："官窍者，神气之门户，五神发露，上开七窍，声色臭味，于此攸辨。清阳上升，则七窍空灵，浊阴上逆，则五官窒塞。脾陷胃逆，清气不升，浊气不降，则虚灵障蔽。"患者生活操劳，情志抑郁，加之冬季阴雨绵绵，易感湿邪，胆腑郁热横逆犯胃而胃失降浊，脾为湿困，加之胃失和降，清阳不升，浊阴难降，五官失灵。故治疗以泄木扶土，益气升清，通窍降浊为法。方中柴胡、黄芩、生山栀，疏木郁兼清郁热，二药相合，疏清并行，胆热内清，气郁得达；半夏降胃逆以降浊，生黄芪、党参、甘草健脾益气，升清荣脑；葛根助参芪升清；石菖蒲、佩兰芳香宣化，祛湿利窍。以上共用，使肝气得疏，肝木条达，胃能降浊，脾能升清，清升浊降，孔窍清而复其灵通。二诊之时，病已减，加重参芪用量以增益气之力，而去芩、栀之苦，再加川芎、白僵蚕、茺蔚子、升麻上走头面之品，活血和营，养血荣脑。二诊药后患者五官失灵之症基本恢复。

9. 顽固性盗汗

褚某，女，49岁，家庭妇女。初诊：2017年3月25日。

盗汗1年余。患者已绝经1年，近1年经常夜间汗出，遍及全身。曾予中药滋阴清热、收敛止汗等法治疗，均无明显改善，深受其苦。刻下：夜间出汗，以上半身为主，严重时要起床2至3次更换衣服，伴潮热，夜寐不安，入睡困难，平素情绪易激动烦躁，目糊，腰背酸痛，神疲易倦，纳食欠佳，大便欠畅，舌淡红，苔白，脉细。

西医诊断：汗出异常，更年期综合征。

中医诊断：盗汗。

辨证：少阳郁热，营卫失和。

治宜：清透郁热，调和营卫。予柴胡龙骨牡蛎汤合甘麦大枣汤加减。

处方：柴胡 10g，半夏 15g，党参 20g，炒白术 15g，黄芩 10g，桂枝 10g，炒白芍 20g，煅龙骨 30g（先煎），煅牡蛎 30g（先煎），淮小麦 30g，炙甘草 3g。服用 7 剂诸症悉减，再以原方出入调理半月，后电话随访诉盗汗愈，诸症平。

按：本案患者反复盗汗，他处曾予滋阴降火中药治之，但效果不佳。《素问·上古天真论》谓："女子七岁，肾气盛……七七任脉虚，太冲脉衰少，天癸竭，地道不通，故形坏而无子也。"患者正值七七，处于肾气衰、天癸竭、冲任脉衰的自然变化中，由于素体差异、心理、性格、社会、环境等因素的影响，使患者不能适应这一阶段机体内外环境的变化，导致自身阴阳、气血、营卫失调，脏腑功能紊乱，而致少阳郁热，枢机不利，营卫失和，心神失养，而出现一系列躯体、心理症状。治疗上当以调和阴阳，气血营卫为要，而不能一味遵循常法滋阴降火、收敛止汗。故治疗以清透少阳郁热，调和营卫，清心安神为主，取柴胡加龙骨牡蛎汤合甘麦大枣汤加减。其中柴胡味苦微寒，气质轻清，可疏少阳经中之郁热；黄芩苦寒，气味较重，可清少阳胆腑之郁火；二药合用，可清疏并行，调畅气机，枢转少阳；半夏和胃降逆，散结消痞；党参、炒白术健脾益气；桂枝、炒白芍一散一收，调和营卫；煅龙骨、煅牡蛎重镇安神，收敛止汗；淮小麦、炙甘草养心安神。诸药相合，使少阳枢机得利，三焦通达，汗止郁解寐安。若固守常法不知变通，但滋阴降火治疗，恐收效甚微。

10. 顽固抽搐

任某，女，29 岁，职工。初诊：1993 年 5 月 12 日。

语言不清，肢体抽搐 10 年。患者于 1982 年 7 月 21 日因"高热，头痛，烦躁不安，继而出现神昏，四肢抽搐，颈项强直"急住入当地医院，诊为"流行性乙型脑炎"，经抢救脱险。出院时遗留有语言不清，左侧肢体功能障碍，肢体抽搐等症。后每月抽搐 2～4 次，经中、西医治疗抽搐未已。3 年前结婚后渐趋加重，发作频繁，严重时 1 日数发。诊见患者面色少华，表情痛苦，言语含糊，上肢呈僵直性挛缩，手掌内翻，左下肢拘急而行走障碍，伴有头晕目眩，心烦易怒，夜寐欠安，月经量少，色紫有块，经行腹痛，纳食差，大便干燥，舌红边紫，苔略黄腻，脉弦细。其亲属代诉：患者近年来每日发作 1～3 次，发时肢体抽搐，震颤不已，颈项强直，角弓反张，牙关紧闭，口中呜呜有声，但未吐白沫，有时小便失禁，持续 3～5 分钟后逐渐缓解，自觉疲乏思眠。

西医诊断：流行性乙型脑炎后遗顽固抽搐。

中医诊断：抽搐。

辨证：久病阴血亏虚，肝失所养，内风扰动，加之痰瘀阻络，络脉失和。

治法：滋阴养血，柔肝息风，祛瘀通络，缓急解痉。

处方：明天麻 10g，钩藤 30g（后下），生地黄 30g，炒白芍 30g，宣木瓜 30g，全蝎 6g，广地龙 10g，蜈蚣 3 条，制南星 20g，姜半夏 15g，白僵蚕 20g，炙甘草 3g。7 剂，水煎服，日 2 次。

二诊：5 月 20 日。患者诉服药后昨日未作，但今日候诊时发作 1 次，诊见患者全身抽动、震颤，从椅子上滑落倒地，口中有声，面肌歪斜、表情痛苦，但神志清楚，发作程度较前减轻，舌红边紫，苔薄黄，脉弦细。治宜守原法，上方加白蒺藜 20g，再进 7 剂。

三诊：5 月 27 日。患者 1 周来发作 2 次，每次发作只觉肢体抽动，无震颤，神志清楚，很快自行缓解，平时精神尚好，稍感头晕，时有心烦，舌脉如前。原方去制南星，加女贞子15g，旱莲草10g，以增养阴柔肝之力。

患者继服上方半月，抽搐渐止，唯自觉神疲乏力，夜寐欠安，口干，舌红、苔薄，脉弦细。治宜益气养阴，柔肝和络，养心安神以善其后。处方：枸杞子20g，炒白芍30g，丹参20g，钩藤20g（后下），生地黄30g，炙黄芪20g，全蝎6g，木瓜15g，鸡血藤15g，炒枣仁20g，淮小麦30g。继续服用2月，抽搐未发。

按：患者乙脑发病急骤，病情较重，虽经及时抢救脱险，然因其感邪较重，以致余邪久羁，阴液亏虚，肝失所养，内风起，病久痰血瘀阻，筋脉失和以致后遗诸症。根据病情，立法以养阴柔肝，化痰息风，祛瘀通络为主，重用、多用虫类搜剔之品。方中生地黄、白芍、木瓜酸甘化阴，养血柔肝；天麻、钩藤平肝息风；加入全蝎、蜈蚣、地龙、僵蚕虫类走窜之品，息风定搐，搜除余邪，俾阴液得复，肝有所养，内风自息；且痰化络通，筋脉失和，诸症自消，顽痰得平。后期以益气养阴，柔肝和络滋其不足，通其脉络。

11. 燥证

陈某，女，38岁，工人。2010年6月11日初诊。

口眼干燥2年余。患者于2年前在一次发热后开始感口干舌燥，两目干涩，渴而喜饮，饮不解渴，神疲乏力，肢体肌肉酸痛，曾到某医院诊检，查血沉增高，免疫功能异常，诊断为"干燥综合征"。用免疫抑制剂及中药等治疗效果不显，因拒用激素，乃来本院求诊。刻见：患者形体清瘦，皮下多紫斑，口干而燥，渴而喜饮，两目干涩，时有低热，心烦急躁，关节酸疼，神疲易倦，纳谷不香，大便干结，舌红苔剥，脉细数。血液检查：WBC 4.2×10^9/L，ESR 53mm/h，IgG 24g/L，抗 SSA（＋），抗 SSB（＋）。

西医诊断：干燥综合征。

中医诊断：燥证。

辨证：阴虚内燥。

治法：滋阴清热。予张锡纯滋阴清燥汤加味。

处方：淮山药 60g，炒白芍 30g，滑石 30g，生甘草 10g，生地黄 30g，知母 20g，豨莶草 20g，生山栀 15g，火麻仁 20g，7剂。

二诊（6月18日）：药后口干燥稍缓解，目仍干涩，二日未发热，大便通顺，纳谷稍增，舌红苔剥，脉细数。药已见效，宜守原法再进。处方：淮山药 60g，炒白芍 30g，滑石 30g，生甘草 10g，生地黄 30g，知母 20g，豨莶草 20g，生山栀 15g，玄参 20g，石斛 20g。7剂。

以上方为主治疗近三月，患者口眼干燥症状明显好转，复查血常规及免疫功能基本正常。

按：刘河间在论《黄帝内经》病机十九条时加入论燥一条："诸涩枯涸，干劲皴揭，皆属于燥。"本案阴虚津亏，燥热内盛之证，治疗采用张锡纯治疗温病的滋阴清燥汤加味，方中以山药、滑石为主，张锡纯云："山药色白入肺，味甘归脾，液浓益肾……能滋阴又能利湿，能滑润又能收涩。是以能补肺补肾兼补脾胃，在滋补药中诚为无上之品。""滑石色白味淡，质滑而软，性凉而散。"善清燥热，二药相合，滋阴退热，相得益彰；佐白芍味苦微酸，性凉多液，善滋阴养血，退热除烦；甘草燮